Kristin Adler · Arndt Fengler

Gesunde Faszien Ihr Trainingsprogramm

Weniger Schmerzen – mehr Beweglichkeit

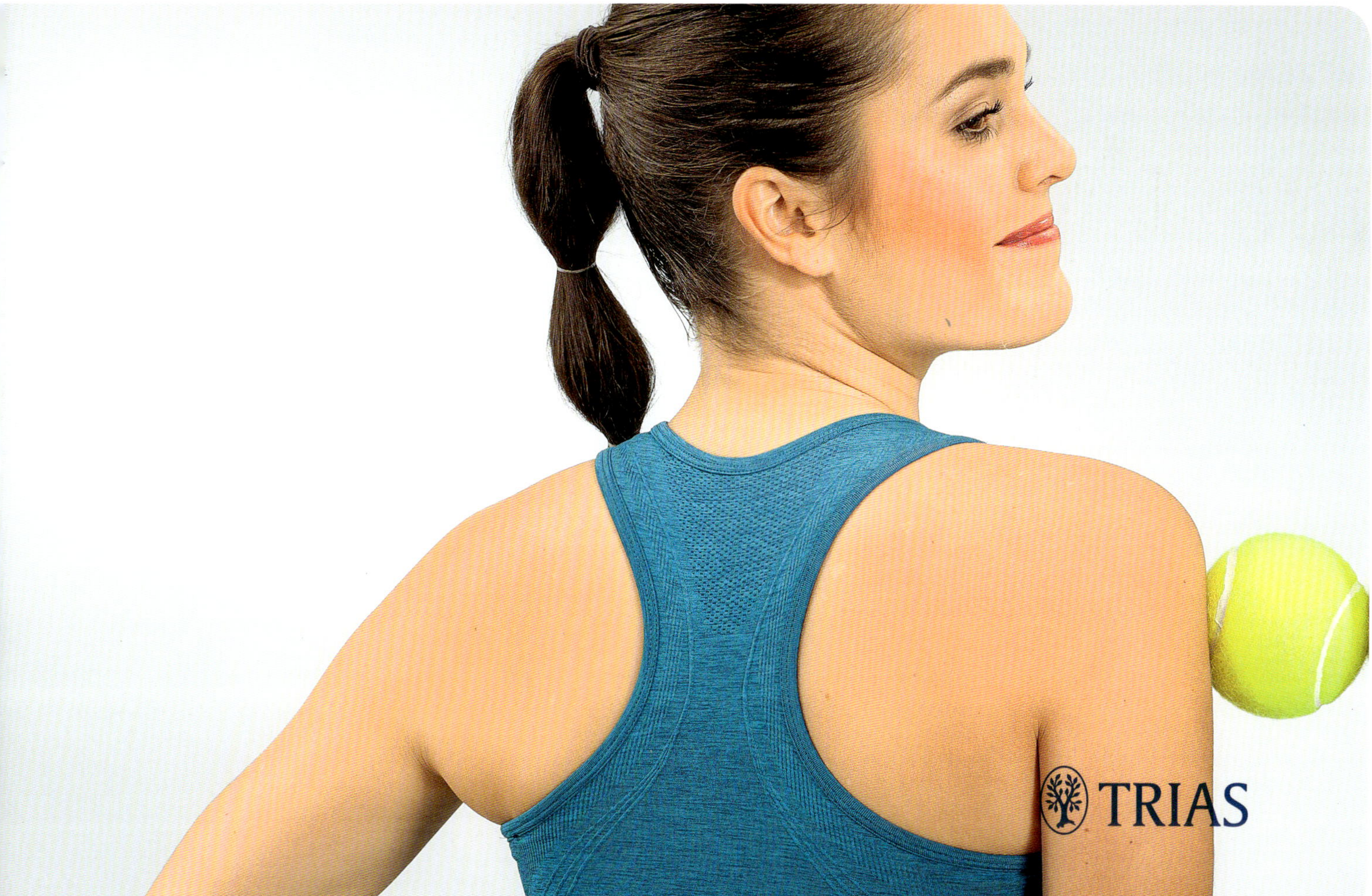

TRIAS

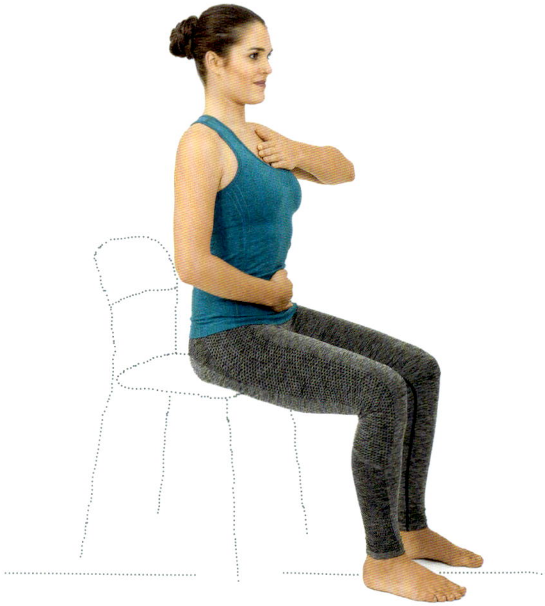

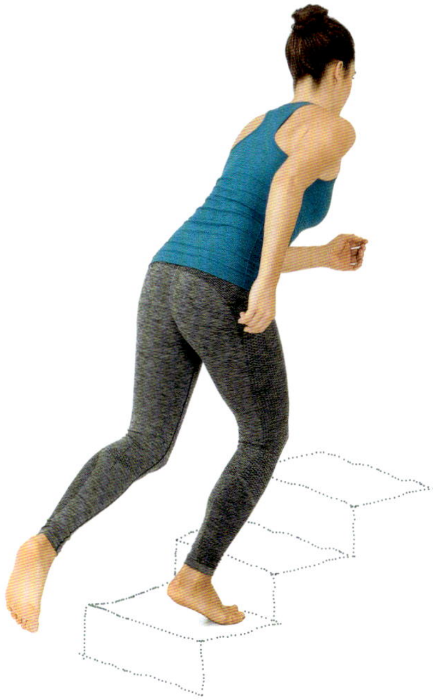

Specials

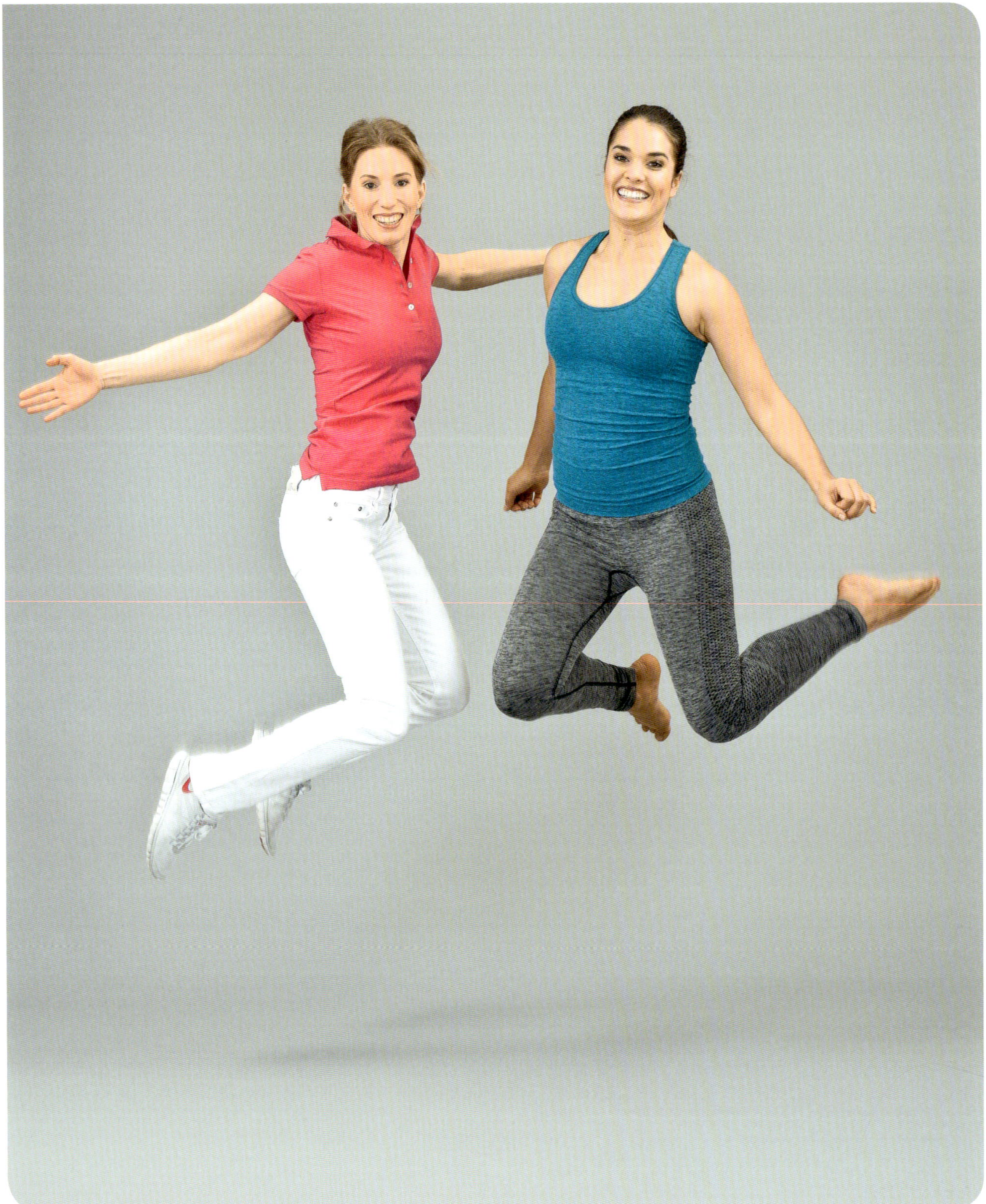

Liebe Leserinnen, liebe Leser,

seit Jahren teilen wir unsere große Leidenschaft für die Arbeit als Therapeut. Auch in der Freizeit fördern angeregte Diskussionen und lebhafter Austausch die ständige Reflexion und Weiterentwicklung unserer Fähigkeiten. Als Instruktoren für kinesiologisches Taping und Faszientherapie haben wir die Gelegenheit, auf der ganzen Welt tätig zu werden. Aus Freude am Lernen besuchen wir regelmäßig Fortbildungen und Kongresse, um uns von guten Lehrern inspirieren zu lassen. Die Mitarbeit in einem bundesweiten Expertenkreis für gerätegestützte Faszientherapie, unter der Leitung von Dr. Robert Schleip, gibt uns immer wieder aktuellste Einblicke in die Welt der Faszien. Dass ein regelmäßiges Training dieses Netzwerks hilft, einen gesünderen und leistungsfähigeren Körper zu erhalten, sehen wir immer wieder bei der Arbeit mit Patienten, aber auch bei unseren eigenen sportlichen Aktivitäten. Mit der Möglichkeit, dieses Buch zu schreiben, hat sich für uns ein Traum erfüllt. Wieder durften wir viel lernen, neue Herausforderungen meistern und sehr nette und interessante Menschen kennenlernen. Wir möchten uns beim Team des TRIAS Verlages und unserer Lektorin für die gute Zusammenarbeit und bei Bernd Fengler jr. für die technische Unterstützung bedanken. Ihnen wünschen wir mit diesem Buch viel Spaß und hoffen, dass Sie zukünftig viel Freude mit spannungsfreien Muskeln und gut trainierten Faszien haben.

Kristin Adler und Arndt Fengler

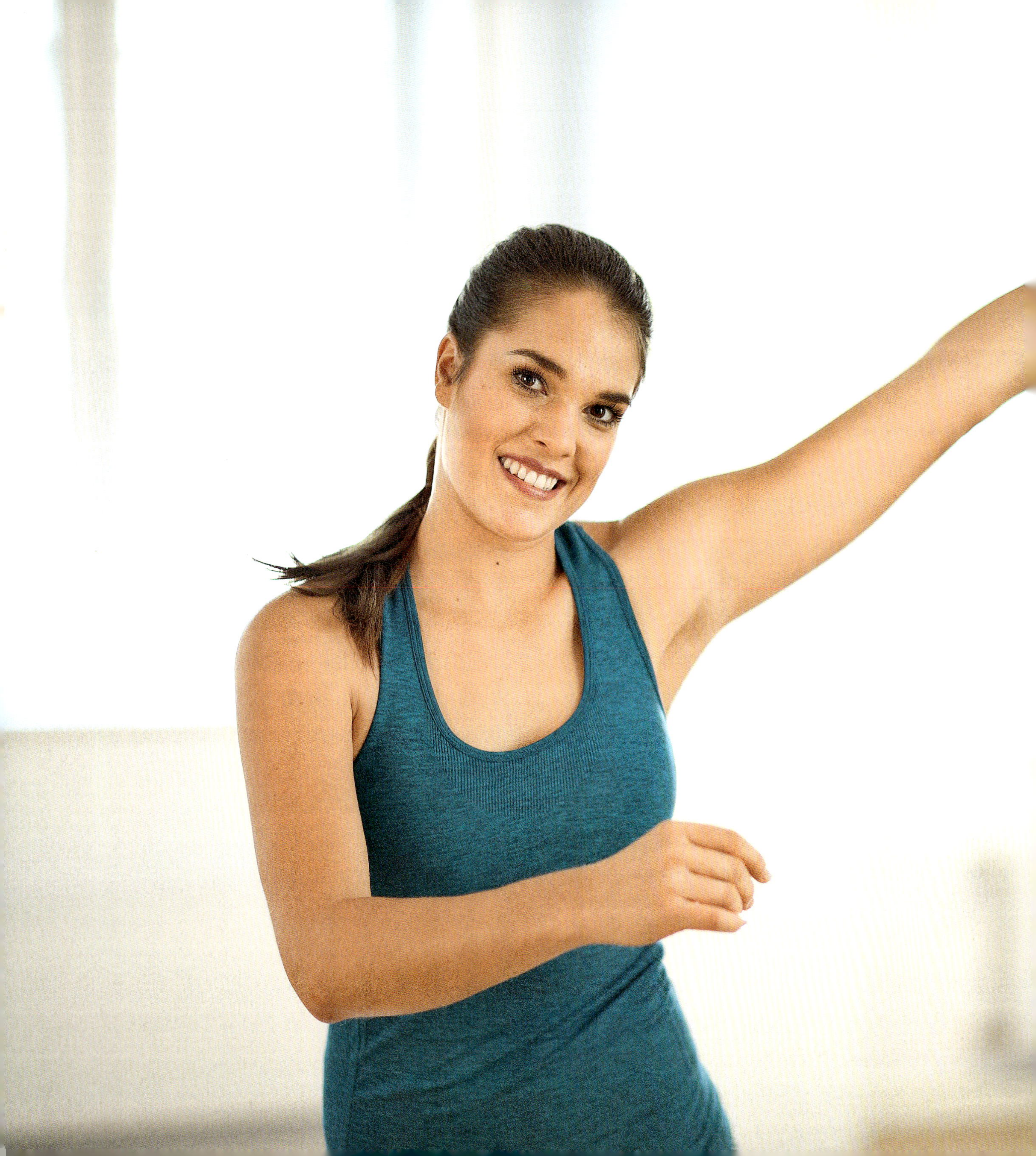

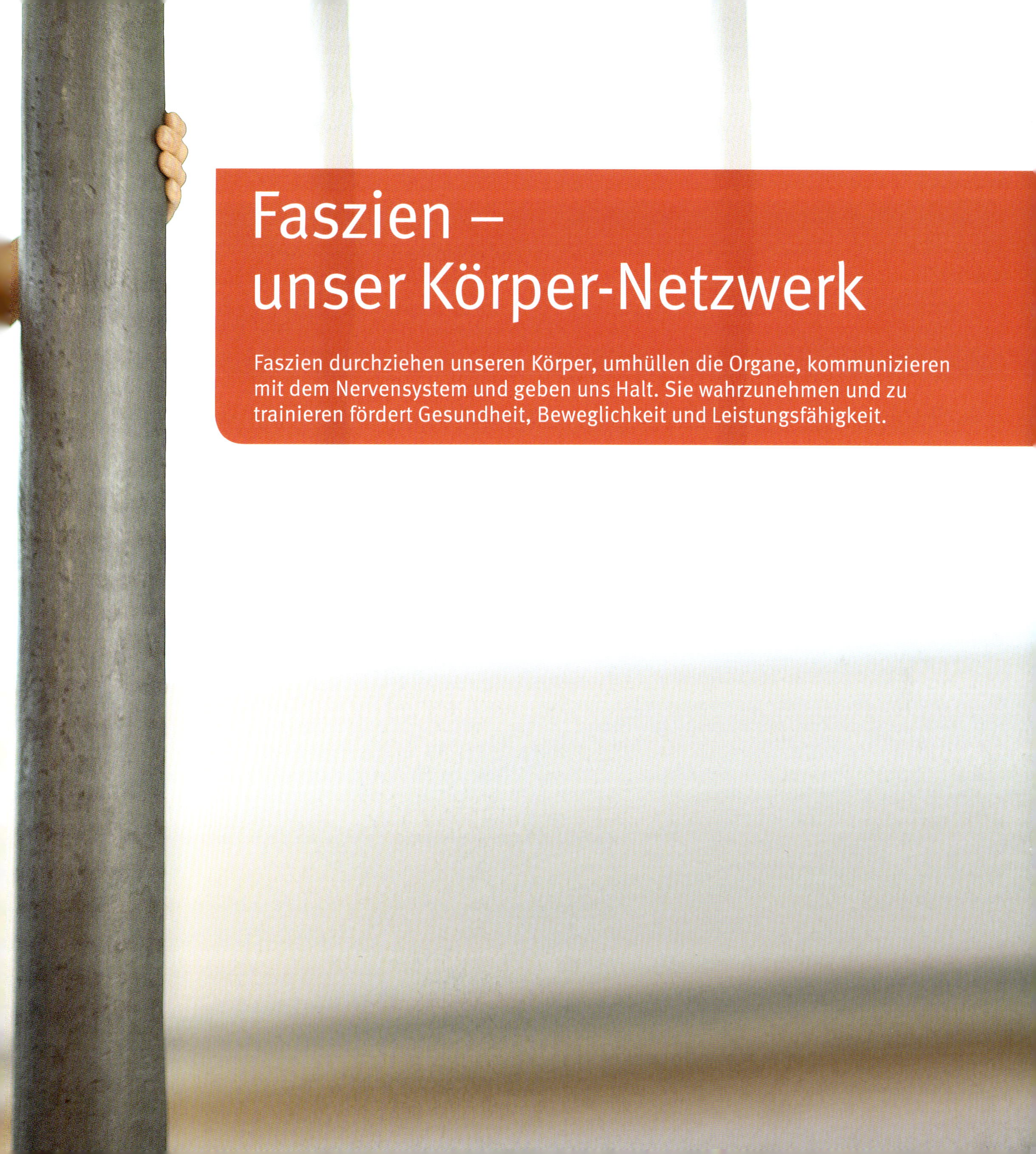

Faszien – unser Körper-Netzwerk

Faszien durchziehen unseren Körper, umhüllen die Organe, kommunizieren mit dem Nervensystem und geben uns Halt. Sie wahrzunehmen und zu trainieren fördert Gesundheit, Beweglichkeit und Leistungsfähigkeit.

Vom Mauerblümchen zum gefeierten Star

Faszien sind heute keine unscheinbaren Mauerblümchen mehr. Sie sind ein wichtiger Bestandteil unseres Lebens geworden. Sie werden behandelt, trainiert und erforscht. Um die Begeisterung zu verstehen, sollte man einen Blick in die Geschichte werfen.

Wenn Sie heute dieses Buch lesen, ist es sehr wahrscheinlich, dass Ihnen der Begriff »Faszien« schon in irgendeiner Form begegnet ist, sei es in einem Fernsehbericht, in einem Zeitungsartikel oder bei einem Gespräch mit lieben Freunden. Vielleicht hat das Wort »Faszien« sogar Ihr Interesse an unserem Buch geweckt. Es schmückt die Titel von Büchern, Kongressen und Fortbildungen. Verschiedene Produkte buhlen mit dem Begriff »Faszie« um die Aufmerksamkeit der Käufer. Es hat den Anschein, als sei eine Art Hype oder Hysterie um diese lange unbeachteten Körperteile entstanden. Erste Stimmen wehren sich gegen diesen Trend. Doch gerade durch die große Euphorie werden viele interessante Erkenntnisse gewonnen. Sie werden dazu führen, dass Faszien, auch nach dem Hype, einen festen Platz in der Medizin erhalten.

Faszien – mehr als nur Hüllmaterial

Als die Anatomen begannen, Leichen zu untersuchen, um die faszinierenden Rätsel unseres Körpers zu lösen, stießen sie beim Sezieren auf silbrig glänzende Hüllen, die scheinbar alles Wichtige des menschlichen Körpers umschlossen. Muskeln, Organe, Gefäße und Nerven, die es zu entdecken galt, waren von diesen Häuten umhüllt. Da man sie tatsächlich nur für die Verpackung hielt, wurden sie entfernt, um den Blick der Forscher nicht zu stören. So kommt es, dass in den wichtigen Lehrbüchern der Medizin Faszien oft nur fragmentartig zu sehen sind.

Der erste funktionelle Anatomieatlas des menschlichen Fasziensystems erschien erst im Jahr 2015 und ist das Werk der italienischen Forscherin Carla Stecco. Dass ein solches Buch heute auf ein interessiertes Publikum trifft, ist einer stetig wachsenden Zahl von Forschern, Medizinern und Therapeuten zu verdanken, die sich regelmäßig zum Erfahrungsaustausch treffen. Einer von ihnen, Dr. Robert Schleip, hat gemeinsam mit seinem Kollegen Dr. Werner Klingler 2006 eine preisgekrönte Studie veröffentlicht. In dieser Arbeit zeigten die beiden, dass unsere Faszien kein passives Verpackungsmaterial sind. Sie be-

wiesen, dass dieses Hüllorgan vielmehr selbst zur Anspannung und Entspannung fähig ist. Diese Tatsache begeisterte Körpertherapeuten rund um den Erdball. Endlich gab es eine mögliche Erklärung für das, was viele Kollegen schon oft in ihrer therapeutischen Arbeit gespürt hatten! Rolfing-Therapeuten und Osteopathen haben, schon lange vor einem vermeintlichen Hype, Faszien behandelt und festgestellt, dass mitunter eine fühlbare Entspannung in diesem Gewebe einsetzte, jedoch ohne dieses Phänomen erklären zu können. 2007 fand der erste »Fascia Research Congress« in Boston statt. In zwei der wichtigsten Fachzeitschriften für Naturwissenschaftler erschienen Artikel zum Thema Faszien, damit war das Interesse der renommierten Forschungswelt geweckt. Seit 2007 hat sich die Zahl ernst zu nehmender Studien, die jährlich über Faszien veröffentlicht werden, verdoppelt. So wurde aus dem einstigen Mauerblümchen medizinischer Forschung ein ernst zu nehmender Star, dem inzwischen viel Aufmerksamkeit gewidmet wird.

Das lebendige Netzwerk unseres Körpers

Ähnlich wie der Begriff »Faszien« dürften Ihnen auch die Begriffe »Netzwerk« und »Vernetzung« in letzter Zeit häufig begegnet sein. Wir sind Mitglieder sozialer Netzwerke, in denen wir mit Freunden kommunizieren. Wir »networken« am Arbeitsplatz, um unser berufliches Vorankommen zu sichern. Wir hören und lesen von digitaler Vernetzung und begegnen ihr in Form des Internets täglich. Zunehmende Reiseaktivität verbindet Menschen aus aller Welt. Netzwerke können unterschiedlichsten Zwecken dienen. Menschen können sich über ihre Interessen austauschen oder gemeinsam für etwas eintreten. Wir können mithilfe von Netzwerkpartnern sprichwörtlich über uns hinauswachsen und als Gruppe Fähigkeiten entwickeln, die dem Einzelnen nicht zur Verfügung stehen. Es gibt in unserem Alltag sehr lockere Netzwerke, in denen eine geringe Bindungsstärke herrscht, und es gibt sehr dichte und enge Verbindungen. Einige Netzwerke bilden sich sehr schnell, erfüllen eine Funktion und lösen sich dann wieder auf. Fast jeder hat schon einmal die berauschende Wirkung eines Konzertbesuches oder einer wunderbaren Party erlebt. Menschen kommen zusammen, um gemeinsam zu feiern. Es entsteht eine Verbindung zwischen den Anwesenden und eigene Grenzen werden nicht mehr deutlich wahrgenommen. Empfundene Freude steigert sich durch das Gemeinschaftsgefühl um ein Vielfaches. So erleben Menschen wunderbare Momente in kleinen oder großen Netzwerken. Andere Verbindungen begleiten uns ein Leben lang. Familie und Freunde können uns Halt geben und auch sehr glücklich machen. In Netzwerken kommt es idealerweise zur Bündelung von Kompetenzen und zum Informationsaustausch.

Faszien verbinden

Viele dieser beschriebenen Aspekte lassen sich auf unsere Faszien übertragen. Denn sie bilden ein alles durchdringendes, lebendiges Netzwerk in unserem Körper. Biochemisch gesehen bestehen Faszien aus Wasser, Kollagen (Protein), Zuckern und verschiedenen Substanzen mit klebenden Eigenschaften. Diese bilden viele Fasern mit unterschiedlichen Fähigkeiten aus. Es gibt sehr feste Fasern, aber auch sehr elastische. Die Fasern werden in unterschiedlichsten Formen in unserem Körper gebündelt. Manche Fasern liegen streng ausgerichtet nebeneinander, andere sind locker verteilt. Faszien können wie ein Tuch große Flächen bedecken und Spannungen verteilen oder als starke Bänder Gelenke stabilisieren. Der Körper verfügt über schlauchförmige Faszien, die dem größten Muskel und dem allerkleinsten Nerv oder Blutgefäß als schützende Hülle dienen. Sie verfügen über Messfühler (Rezeptoren), die Spannungsänderungen, Bewegungen oder Schmerzen wahrnehmen können. »Bindegewebe« ist ein Wort, das oft stellvertretend für Faszien genutzt wird. Es trifft sehr schön eine der wichtigsten Fähigkeiten unseres biologischen Netzwerkes. Faszien verbinden!

Faszien in mehreren Ebenen

Wenn ein Anatom die menschliche Haut entfernt, trifft er zunächst auf die oberflächliche Faszie (Fascia superficialis). Sie hat eine lockere Struktur und engen Kontakt mit dem Unterhautfettgewebe. Berühren Sie bitte einmal die Haut Ihres rechten Unterarmes mit zwei Fingern der linken Hand und schieben Sie die Haut sanft hin und her. Tun Sie dasselbe bitte einmal am rechten Handrücken und anschließend in der Handinnenfläche. Im Vergleich bemerken Sie sicher, dass sich die Hand am Arm sehr gut bewegen lässt während die Handfläche nur sehr wenig Bewegung zulässt. Herzlichen Glückwunsch! Sie haben soeben eine sehr wichtige Funktion der Fascia superficialis gespürt: ihre Gleitfähigkeit.

Unter ihr befindet sich eine weitere Faszienschicht, die unseren gesamten Körper bedeckt. Sie umhüllt Muskelgruppen und hält diese an Ort und Stelle. Durch ihren Kontakt mit einigen Muskeln kann sie helfen, Kräfte über längere Strecken im Körper zu verteilen. Vielleicht haben Sie schon einmal den Begriff »Muskelketten« gehört. Solche Strukturen bilden sich aus mehreren Einzelmuskeln, die durch Faszien verbunden sind. Komplexere Bewegungen sind ohne sie nicht möglich und auch ihre Funktion ist von diesen Faszien abhängig.

Noch weiter in der Tiefe des Körpers befinden sich die »Muskelfaszien«, die jeden einzelnen Muskel bis in seine kleinste Einheit umhüllen. Noch auf feinster mikroskopischer Ebene lassen sich die Verbindungen zwischen Muskel und Faszie beobachten.

Myofasziale Ketten

Bei seinen komplexen Aufgaben setzt der Körper nicht auf einzelne Muskeln, sondern verknüpft mehrere von ihnen zu leistungsstarken Einheiten.

Muskelketten

Wenn Sie vor dem Körper etwas hochheben und dafür bei stabilisiertem Rumpf nur die Ellenbogengelenke beugen, spricht man von einer »offenen Kette«. Man könnte sagen, dass hier der Oberarmbeuger (Musculus biceps brachii) als Solist tätig ist und von den rumpfstabilisierenden Muskeln nur hintergründig unterstützt wird. Setzen Sie bei einer komplexeren Aufgabe wie dem Gehen viele Gelenke in Bewegung, spricht man von einer geschlossenen Muskelkette. Bei dieser Art von Tätigkeiten werden viele Muskeln eingesetzt und arbeiten zusammen wie die Instrumentalisten eines gut eingespielten Orchesters.

Myofasziale Ketten

Als die Faszien in biomechanischen Betrachtungen noch keine Rolle spielten, herrschte die Vorstellung, dass ein Muskel seine Kraft ausschließlich auf die Knochen überträgt, mit denen er in Verbindung steht. Heute wissen wir, dass etwa 30 Prozent dieser Kraft in die umliegenden Faszien des Muskels übertragen werden. So kommt es zu einer stärkeren Vernetzung zwischen Muskeln, als es das »Spieler/Gegenspieler-Modell« vermuten ließ. Einige Leistungen, wie das Heben extremer Gewichte, werden überhaupt erst möglich, weil Muskeln durch Faszien unterstützt und verbunden werden.

Neben den Einzelfaszien, die einen Muskelbauch umhüllen und ihm erlauben, reibungslos an seinen Nachbarmuskeln vorbeizugleiten, gibt es Faszien, die mehrere Muskeln umhüllen und diese zu körperweiten Schlingen verbinden. Sie werden auch als myofasziale Ketten bezeichnet. Manche verlaufen gerade vom Kopf über die gesamte Wirbelsäule und die Beine bis zu den Zehen und helfen dabei, den Körper aufzurichten. Andere Ketten umspannen den Körper diagonal und unterstützen Sie, während Sie gehen oder Schultergürtel und Becken gegeneinander verdrehen.

Verbessern Sie das Zusammenspiel

Schon in den 40er- und 50er-Jahren des 20. Jahrhunderts beschrieben

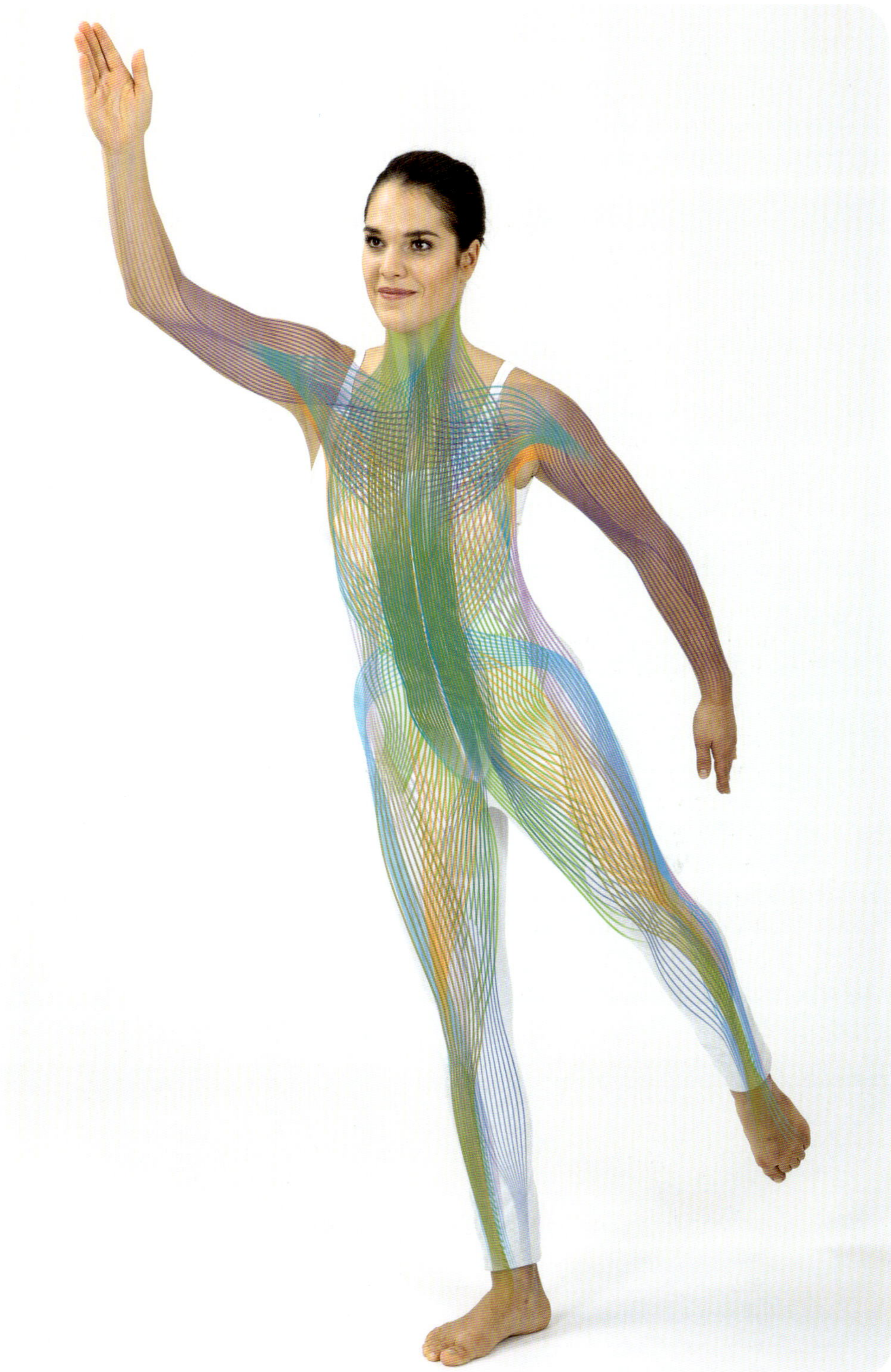

» Myofasziale Ketten umspannen den gesamten Körper und bilden die Grundlage für Bewegung.

Dr. Herman Kabat (Begründer der PNF-Methode) oder Kurt Tittel (deutscher Arzt) Muskelketten. Auch Therapeuten wie der Osteopath Leopold Busquet und der Rolfer Thomas W. Myers beschäftigen sich mit diesen wichtigen Funktionseinheiten unseres Körpers und liefern interessante Behandlungs- und Trainingsansätze. Anstatt einzelne Muskeln isoliert zu dehnen, wird dazu übergegangen, ganze Ketten einzusetzen. So wird das Zusammenspiel zwischen den Muskeln und Faszien verbessert.

In den Übungen des Buches werden Sie zunächst lernen, einzelne Muskeln selbstständig von Verspannungen zu befreien. Mithilfe einfacher Techniken können Sie jederzeit überprüfen, ob die Übung für sie funktioniert und hilfreich ist. So steht dem ungestörten Einsatz Ihrer myofaszialen Ketten nichts mehr im Wege.

Vielfältige Funktionen

Wortwörtlich übersetzt bedeutet »Faszie« so viel wie »Bündel oder Verbund«. Die Grundbausteine von Faszien sind Fasern, die von speziellen Bindegewebszellen (Fibroblasten) gebildet werden. Diese Fibroblasten liegen verteilt in diesem Fasziennetzwerk und können auf mechanische Reize und körpereigene Botenstoffe reagieren. Je nach Bedarf können sie sehr feste, straffe Kollagenfasern oder elastische Elastinfasern an ihre Umgebung abgeben, die sich durch regelmäßige Bewegungsreize ausrichten. Bleiben solche Reize aus, fehlt es den entstehenden Strukturen an Orientierung. Sie bilden keine geordnete Struktur und es entstehen »verfilzte« Areale. Diese sind nicht gleitfähig und können auftretende Kräfte nicht gut aufnehmen und weiterleiten. Bewegung ist also ein wichtiger Reiz für das sich ständig erneuernde Netzwerk. Ein kompletter Austauschzyklus läuft über bis zu 22 Monate.

Faszien informieren

Die Bindegewebszellen und Fasern sind von der sogenannten Grundsubstanz umgeben. Diese besteht zum größten Teil aus Wasser und verschiedenen Stoffen, die ihr teilweise eine gelartige Konsistenz verleihen. Die Fasern sind von dieser Grundsubstanz wie von einem Puffer umgeben. So kann das Gewebe auch als Stoßdämpfer wirken. Die Grundsubstanz ist auch ein Ort des Austausches und der Informationsweitergabe. Nähr- und Botenstoffe werden in ihr transportiert und verteilt. Freie Zellen bewegen sich in der Flüssigkeit und unterstützen unsere Immunabwehr. Die Bindegewebszellen können Strömungen in dieser Flüssigkeit wahrnehmen und werden durch sie angeregt, wichtige Stoffe in ihre Umgebung freizusetzen. Auch diese Prozesse werden durch Bewegung unterstützt. Bei

Die Aufgaben der Faszien

Aus den vorangegangenen Schilderungen ersehen Sie, wie vielfältig das Organ ist, dem wir uns in diesem Buch widmen. Hier möchten wir die Aufgaben unseres Fasziennetzwerkes noch einmal zusammenfassen:

- Faszien verbinden unterschiedlichste Strukturen des Körpers.
- Faszien schützen.
- Faszien sind ein Organ der Vernetzung.
- Faszien dienen dem Informationsaustausch.
- Faszien formen unseren Körper bis in die kleinsten Einheiten.
- Faszien nehmen Kräfte auf und geben sie wieder ab.
- Faszien können Bewegungen unterstützen oder aber auch einschränken.
- Faszien »fühlen«.
- Faszien unterstützen das Immunsystem.

Messfühler der Faszien

Messfühler	Vorkommen	Auslösereize	Reaktion des Körpers
Pacini-Körperchen	Muskel-Sehnen-Übergänge, Gelenkkapseln, im Bandapparat der Wirbelsäule	abwechslungsreiche Impulse (Druck, Vibrationen und ruckartige Bewegungen)	wird im »Bewegungslernen« unterstützt
Ruffini-Rezeptoren	Faszien, Bänder, Gelenkkapseln, Hirn- und Nervenhäute, in der großen Lendenfaszie	flächiger, anhaltender Druck und Scherbewegungen	Entspannung des gesamten Körpers
Golgi-Rezeptoren	Muskel-Sehnen-Apparat, Gelenkkapseln, flächige Faszien und Bänder	Dehnreize in Sehnen im Grenzbereich	Muskelspannungen werden entspannt
freie Nervenendigungen	im gesamten Körper, sehr stark im Periost (Knochenhaut), flächige Faszien	feinste und kräftige Berührungen, Schmerzen (drohender oder einsetzender Gewebeschaden), Bewegungen	Stellungssinn wird angesprochen, teilweise Meldung an die Hirnregion, die Emotionen beeinflusst; inneres Selbstbild

Verletzungen des Körpers werden chemische Stoffe abgegeben, die die Bindegewebszellen anregen, den Wundverschluss zu unterstützen.

Faszien nehmen wahr

Neben den Fasern, den Zellen und der Flüssigkeit befinden sich unzählige Körpersensoren (Rezeptoren) in unseren Faszien. Sie dienen der Informationsaufnahme und -weitergabe. Dabei messen sie Dehnungen, Muskelaktivitäten und Berührungen. Sie registrieren Aktivitäten im Organsystem und melden Schmerzen. Wenn ich Sie bitte, bei geschlossenen Augen mit Ihrer rechten Zeigefingerspitze nacheinander Ihre Nase, das linke Ohrläppchen oder Ihren Bauchnabel zu berühren, wird es Ihnen ohne Probleme gelingen. Sie sind in der Lage, einen Lufthauch oder die Landung einer kleinen Fliege auf Ihrem Körper zu spüren, weil Sie ein feinfühliges Nervensystem mit Messfühlern in verschiedensten Strukturen haben. Dadurch wissen Sie, ohne hinschauen zu müssen, wie Ihre Arme oder Beine eingestellt sind, Sie spüren, ob Ihnen kalt oder warm ist, und Sie können bemerken, dass eine Körperhaltung anstrengend wird.

Einige der Rezeptoren beeinflussen unbewusst sogar Ihre Emotionen, andere geben Ihnen ein Gefühl von Körperweite oder Körperenge.

Kennen Sie Situationen, in oder nach denen Sie sich größer, offener oder weiter fühlen? Es gibt Menschen, die sich nach einer gelungenen Trainingseinheit oder einem schönen Spaziergang zehn Zentimeter größer fühlen. Während der therapeutischen Behandlung berichten Patienten mitunter sehr erstaunt von Gefühlen, die lange zurückliegen. Sie fühlen sich an Situationen erinnert, die sie längst vergessen glaubten. Für die meisten Menschen hat diese Art der Erfahrung etwas ähnlich Befreiendes wie das Lösen körperlicher Verspannungen. Auch Sie können durch unser Faszientraining ein wunderbares Körpergefühl entwickeln.

Triggerpunkte

Nicht immer ist der Ort des Schmerzes auch der Ort der Schmerzursache. Häufig sind lokal begrenzte Muskelverhärtungen, die Triggerpunkte, für Schmerzen auch in weiter entfernten Körperregionen verantwortlich. Hier können Sie selbst aktiv werden.

Was sind Triggerpunkte?

Muskeln und Faszien bilden eine wichtige Einheit in unserem Körper. Sie arbeiten eng zusammen und sind bis in die kleinsten Einheiten miteinander verbunden. Oft ist die Rede vom »myofaszialen System« und auch der Begriff »myofaszialer Triggerpunkt« wird unter Experten häufig benutzt. Triggerpunkte können Bewegungen schmerzhaft hemmen, Muskelverspannungen und -verkürzungen auslösen und Schmerzen an anderen, weit entfernten Orten des Körpers hervorrufen. Die Ausstrahlungsschmerzen können durch Anspannung oder Dehnung des betroffenen Muskels ausgelöst werden. »Auslösen« heißt im Englischen »to trigger«, daher der Name »Triggerpunkt«. Diese Punkte reagieren sehr empfindlich auf Druck und können als Verhärtungen des Muskels ertastet werden. Sie resultieren aus der lokalen Anspannung im Bereich des Punktes und aus einer Schwellung, die um ihn herum entsteht. Durch diese beiden Phänomene kommt es zu einem verschlechterten Nährstoffaustausch an der betroffenen Stelle. Neben den ausstrahlenden Schmerzen (Referred Pain) erzeugt der Triggerpunkt eine strangartige Verspannung im betroffenen Muskel. Dadurch ist die Leistungsfähigkeit des Muskels nicht mehr voll gewährleistet. Er wird anfälliger für Überlastungsreaktionen.

Wie entstehen Triggerpunkte?

Grundlage für die Entstehung eines Triggerpunkts sind häufig feinste Verletzungen. Sie können durch direkte Gewalteinwirkungen (Unfälle, Stürze) oder durch chronische und akute Überlastungen, wie intensiven Sport, belastende Arbeitshaltungen und Überdehnungen, entstehen. Durch kleine Verletzungen und Entzündungsreaktionen kommt es zu Vernarbungen und Verklebungen in Muskelfasern. Die Muskelfasern können nicht mehr so gut entspannen und aneinander vorbeigleiten. Ist ein Triggerpunkt entstanden, muss er nicht permanent Schmerzen bereiten. Der Punkt kann lange Zeit bestehen, ohne Symptome auszulösen. Dann sprechen Experten von einem latenten oder »stummen« Triggerpunkt. Es gibt jedoch Einflüsse wie Zugluft, nasskaltes Wetter, Bewegungsmangel und Stress, die einen Triggerpunkt aktivieren können. Das führt dann zu deutlichen Schmerzen und Verspannungen. Erfreulicherweise können Sie selbst aktiv werden und diese Symptome durch einfache Selbstbehandlungen zügig beheben.

Helfen Sie sich!

Myofasziale Triggerpunkte können Sie selber aus dem schmerzhaften in einen symptomfreien Zustand zurückversetzen, indem Sie punktuell Druck ausüben oder die Region dehnen. Durch die Selbstbehandlung senken Sie die Spannung und verbessern die Durchblutung. So können Sie Schmerzen komplett beseitigen.

Triggerpunkte reagieren noch empfindlicher auf mentalen Stress als gesunde Muskeln. Aber auch hier ist Abhilfe möglich. Eine tiefe Atmung unterstützt den Körper beim Loslassen stressbedingter Verspannungen. Gönnen Sie sich so oft wie möglich einige tiefe Atemzüge. Zählen Sie langsam bis vier, während Sie einatmen, und versuchen Sie 2–3 Sekunden länger auszuatmen.

Instinktive Handkontakte!

Mit Sicherheit haben Sie schon einmal einen Triggerpunkt am eigenen Körper berührt. Bei unserem Wunsch, Schmerzen zu lindern, sind wir sehr kreativ. Einige gute Behandlungsstrategien wurden von Patienten und nicht von Therapeuten entdeckt. Fast alle Menschen drücken beim Versuch, ihre Triggerpunkte zu lösen, auf die richtige Stelle. Leider trauen sich viele nicht, den Druck lange genug zu halten. Während sie sich selbst behandeln, kommen ihnen Zweifel und sie hören zu früh auf, als dass sie einen Effekt erzielen könnten. In dem vorliegenden Buch werden Sie alles erfahren, um erfolgreiche Selbstbehandlungen von Triggerpunkten durchzuführen. Danach können Sie durch Alltagsübungen die Entstehung von neuen Triggerpunkten verhindern.

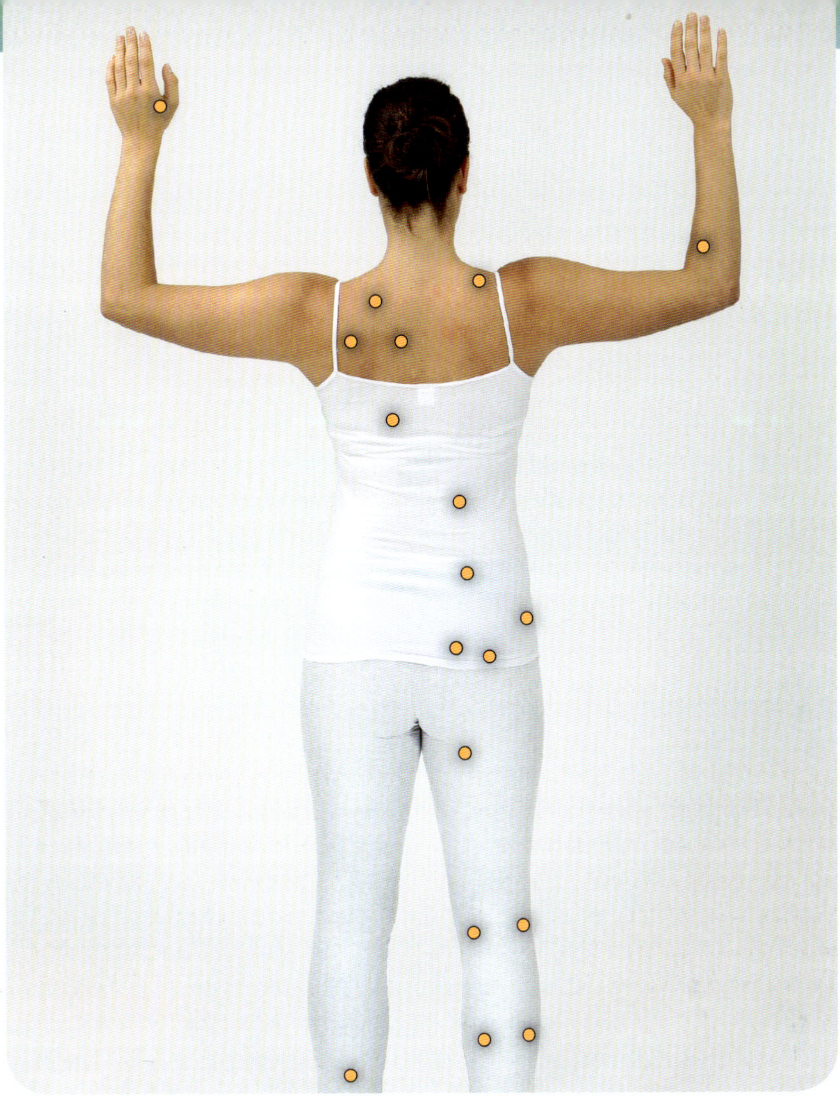

Triggerpunkte finden sich an unterschiedlichsten Stellen im Muskelsystem.

Triggerpunkte kennenlernen

Wenn Sie Triggerpunkte aufgespürt haben, sollten Sie diese mit Druck und Dehnungen behandeln. Bleiben diese Triggerpunkte bestehen, stören sie die Aktivität von Muskelketten und bilden in angrenzenden Gebieten neue aus. Wir stellen Ihnen in den Kapiteln zu den einzelnen Körperregionen Triggerpunkte mit ihren Zonen der Schmerzausstrahlung vor.

Viel Spaß mit alten Freunden

Von jeher basieren Sport und Bewegungstherapie auf den Säulen Kraft, Ausdauer, Beweglichkeit und Koordination. Die Sportwissenschaft hat sich seit Jahrzehnten mit diesen Elementen beschäftigt und so ist es möglich, hier auf hervorragende Literatur und Konzepte zurückzugreifen.

Die Beschäftigung mit Faszien steckt im Vergleich dazu noch in den Kinderschuhen. Heute wissen wir aber sicher: Durch die enge Verbindung unserer Faszien mit der Muskulatur ist es nicht möglich, diese Organe getrennt voneinander zu trainieren. Dennoch haben beide eigene Bedürfnisse, die beim gezielten Training berücksichtigt werden müssen.

Faszien profitieren sehr von natürlichen Bewegungen. Diese sind zu Beginn des Lebens noch ein Teil des Körperbewusstseins. Die ersten Lebensjahre sind von unzähligen Lernprozessen auf körperlicher Ebene geprägt. Wir lernen, zu krabbeln, aufzustehen und schließlich zu laufen. Nach unzähligen Versuchen gelingen uns immer mehr und immer komplexere Bewegungen. Im Kindesalter krabbeln wir unter Tische, klettern auf Stühle, zwängen uns durch Zaunritzen und schlängeln uns durch Gestrüpp. Leider gehen viele dieser kindlichen Errungenschaften später wieder verloren. Sie werden vergessen, weil unser Alltag nicht genügend Bewegungsvielfalt verlangt. Von der riesigen Fülle an Möglichkeiten nutzen wir in unserem Erwachsenenleben nur noch einen kleinen Teil. Meist sitzen wir am Schreibtisch, stehen oder gehen in gemächlichem Tempo. Von Bewegungstalenten entwickeln wir uns zu Gewohnheitstieren und viele Fähigkeiten verkümmern, frei nach dem englischen Ausspruch »use it or lose it«. Faszientraining hilft Ihnen also nicht nur, gesünder und leistungsfähiger zu werden. Es bietet Ihnen auch die Gelegenheit, wertvolles Körperbewusstsein wieder zu aktivieren. Es ist ein bisschen so, als wenn Sie eine Zeitreise unternähmen und gute alte Freunde aus der Vergangenheit wiederträfen.

Gestatten Sie: Ich möchte Ihnen »drei vergessene Freunde« vorstellen:

- unbeschwerte Bewegungsfreude
- geschmeidige Vielfalt
- feinfühlige Körperneugier

Unbeschwerte Bewegungsfreude

Lebensfreude drückt sich vielfach in Bewegung aus. Freude beschwingt uns im wahrsten Sinne des Wortes. Menschen auf dem Weg zu einem wunderschönen Ereignis gehen völlig anders als Menschen auf dem Weg zu einem unangenehmen Termin. Kinder verfallen manchmal ganz spontan in einen »Hoppserlauf«, wenn sie sich sehr freuen. In einem schwungvoll federnden Gang oder beim gut gelaunten Hüpfen trainieren Sie Ihre Faszien. Sie schulen die Fähigkeit, Kräfte aufzunehmen und wieder abzugeben. Experten nennen das den »Katapulteffekt«. Diese Funktion der Faszien unterstützt uns, wenn wir springen und laufen. Dabei nehmen die Fasern Kräfte auf und geben sie schnell wieder ab. Bewegungen fallen Ihnen so leichter und Sie benötigen weniger Muskelkraft.

Probieren Sie es aus: Bewegen Sie sich mit Freude.
Wie fühlt es sich an, kleine Strecken bewusst federnd und beschwingt zu gehen? Wenn Sie es sich zutrauen, können Sie auch kurze Wege mit angedeuteten Hüpfern zurücklegen und so Ihre Faszienkatapulte trainieren. Freuen Sie sich dabei auf gute Laune, denn Ihr Gemüt wird durch solche Bewegungsmuster aufgeheitert.

Geschmeidige Vielfalt

Saßen Sie schon einmal auf einem richtig unbequemen Platz, ohne sich bewegen zu können? Vielleicht in einem überfüllten Zug oder bei

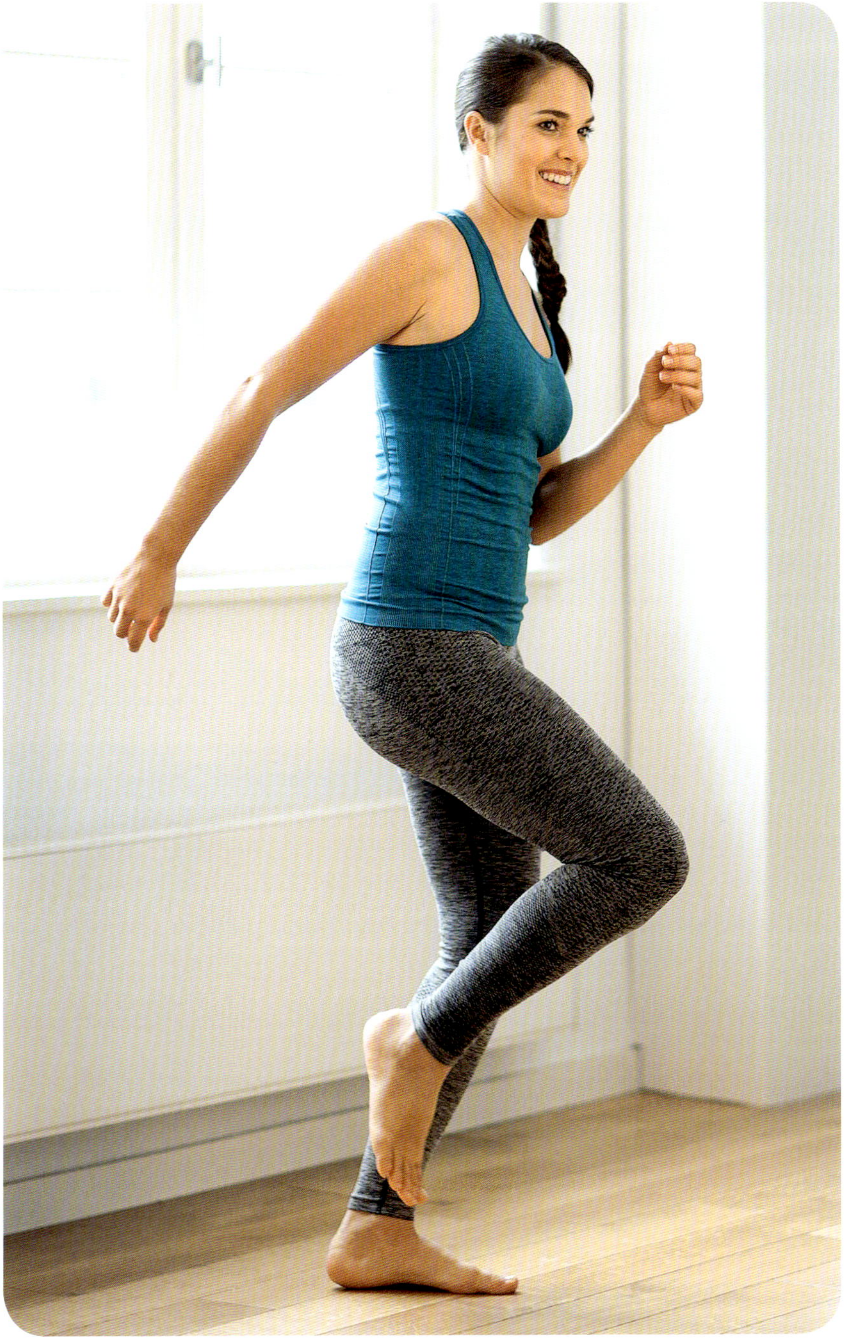

einem Konzertbesuch? Bestimmt erinnern Sie sich daran, wie Ihnen ein Bein eingeschlafen ist oder Ihr Rücken langsam steif wurde. Nach einer gewissen Zeit wünschten Sie sich nichts sehnlicher, als sich ein klein wenig zu bewegen. Als dann endlich der Moment der Befreiung kam, wären Sie am liebsten fröhlich aufgesprungen. Doch die ersten Bewegungen fielen Ihnen schwer. In einer solchen Situation konnten Sie lernen, was es heißt, wenn Faszien entwässert werden. Wenn Sie lange in einer bestimmten Körperhaltung ausharren müssen, wird Flüssigkeit aus Ihren Faszien gepresst und sie gleiten nicht mehr frei übereinander. Es dauert einen Moment, bis das Wasser wieder zurückkehrt und Sie sich frei bewegen können.

Probieren Sie es aus: Nutzen Sie den Fußboden.
Der Osteopath Philip Beach empfiehlt seinen Patienten, sich mindestens 15 Minuten am Tag wieder auf dem Fußboden aufzuhalten. Probieren Sie es doch selbst einmal aus und setzen Sie sich zum Lesen der nächsten Zeilen auf den Boden ohne ein Kissen oder die Möglichkeit, sich anzulehnen. Sie dürfen jede mögliche Position einnehmen,

« Kehren Sie zu einer kindlichen Bewegungsfreude zurück und trainieren Sie Ihr Körpernetzwerk.

aber keine Hilfsmittel nutzen. Anfangs wird Ihnen der Boden recht hart erscheinen und es kann sein, dass Sie sich immer wieder neu positionieren. Menschen rund um den Globus nehmen ähnliche Haltungen ein, wenn sie sich am Boden aufhalten. Ähnlich wie Kinder setzen sie sich auf ihre Fersen, in den Schneidersitz oder sogar die tiefe Hocke. Wie ist es mit Ihnen? Haben Sie eine dieser Positionen eingenommen, oder sitzen Sie mit ausgestreckten Beinen? Sollte Ihnen eine Viertelstunde zu lang erscheinen, können Sie natürlich mit 5 Minuten am Tag beginnen. Sollte Ihnen der Fußboden nicht zusagen, können Sie auch ausprobieren, wie es ist, Ihre Lieblingsmöbel neu zu entdecken. Probieren Sie doch einmal, wie es ist, sie in ganz neuen Körperhaltungen zu nutzen. Verfahren Sie dabei nach dem Motto »alles außer gewöhnlich«. So unterstützen Sie Ihr Körpernetzwerk.

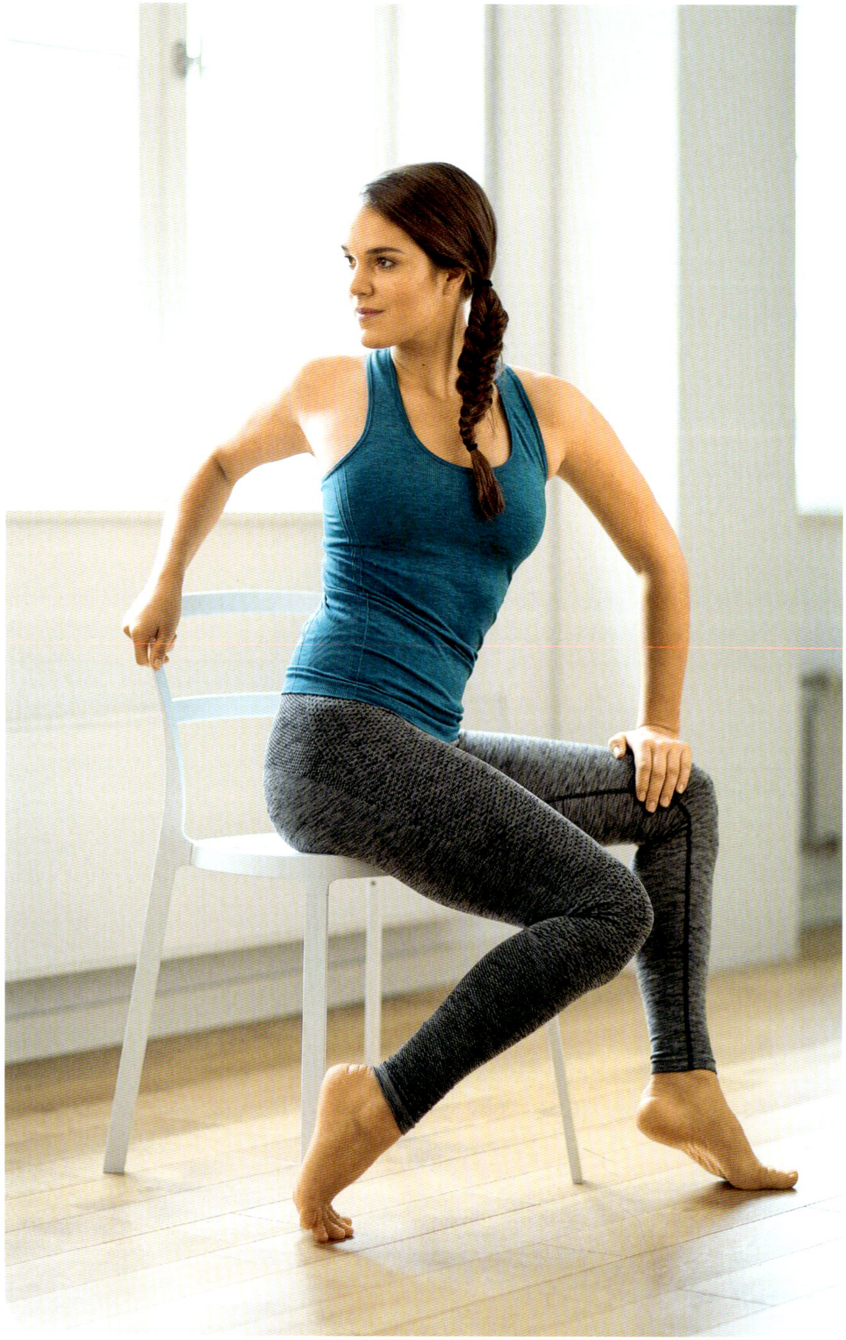

Feinfühlige Körperneugier

Räkeln ist ein sehr aktiver Prozess. Außerdem tragen die feinfühligen Suchbewegungen dazu bei, dass Sie

» Regelmäßige Veränderungen der Körperhaltung verhindern Muskelverspannungen und steife Faszien.

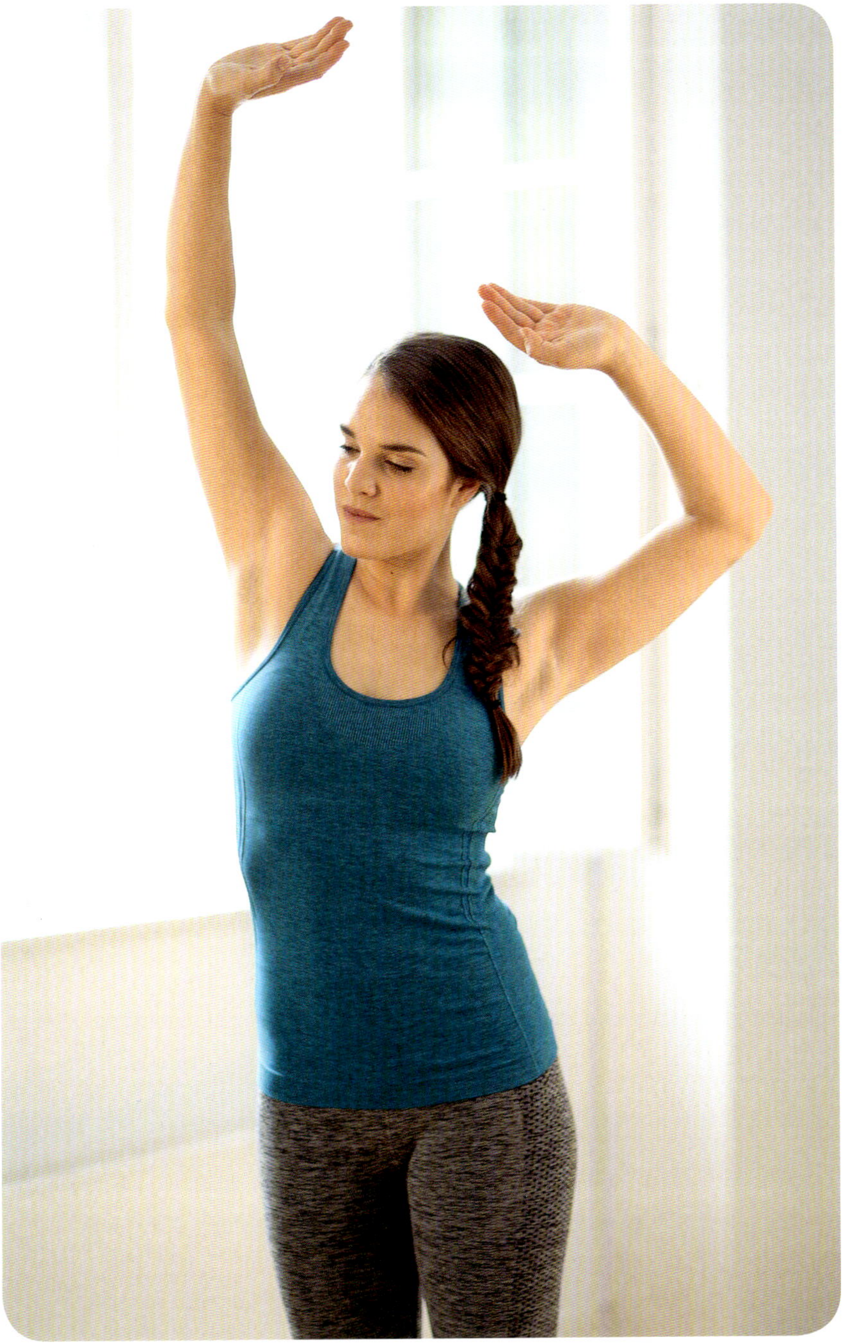

Ihren Körper sehr viel besser wahrnehmen. Bewusstes Räkeln ist wie eine Expedition durch den Körper. Längst vergessene Bereiche werden wiederentdeckt und damit als Teil Ihres Bewegungsbewusstseins aktiviert.

Probieren Sie es aus: Räkeln Sie sich. Haben Sie sich heute schon richtig schön geräkelt? Halten Sie das Buch bitte nur mit einer Hand oder legen Sie es vor sich auf einen Tisch. Nun können Sie sich mit einem Arm auf die Suche nach einem wohligen Dehnungsgefühl begeben. Führen Sie den Arm nach hinten unten, nach vorne oder schräg über den Kopf. Nehmen Sie sich genügend Zeit, bis Sie eine Bewegungsgrenze spüren. Sie kann sich durch sanftes Ziehen im Arm oder Oberkörper bemerkbar machen. Beginnen Sie nun, feinste Varianten auszuprobieren. Starten Sie mit feinen Fingerbewegungen oder drehen Sie den Arm ganz sanft in unterschiedlicher Richtung. Ihnen wird auffallen, dass schon kleinste Bewegungen deutliche Veränderungen des Dehnungsgefühls auslösen. Wenn Sie eine besonders wohltuende Haltung gefunden haben, verweilen Sie einige tiefe Atemzüge in ihr.

« Ausgiebiges Räkeln hält Sie geschmeidig und verbessert Ihr Körpergefühl.

Die drei Stufen: Wahrnehmen, Verändern, Integrieren

Dieses einfache dreischrittige Schema führt Sie durch Ihren Körper und dient Ihnen als »roter Faden« für Ihr Training. Der immer wiederkehrende Ablauf ist schnell erlernt und hilft Ihnen, erste Erfolge früh wahrzunehmen.

Während Sie ein leistungsfähiges Fasziennetzwerk entwickeln, werden Sie viel über Ihren Körper erfahren und auf ganz natürliche Weise Ziele formulieren und erreichen. Um dauerhaft schmerzfrei und geschmeidig zu bleiben, lernen Sie, gesunde Bewegungen in den Alltag zu integrieren.

Trainingsaufbau

In diesem Buch werden Sie bei den Übungsanleitungen auf ein immer wiederkehrendes Schema treffen. Für jeden Körperteil haben wir Übungen in drei einfachen Kategorien zusammengestellt:

- Übungen, durch die Sie lernen, Ihren Körper und seine Beweglichkeit besser wahrzunehmen.
- Übungen, die Ihnen eine Selbstbehandlung und damit gezielt Veränderungen ermöglichen.
- Übungen, die sich in den Alltag integrieren lassen und Ihnen ermöglichen, positive Entwicklungen zu stabilisieren und auszubauen.

Das Schema soll Ihnen helfen, herauszufinden, was Sie mit dem Faszientraining erreichen können, und Sie dabei unterstützen, erste Erfolge wahrzunehmen. So bleiben Sie motiviert und es fällt Ihnen leichter, kleine Veränderungen in den Alltag zu integrieren, um Fortschritte zu erzielen oder weiter auszubauen.
Je vertrauter Sie mit dem Schema werden, desto stärker vereinen sich diese drei unterschiedlichen Aspekte.

Wahrnehmen

Faszien sind ein wichtiges Wahrnehmungsorgan und sie sind es wert, wahrgenommen zu werden. Wahrnehmung steht an erster Stelle, wenn Sie Ihren Körper eigenständig behandeln oder trainieren möchten. Sie hilft Ihnen, ein persönliches Ziel zu finden, Ihren aktuellen Standort zu bestimmen und auf dem Weg Ihr Ziel nicht aus den Augen zu verlieren. Durch bewusstes Wahrnehmen werden Sie auf angenehme Art eine bessere Beziehung zu Ihrem Körper entwickeln.

Am Anfang sind Sie aufgefordert, herauszufinden, wo Ihre Bewegungsgrenzen und Spannungen liegen. So können Sie die richtigen Übungen auswählen und Ihre Faszien positiv beeinflussen. Während Sie üben, können Sie durch aufmerksames Spüren bemerken, was in Ihrem Körper passiert, und erste Erfolge sofort registrieren. Nicht selten werden Sie spüren, wie Schmerzen nachlassen oder Sie sich freier und weiter bewegen können.

Probieren Sie es aus: Wählen Sie eine für Sie passende Situation.

Die Wahrnehmungsübungen in den verschiedenen Kapiteln sind von uns gewählte Vorschläge. Sie können sie sehr leicht durch eigene Bewegungen ersetzen. Angenommen, es fällt Ihnen schwer, eine Bluse anzuziehen, weil Sie einen Arm nicht frei nach hinten führen können. So können Sie diese Alltagsbewegung nutzen, um die positiven Effekte der Selbstbehandlungen direkt zu überprüfen. Wichtig ist, dass Sie die Bluse einmal sehr achtsam anziehen und dabei genau spüren, wo Spannungen oder Schmerzen auftreten. Achten Sie bitte darauf, ob die Hand des anderen Armes spontan irgendwo eine Hilfestellung geben möchte. Im Kapitel »Instinktive Handkontakte« (Seite 28) werden Sie erfahren, warum das so wichtig ist. Wählen Sie dann eine Übung aus dem Kapitel über Schultern und Arme (Seite 81), die am besten zu dieser Problematik passt, vielleicht »Beschwingte Schulter« (Seite 100). Nachdem Sie die Übung wie beschrieben durchgeführt haben, schnappen Sie sich sofort Ihre Lieblingsbluse und schlüpfen hinein. Spüren Sie nun, wie es sich im Vergleich zu vorher anfühlt. Ist es schon ein wenig besser? Dann dürfen Sie die Übung gerne noch einmal wiederholen. Sollte es Ihnen nicht leichtfallen, eine Alltagssituation für die Wahrnehmung zu nutzen, dürfen Sie sich natürlich gerne an unsere Vorschläge halten.

Wahrnehmung hilft,

- Bewegungsgrenzen zu erkennen,
- Spannungen zu spüren,
- Übungen sauber auszuführen,
- Fortschritte zu bemerken und
- Gelegenheiten zum Üben zu sehen.

Verändern

Der Wunsch nach Veränderung basiert in der Regel auf einem ermittelten Handlungsbedarf. Sie spüren, dass etwas nicht so ist, wie es sein soll, und das möchten Sie gerne ändern. Solche Wünsche sind uns mal mehr und mal weniger bewusst. Unserem Körper stehen Mittel zur Verfügung, uns einen Handlungsbedarf mitzuteilen. So spüren Sie ein Hunger- oder Durstgefühl, wenn Ihr Körper Nahrung oder Flüssigkeit braucht.

Auch die Messfühler in unseren Faszien sind daran beteiligt, einen Handlungsbedarf zu melden. Es kann sein, dass Sie ein zunehmendes Bewegungsbedürfnis spüren, während Sie diese Zeilen lesen. Sie dürfen diesem gerne nachgehen, indem Sie aufstehen oder Ihre Sitzposition verändern. Forscher haben festgestellt, dass einige Messfühler der Faszien neben Schmerz- auch Bewegungsgefühl übermitteln können. Bleibt die Bewegung aus, spezialisieren sich diese Rezeptoren bevorzugt auf die unangenehme Schmerzmeldung. Diesen Prozess können Sie glücklicherweise wieder rückgängig machen, wenn Sie die Region sanft bewegen und berühren.

Im Praxisteil des Buches lernen Sie Übungen, die Ihnen hervorragend helfen, Ihren Körper und seine Faszien zum Positiven zu verändern. Zwischendurch können Sie immer wieder kleine Wahrnehmungssequenzen einbauen, um erste Fortschritte sofort zu spüren. Wenn Sie am Anfang noch etwas unsicher sind, lohnt es sich, öfter in die Bewegungen hineinzuspüren. Später werden Sie so sicher sein, dass Sie das nur noch am Anfang und am Ende einer Übungseinheit machen müssen.

Bleiben Sie dran

Irgendwann wird Ihnen der Umgang mit den drei Elementen dieses Trainings so vertraut sein, dass einiges »wie von alleine« funktioniert. Das kann dazu führen, dass Ihre Aufmerksamkeit nachlässt und Sie die wichtigen Bedürfnisse Ihrer Faszien wieder aus den Augen verlieren. Bitte trainieren Sie in jeder Übungseinheit für einige Momente besonders achtsam. So bleiben Sie dauerhaft ein erfolgreicher Gestalter Ihrer Faszien.

Integrieren

Integration bedeutet, dass etwas einbezogen oder zusammengeführt wird. Wir möchten Sie dabei unterstützen, positive Veränderungen in Ihren Alltag zu einzubeziehen. So können Sie bei vielen Gelegenheiten weitere Erfahrungen mit dem Training Ihrer Faszien sammeln und verhindern, dass sich Ihr Körper erneut schmerzhaft verspannt. Vielleicht gewöhnen Sie sich eine neue Art des Gehens an oder Sie räkeln sich ausgiebig auf dem Sofa, während Sie ein schönes Buch lesen. Es gibt unzählige Gelegenheiten, sich Gutes zu tun, und die verbesserte Wahrnehmung wird Ihnen helfen, diese auch zu erkennen. Das kann ein leichtes Wippen auf dem Vorfuß sein, während Sie darauf warten, dass Ihr Teewasser kocht, eine besondere Art des Treppensteigens oder eine kleine Dehnung der Armfaszien in einer Denkpause am Computer. Es sind diese kleinen Schritte im Alltag, die besonders wichtig sind, um Ihr Ziel zu erreichen.

Kleine Erinnerungsanker helfen hier ungemein! So kann das Klingeln Ihres Telefons oder ein wiederkehrender Arbeitsschritt zum Signal ernannt werden, das Sie darauf hinweist, wie sehr sich Ihre Faszien und Muskeln nach Pflege sehnen. Ein Ritual Ihres Alltags, wie das Zähneputzen oder das Anschauen der Nachrichten, kann in Zukunft mit Übungen aus diesem Buch kombiniert werden. Auf diese Art überbrücken Sie die Zeit, bis Faszientraining zu einer ganz unbewussten Gewohnheit wird, die Sie wie von selbst durch Ihr Leben begleitet.

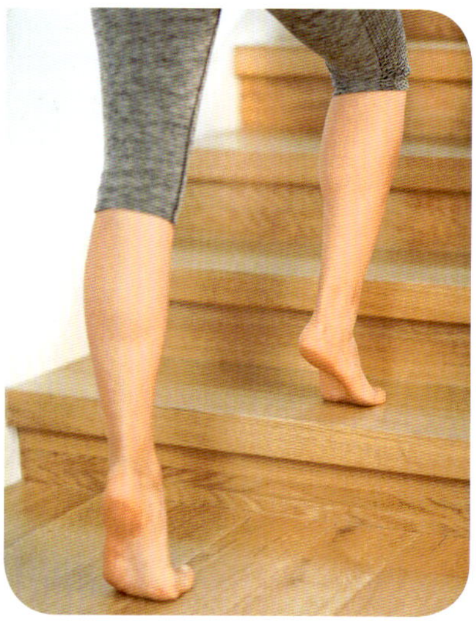

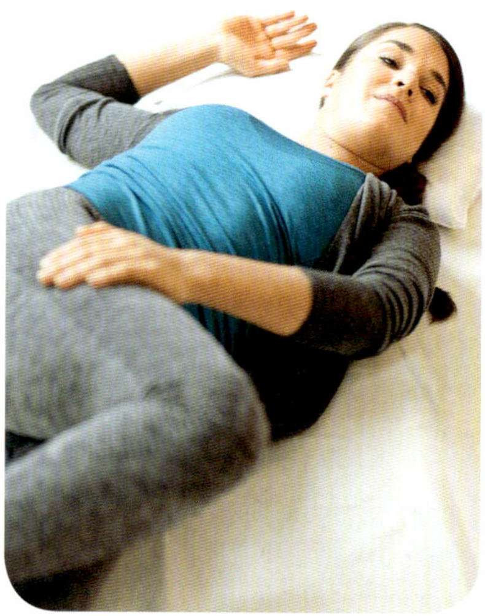

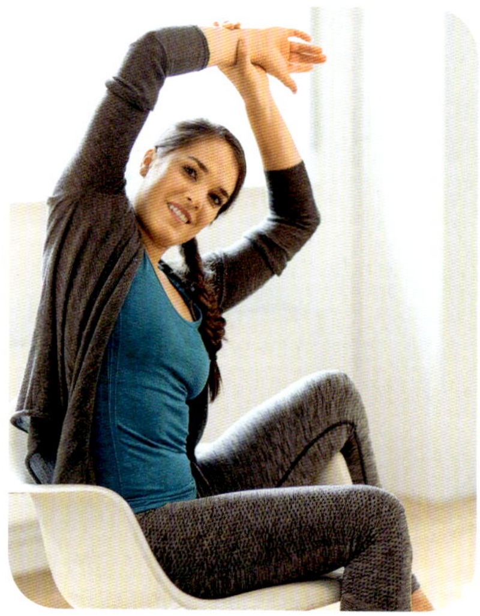

Gerade in dieser Anfangsphase eines neuen Trainings ist es wichtig, sich regelmäßig und bewusst zu motivieren.

Dabei kann es am Anfang helfen, auch kleine Erfolge sichtbar zu machen. Führen Sie in Ihrem Wochenkalender eine Strichliste, die zeigt, wie oft es Ihnen gelungen ist, eine neue Gewohnheit zugunsten Ihres gesunden Körpernetzwerkes anzunehmen. Und belohnen Sie sich, vielleicht am Ende der Woche, ganz bewusst für erste Erfolge.

Was ist Ihr Ziel?

Mit dem Faszientraining können Sie unterschiedliche Ziele erreichen. Sie können unangenehme Verspannungen lösen, hartnäckige Schmerzen lindern, geschmeidiger werden oder einfach mehr über Ihren Körper erfahren. Je klarer Sie Ihr Ziel formulieren, desto eher spüren Sie, ob Sie auf dem richtigen Weg sind. Sollte Ihr Alltag mit starren Zielvorgaben überfüllt sein, können Sie die vorgestellten Übungen natürlich für eine schöne, entspannende Körpererfahrung nutzen, die Ihnen dabei hilft, Ihr Körpernetzwerk besser kennenzulernen. Wenn Sie sich für ein Ziel entscheiden, dürfen Sie das Streben danach durch einige einfache Tricks sehr viel wirkungsvoller machen.

SMART üben

Richten Sie sich nach der sogenannten SMART-Regel für Zielformulierungen:

S – Spezifisch – Umschreiben Sie Ihr Ziel möglichst klar.

M – Messbar – Nutzen Sie Kontrollbewegungen, um Ihren Erfolg messbar zu machen.

A – Attraktiv – Stellen Sie sich ein schönes Ziel vor. Dies übt eine hohe Anziehungskraft aus.

R – Realistisch – Wählen Sie ein erreichbares Ziel.

T – Terminiert – Geben Sie sich selbst einen passenden Zeitrahmen vor.

Wählen Sie Ihr Ziel

Spezifisch hieße in diesem Fall, eine genaue Vorstellung davon zu entwickeln, was Sie durch Ihr Training erreichen möchten. Sie können eine Alltagsbewegung, eine bestimmte Tätigkeit oder auch ein sportliches Ziel wählen. Nehmen Sie sich gerne etwas Zeit für die Vorstellung davon, wie es sein wird, wenn das Ziel erreicht ist. Wie gut es sich anfühlen wird, eine Treppe wieder unbeschwert hinabzulaufen oder mit Ihren Kindern auf dem Fußboden zu spielen, ohne dass etwas wehtut? Und wie schön wird es sein, wenn Sie Ihren nächsten Lauf in Ihrer ganz persönlichen Bestzeit absolviert haben? Wenn Sie die Wirkung eines Ziels noch weiter verstärken möchten, können Sie es sich gerne aufschreiben und an einem gut sichtbaren Ort aufhängen. Wenn Sie täglich mehrmals Ihr schriftlich formuliertes Ziel vor sich sehen, wird es Sie zum Üben motivieren.

Messen Sie die Erfolge

Testen Sie Ihre Beweglichkeit vor und nach der Anwendung einer Selbstbehandlung. Dadurch können Sie den eigenen Behandlungserfolg überprüfen. Wichtig in der Vorgehensweise ist, dass Sie immer auf die gleiche Ausgangsstellung achten und somit die Beweglichkeit möglichst objektiv beurteilen können. Bei dem Test geht es nicht zwingend um die maximale Beweglichkeit, sondern auch um Parameter wie Spannung oder sogar Schmerz. Der Test sollte bestenfalls nicht über die Spannungsgrenze hinaus durchgeführt werden.

So werden Sie lernen, vor und nach einer Trainingseinheit einfache Kontrollbewegungen durchzuführen, mit denen Sie erste Erfolge messbar machen. Durch die Messungen ist es Ihnen möglich, festzustellen, ob Ihr Ziel ganz oder teilweise erreicht ist.

Nutzen Sie die Anziehungskraft

Vielleicht fühlen Sie sich schon viel zu lange unbeweglich und angespannt. Bestimmte Bewegungen fallen Ihnen schwer und Sie sind weniger leistungsfähig als gewünscht. Dann ist es möglich, sich zu sagen: »Ich will nicht mehr so schmerzgeplagt, angespannt und schwach sein.« Sie könnten sich aber auch sagen: »Ich möchte mich leicht und beweglich fühlen und kraftvoll meinen Alltag meistern.« Nehmen Sie sich kurz Zeit, um die Wirkung beider Sätze wahrzunehmen. Stellen Sie sich hin und wiederholen Sie den ersten Satz 5- bis 10-mal, in unterschiedlicher Lautstärke, mit anderer Betonung und Geschwindigkeit. Wie fühlen Sie sich, wenn Sie die Worte mehrfach sagen, und was macht es mit Ihrem Körper? Können Sie Veränderungen Ihrer Körperhaltung und Muskelspannung registrieren? Nehmen Sie mögliche Reaktionen auf diese Art der Zielformulierung wahr und probieren Sie das Gleiche mit dem zweiten Satz aus. Wahrscheinlich werden Sie feststellen, dass beide Aussprachen unterschiedliche Effekte haben. Worte und Gedanken beeinflussen Ihren Körper. Machen Sie sich das bei der Formulierung Ihrer Ziele zunutze. Durch die Wahl positiver Formulierungen werden Sie sich beschwingter fühlen und es wird mehr Spaß machen, in Ihrem Training voranzuschreiten.

Bleiben Sie realistisch

Auch wenn Sie höchst motiviert sind, Ihr Körpernetzwerk zu trainieren, sollten Sie bei der Wahl Ihrer Ziele realistisch bleiben. Je nachdem, was Sie erreichen möchten, benötigen Sie mehr oder weniger Zeit. Spannungsbedingte Schmerzen können Sie zügig beseitigen, während die Reißfestigkeit und Elastizität in Faszien und Sehnen nur innerhalb mehrerer Monate gesteigert werden kann. Manchen Veränderungen können auch typbedingte Grenzen gesetzt sein. So gibt es Menschen, die über einen hohen Anteil elastischer Fasern in ihrem Fasziensystem verfügen und dadurch sehr beweglich sind, während andere zu einer angeborenen Steifigkeit tendieren. Es ist gut, seine eigene Veranlagung zu kennen und gegebenenfalls ausgleichende Aspekte in das Training aufzunehmen. Dabei sollten die steiferen Menschen auf sanfte Art ihre Beweglichkeit fördern und die elastischen Typen den Fokus auf stabilisierende Übungen legen. Es wäre allerdings völlig unrealistisch, wenn Sie Ihre Grundveranlagung durch das Training ändern wollten.

Welcher Typ sind Sie?

Wenn Sie zu den Menschen mit gut dehnbaren Faszien gehören ist Ihnen das sicher schon einmal aufgefallen. Sie können Ihre Gelenke mit Leichtigkeit überstrecken und Übungen, die Beweglichkeit verlangen, sind für Sie ein Kinderspiel. Als elastischer Typ fehlt Ihnen jedoch manchmal die Stabilität, um Aufgaben mit großem Kraftaufwand zu meistern. Dabei kann es zu schmerzhaften Blockierungen kommen, weil Ihre Gelenke nicht so gut gesichert sind. Für Sie sind Übungen wichtig, die Stabilität und zielgerichtete Kraftübertragung in den Faszien fördern, während die steiferen Menschen einen Ausgleich in Beweglichkeitsübungen finden.

Gönnen Sie sich etwas Zeit

In vielen Bereichen unseres Lebens müssen Ziele termingerecht erreicht werden, damit Prozesse reibungslos ablaufen können. In solchen Fällen kann es dazu kommen, dass Sie unter Termindruck geraten und sich verspannen. Genau das soll jedoch durch Ihre Trainingsziele vermieden werden. Deshalb sollten Sie es auch schon als Erfolg werten, wenn es Ihnen regelmäßig gelingt, kleine Zeitfenster für Ihre Faszien zu reservieren. Ein Kalender, in dem Sie eine Strichliste führen, kann hier sehr hilfreich sein. Vielleicht nehmen Sie sich vor, im kommenden Monat 10-mal Ihre Faszien zu

» Steigern Sie Ihre Motivation durch das Erreichen selbst gesteckter Ziele.

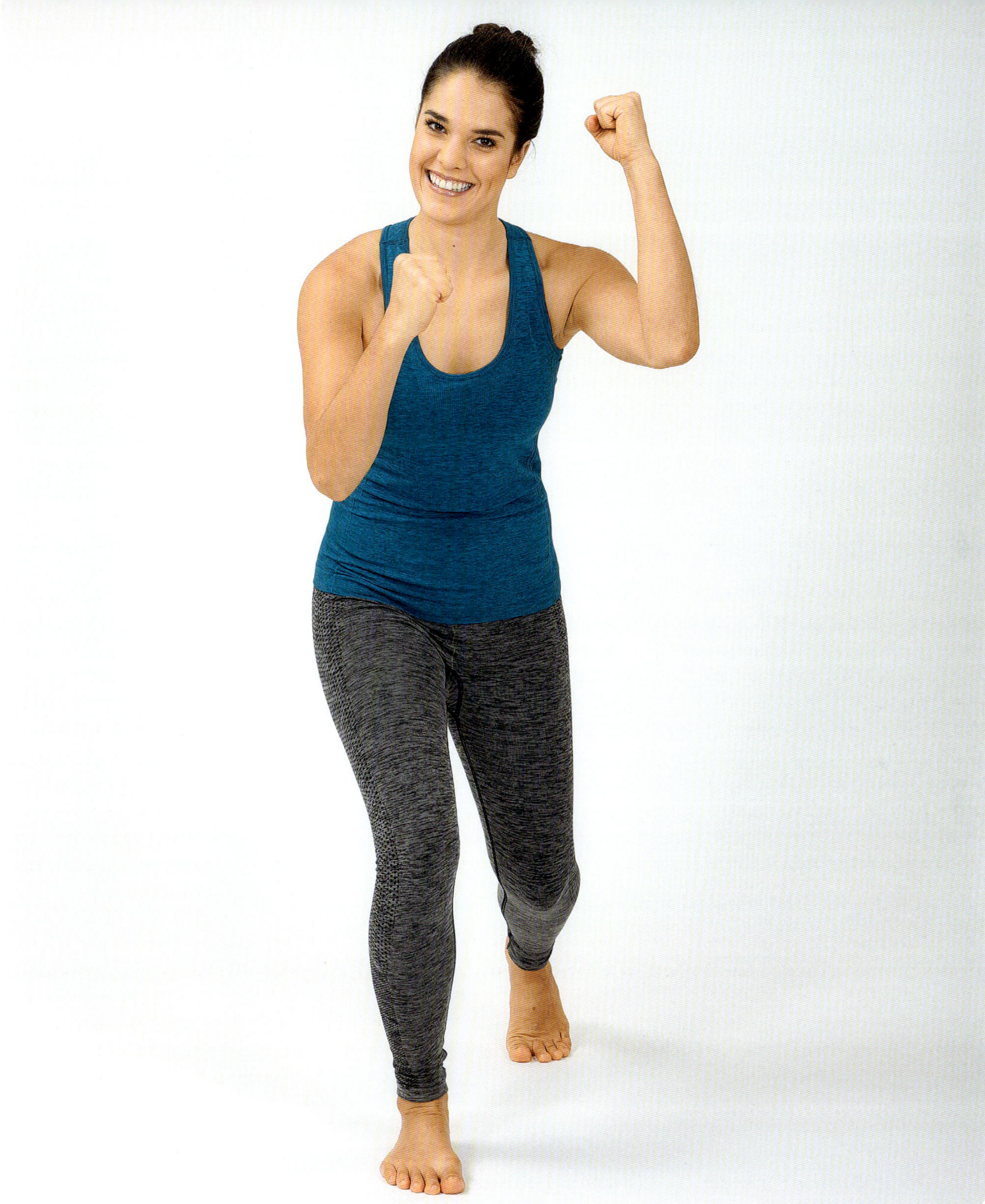

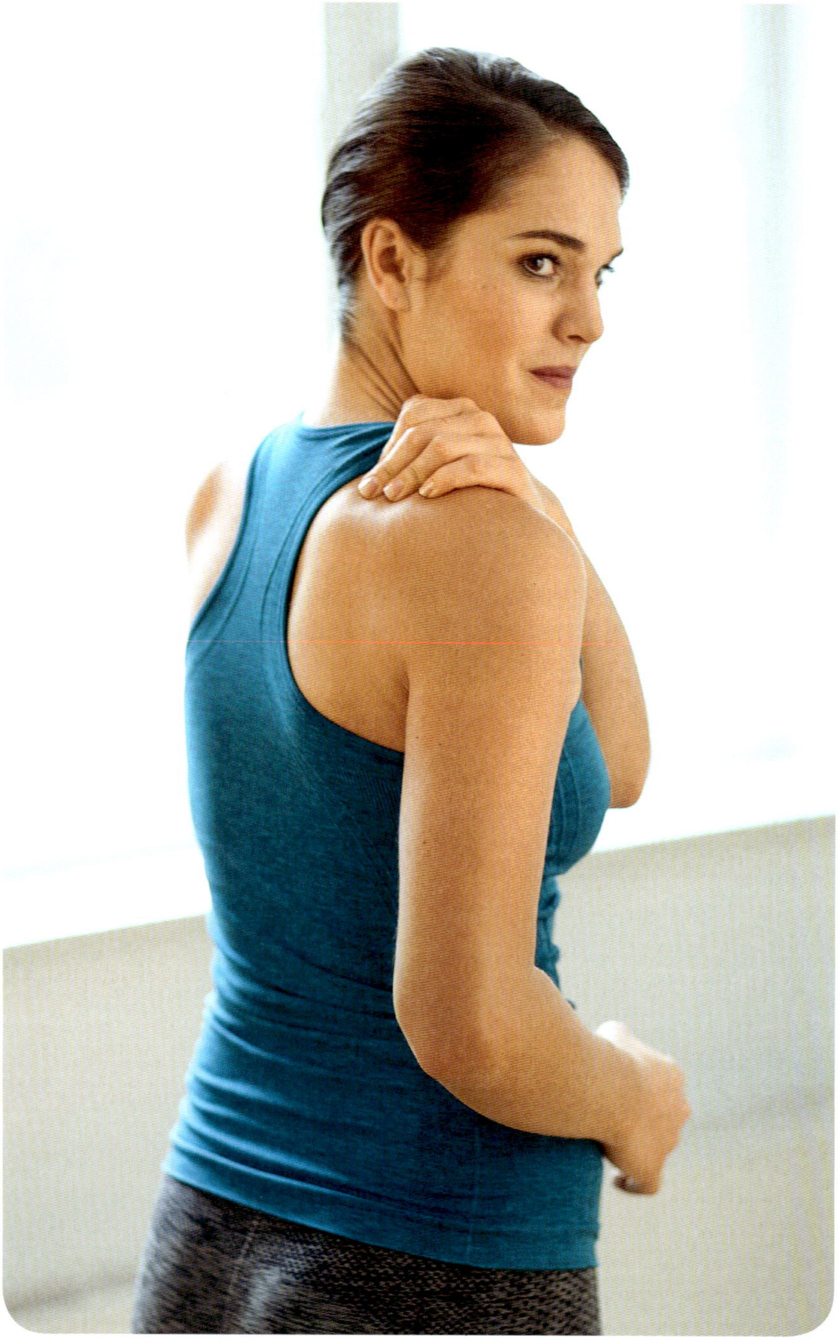

trainieren und fünf Triggerpunkte zu behandeln. Am Ende einer Woche können Sie ermitteln, ob das von Ihnen gesetzte Ziel erreicht wurde. Wenn das der Fall ist, sollten Sie sich unbedingt eine kleine Belohnung gönnen. Diese Strategie hilft, durch die etwas anstrengende Anfangsphase zu kommen. Später, wenn Ihnen das Training sehr viel leichterfällt und es Ihnen gelungen ist, Beschwerden eigenständig zu lösen, wird Ihr Körper das Training selbst als wohltuende Belohnung empfinden.

Instinktive Handkontakte

Berührungen sind mehr als der bloße Kontakt zwischen zwei Hautschichten. Alleine beim Händedruck zweier Menschen werden in beiden Händen mindestens 1500 Sensoren, sogenannte Rezeptoren, stimuliert und übermitteln Wahrnehmungen wie Druck, Wärme, Vibration und Bewegung.

Berührungen sind ein wichtiges Mittel der zwischenmenschlichen Kommunikation. Sie können Gefühle ausdrücken und die Wirkung

« Durch instinktive Handgriffe zeigt Ihnen Ihr Körper, wo Berührungen hilfreich sein könnten.

von gesprochenen Worten intensiv unterstreichen. Von jeher sind sich Menschen der positiven Wirkung von Berührungen bewusst. Zärtlicher Körperkontakt mit den Eltern fördert die gesunde Entwicklung von Kindern. Menschen spenden sich Mut, Trost oder Motivation, indem sie sich umarmen, ihre Hände halten oder auf die Schulter klopfen. Berührungen dienen also nicht nur der Erkundung unserer Umwelt und Mitmenschen, sie übermitteln auch wichtige Informationen.

Wenn Sie schon einmal unter quälenden Bauchschmerzen gelitten haben, erinnern Sie sich vielleicht, wie Sie instinktiv Ihre Hand auf die schmerzende Region gelegt haben, um sich ein wenig Linderung zu verschaffen. Manchmal reicht der bloße Kontakt, ein anderes Mal lindert schon ein leichtes Streichen über die Haut den Schmerz. Bei anderen Beschwerden haben Sie vielleicht festgestellt, dass ein stärkerer Druck nötig ist oder die betroffene Stelle kräftig massiert werden muss. Ihr körperlicher Instinkt zeigt Ihnen, wo die Berührung nötig ist und auch wie intensiv sie sein muss, um wirklich zu helfen. So wird die unbewusste Berührung zu einer Botschaft, die Ihnen wertvolle Informationen liefert, wo Sie mit einer myofaszialen Selbstbehandlung ansetzen können, um Spannungen zu lösen.

Beobachten Sie Ihre eigenen Handkontakte

Wenn Sie die Gelegenheit haben, sich selbst zu beobachten, können Sie viel darüber lernen, was Ihnen wirklich guttut. Kneten Sie vielleicht schon zum wiederholten Male Ihre angespannte Unterarmmuskulatur? Oder greifen Ihre Hände mal wieder in den steifen Nacken? Kreisen die Finger mit sanftem Druck auf den Schläfen? Sollten Sie sich bei solchen Handgriffen »ertappen«, können Sie die Gelegenheit nutzen und diese spontane Selbstbehandlung etwas genauer erkunden.

Durch bewusstes Ausprobieren können Sie herausfinden, was Ihnen besonders guttut. Ob Sie mehr oder weniger Druck benötigen, um sich zu entspannen, ob der Druck punktuell anhaltend oder flächig knetend sein soll, kann Ihnen Ihr Körper deutlich signalisieren, ohne dass Sie irgendeinen anderen Experten zu Rate ziehen müssen. Neben dem Wunsch, sich zu entspannen oder einen Schmerz zu lindern, dienen Berührungen manchmal auch dazu, Bewegungen zu unterstützen. Ein stützender Griff ins Kreuz beim Aufstehen von einem Stuhl oder die stabilisierende Berührung der Schulter, während Sie etwas heben, sind kluge Versuche, sich selbst zu helfen. Sie werden in diesem Buch eine Vielzahl von Vorschlägen erhalten, wie Sie Spannungen und Schmerzen selbstständig lindern können. Dadurch, dass Sie Ihre instinktiven Handkontakte bewusster wahrnehmen und fühlen, was Ihnen guttut, können Sie besser und erfolgreicher mit den Übungen umgehen.

»Hören« Sie die Sprache Ihres Körpers

Täglich strömen unzählige Informationen auf uns ein. Wir erhalten E-Mails, Kurznachrichten, Telefonanrufe und müssen, ganz nebenbei, auch noch die dringenden Aufgaben unseres Alltags erledigen. Währenddessen läuft der Fernseher oder das Radio und ein flüchtiger Blick in die Zeitung sollte doch auch noch möglich sein. Immer mehr Menschen gestehen sich ein, dass sie sich in Anbetracht der Informationsflut und ständigen Erreichbarkeit unwohlfühlen. Kein Wunder, denn je mehr sich Ihre Aufmerksamkeit auf äußere Reize richtet, desto mehr verlieren Sie den Kontakt zu sich selbst. Da kann es passieren, dass wichtige Informationen unseres Körpers nicht mehr richtig wahrgenommen werden. Um das zu ändern, können Sie versuchen, wieder genauer zuzuhören, wenn Ihr Körper durch instinktive Handkontakte zu Ihnen spricht. Freuen Sie sich auf ein deutlich entspannteres Verhältnis.

So üben Sie richtig

Vielleicht haben Sie schon einmal die Erfahrung gemacht: Voller Motivation verfolgen Sie ein Training, um Ihrem Körper etwas Gutes zu tun. Und dann stellen Sie fest, dass einige dieser Übungen genau das Gegenteil von Wohlbefinden auslösen.

Um dem vorzubeugen und Ihre Begeisterung für das Faszientraining zu erhalten, möchten wir Ihnen einige Grundlagen mit auf dem Weg geben. Wenn Sie neue Übungen für sich ausprobieren, sollten Sie sich viel Zeit dafür nehmen. Ohne störenden Zeitdruck können Sie eine viel bessere Körperwahrnehmung aufbauen und die Intensität der Selbstbehandlung immer dem Wohlfühlschmerz anpassen. Für den hektischen Alltag haben wir Ihnen am Ende des Buches praktische Übungen zusammengestellt, die auf der Selbstbehandlung aufbauen und Ihnen das Ergebnis erhalten sollen.

Die richtige Atmung

Atmen Sie während der gesamten Übungen gleichmäßig ein und aus und versuchen Sie, die Atembewegung in den Bauch zu lenken. So können Sie den Körper und das vegetative Nervensystem entspannen und noch besser wahrnehmen, wie sich die Gewebespannung unter einer Übung verhält. Dies ist besonders bei Dehnungen und Triggerpunktbehandlungen wichtig. Wenn es bei einigen Übungen mal kräftig in Ihrem Magen und dem Darm rumort, ist dies ein sehr gutes Zeichen. Ihr vegetatives Nervensystem dankt Ihnen so viel Entspannung mit einem Applaus.

Die richtige Intensität der Übungen

An dieser Stelle ist Ihr individuelles Bauchgefühl gefragt. Die Grenze zwischen dem sogenannten »Wohlfühlschmerz«, also dem Schmerz, der einem guttut, und dem »Zuvielschmerz« ist fließend. Solange Sie unter einer Übung das Gefühl haben, Sie bewegten sich in einer angenehmen Spannung und einem angenehmen Druck- oder Dehnungsschmerz, machen Sie alles richtig!

Die Intensität können Sie über den Druck, also durch Ihre Gewichtsverlagerung, regulieren. Es ist empfehlenswert, sich immer wieder sehr sanft an diese Grenze heranzutasten und mit kleinen Bewegungen zu arbeiten. Sie sollten nach einigen Wiederholungen (4–6) oder tiefen Atemzügen eine deutliche Entlastung der Spannung oder ein Wegschmelzen des Schmerzes spüren. Geben die Gewebespannung oder der Schmerz nicht nach, sind Sie möglicherweise schon viel zu weit über die Grenze des Wohlfühlschmerzes hinausgegangen. Dann sollten Sie die Übung abbrechen und mit deutlich weniger Intensität und/oder verringertem Bewegungsausmaß erneut beginnen.

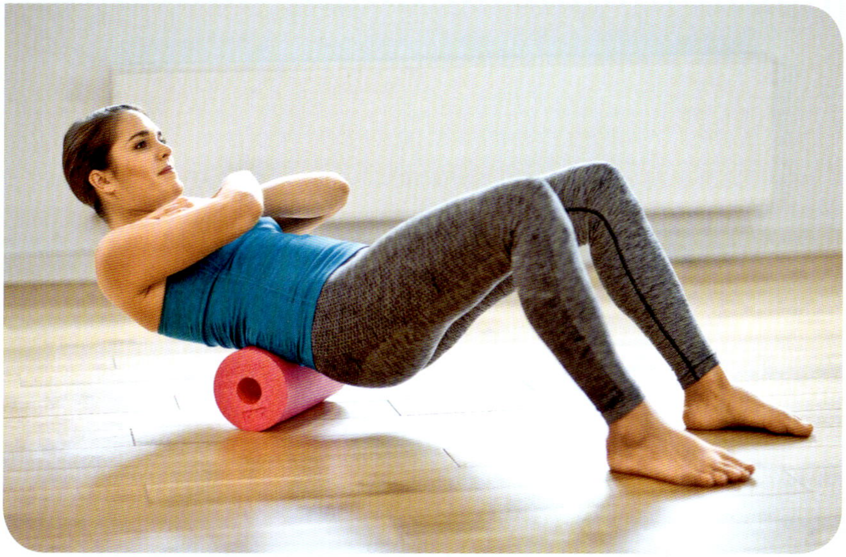

« Trainingsgeräte helfen Ihnen, Triggerpunkte zu entspannen und Faszien geschmeidig zu halten.

Der Einsatz von Geräten

Die in diesem Buch empfohlenen Geräte helfen dabei, Verklebungen und Verfilzungen zu lösen sowie Triggerpunkte zu behandeln. Die Intensität können Sie dabei von sanft bis sehr stark steigern. Die Druckintensität können Sie durch eine Gewichtsverlagerung verändern. Dies gilt besonders für die Anwendung von Bällen und Rollen. Je langsamer Sie rollen, desto effektiver ist die Selbstbehandlung. Nehmen Sie als Maß etwa 1 cm pro Atemzug (Ein- und Ausatmung). Lassen Sie dem Gewebe Zeit, sich durch bzw. unter der Faszienrolle (Blackroll) »ausquetschen« zu lassen und sich im Anschluss daran mit neuer Flüssigkeit vollzusaugen. Arbeiten Sie bitte mit maximal 5–8 Rollbewegungen über eine Region, auch wenn der Druckschmerz nicht ganz beseitigt wurde!

Bei der Anwendung der Rolle kann ein Verweilen auf den Triggerpunkten hilfreich sein. Dosieren Sie den Druck auf ein »Wohlfühlschmerz«. Wenn dieses nach 6–8 Atemzügen nachgelassen hat, können Sie durch Drehbewegungen des Körpers oder der Extremität um die eigene Achse den Triggerpunkt von einer anderen Seite aus erreichen und den Druck neu positionieren. Im Laufe der Zeit werden Sie ein Gespür für die richtige Druckdosis und den idealen Behandlungswinkel entwickeln. Vertrauen Sie dabei bitte auf Ihren »Körperinstinkt«.

Die Häufigkeit der Übungen

Besonders nach der ersten Anwendung von neuen Übungen kann ein Gefühl von Muskelkater oder sogar ein blauer Fleck entstehen. Erst wenn dieses Gefühl vollständig verschwunden ist, sollte ein erneutes Behandeln dieser Region erfolgen. Wenn sich Ihr Gewebe an diese Belastung gewöhnt hat, steht einem täglichen Training nichts im Wege.

Kontraindikationen

An dieser Stelle möchten wir Sie auch auf Ausschlusskriterien hinweisen. Es gibt eine Reihe von Erkrankungen oder Befindlichkeitsstörungen, bei denen Sie auf ein Faszientraining eher verzichten sollten. Hierzu zählen z. B. frische Wunden, Entzündungen, Osteoporose und Knochenbrüche, deutliche Zeichen von Unwohlsein und starke Schmerzen.

Besondere Vorsicht ist bei Schwindel, Kopfschmerzen, ausstrahlenden Schmerzen und blutverdünnenden Medikamenten geboten. Halten Sie diesbezüglich Rücksprache mit Ihrem Arzt oder einem erfahrenen Faszientherapeuten, ob ein Training für Sie empfehlenswert ist. Falls Sie aufgrund von akuten Bandscheibenvorfällen oder Stoffwechselerkrankungen in Ihrer Wahrnehmung empfindlich gestört sind, sollten Sie die Intensität vorsichtig dosieren und die Reaktion darauf abwarten.

Überblick über die wichtigsten Übungsmethoden

Kreatives Wahrnehmen

Versuchen Sie, zu spüren, ab welchem Bewegungsausmaß Sie eine Spannung im Gewebe wahrnehmen können, bevor ein Schmerzgefühl auftritt. Durch kleinste Veränderungen wie die Atembewegung, Hineinräkeln und kleine Winkelvariationen des Körpers oder der Extremität werden Sie das Spannungsverhalten beeinflussen können. Lernen Sie so Ihren Körper kennen.

Kräftigen

Für die Kräftigung unseres myofaszialen Systems sind Winkelvariationen von großer Bedeutung, da nur so viele verschiedene Fasern unseres Netzwerkes erreicht werden. Um Ihre Faszien dauerhaft schmerzfrei, elastisch und kraftvoll zu halten, empfehlen wir Ihnen ein regelmäßiges Training aus gezielten Dehnungen, Lösen von Verklebungen und einem fasziengerechten Krafttraining.

Sanftes Federn

Beim sanften Federn bringen Sie die elastischen Strukturen der Faszien in eine kurzzeitige Dehnung und nutzten anschließend den Rückstelleffekt. Diese können Sie im Alltag z. B. beim Wippen auf den Fußballen oder in der Beugebewegung des Rückens nutzen, um die dynamische Faszienaktivität für die Aufrichtung zu fördern und dadurch die Muskeln zu entlasten.

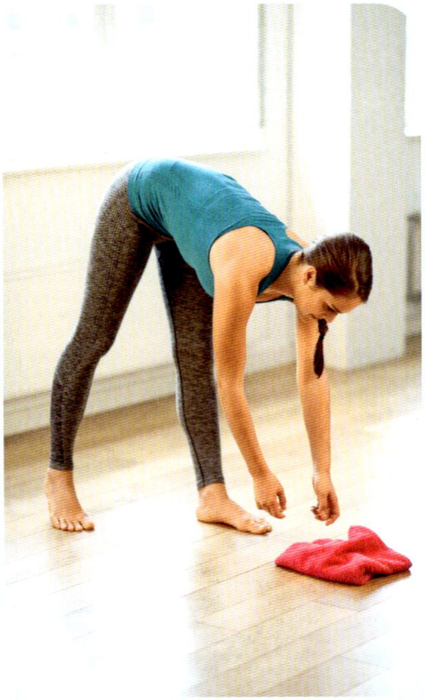

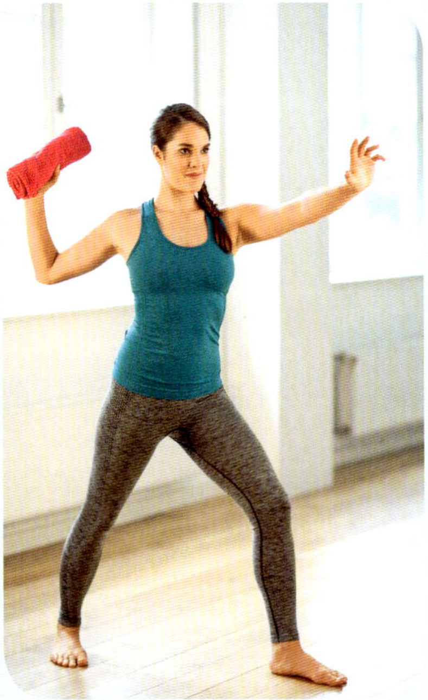

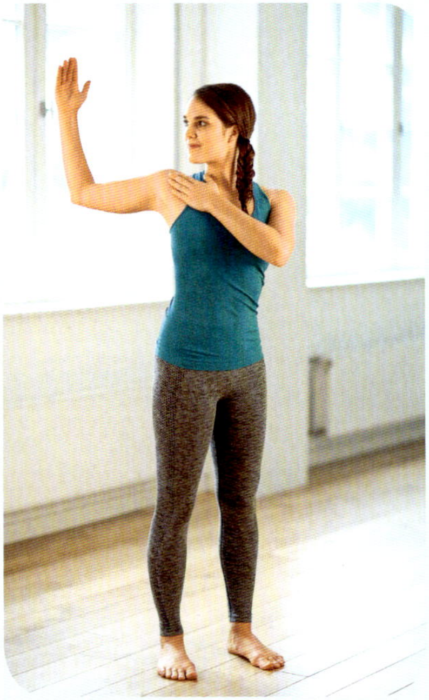

Katapulteffekt

Der Katapulteffekt ist die Steigerung des Federns. Hierbei wird die in den myofaszialen Strukturen gespeicherte Energie reaktionsschnell wieder abgegeben. Dies können Sie mit dem Wegwerfen eines Gegenstandes oder dem Abspringen vom Boden erreichen. Durch regelmäßiges Training werden Ihre Faszien so wieder zu einem natürlichen und leistungsstarken Partner Ihrer Muskeln.

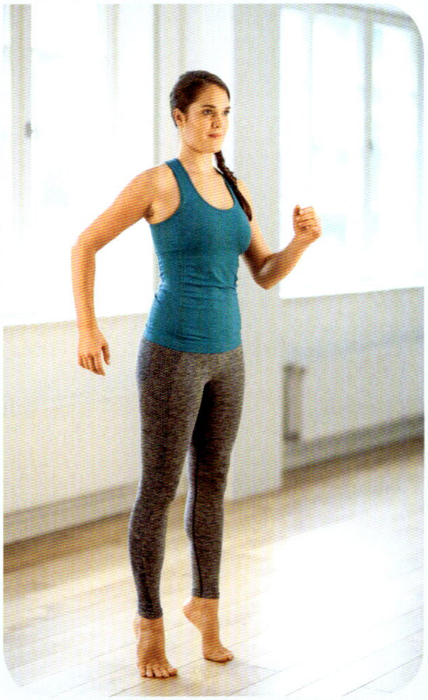

Dehnung

Bei der Dehnung sollten Sie eher an ein optimiertes Gleiten denken, nicht an eine 20 Sekunden lang gehaltene starre Position, die das Gewebe steif macht. Ein winkelvariiertes Räkeln und Hineinschmiegen bis zum Bewegungsende, das vom Gelenk und Gewebe vorgegeben ist, mobilisiert das Gewebe, macht es geschmeidig und reduziert zugleich das Verletzungsrisiko.

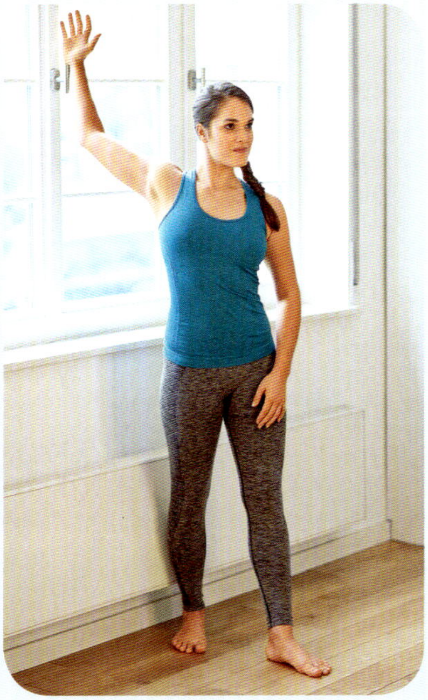

Triggerpunkte

Wenn Sie Triggerpunkte (TP) aufgespürt haben, sollten diese vor allen mit weiteren Maßnahmen wie Dehnungen und Stretches behandelt werden. Bleiben diese TP bestehen, stören sie die Aktivität von Muskelketten und bilden in angrenzenden Gebieten neue aus. Wir stellen Ihnen zu den einzelnen Körperregionen exemplarische TP mit ihren Zonen der Schmerzausstrahlung vor.

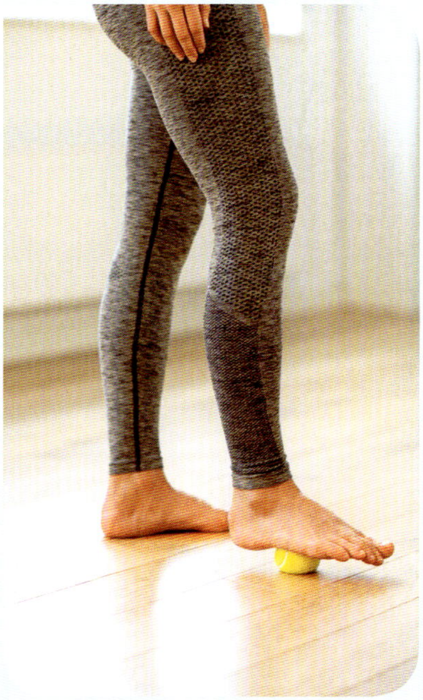

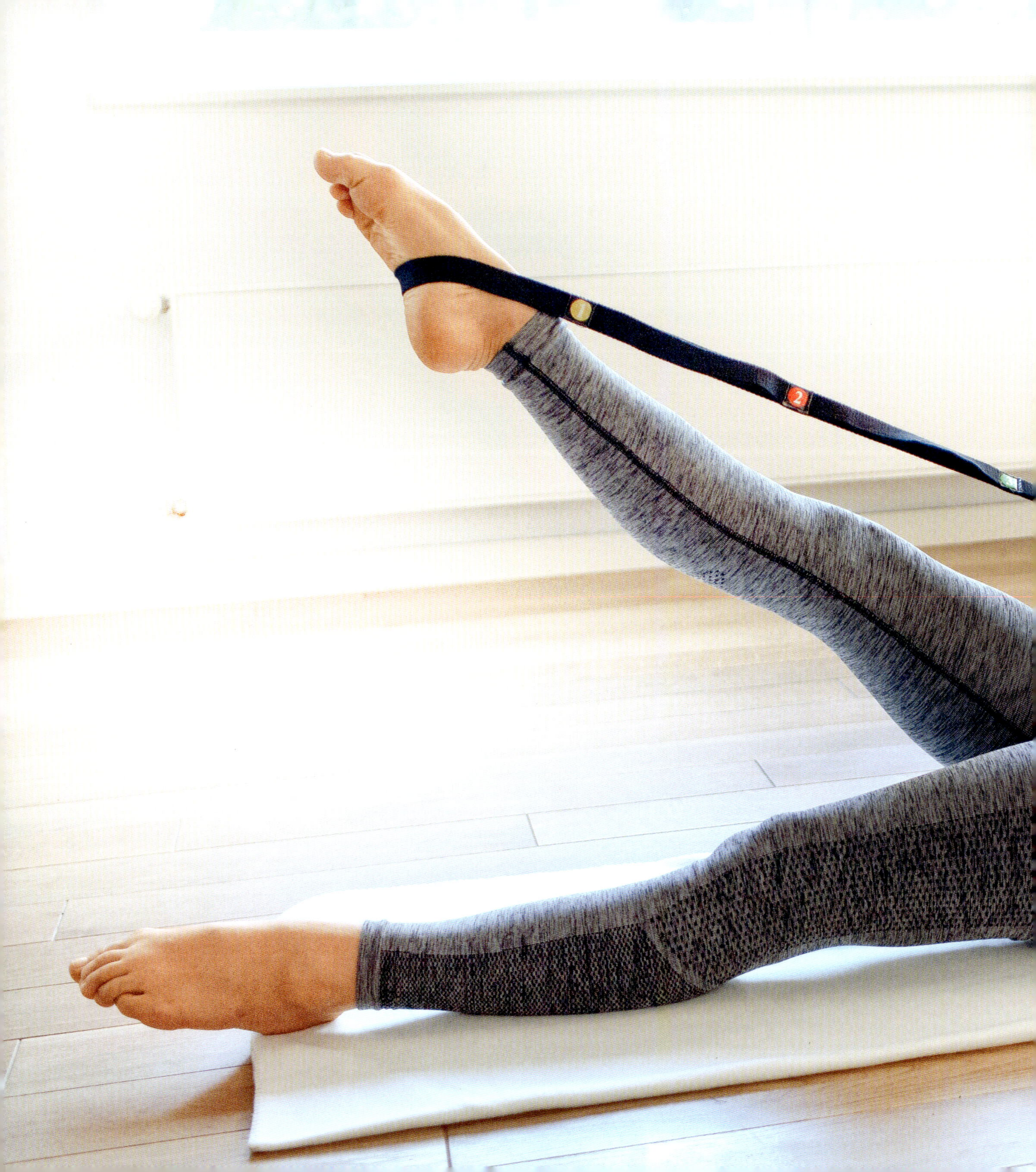
2

Gesunde Faszien von Kopf bis Fuß

Um Ihre Faszien dauerhaft schmerzfrei, elastisch und kraftvoll zu halten, sollten Sie sie trainieren. Dieses umfasst gezielte Dehnungen, das Lösen von Verklebungen und ein fasziengerechtes Krafttraining.

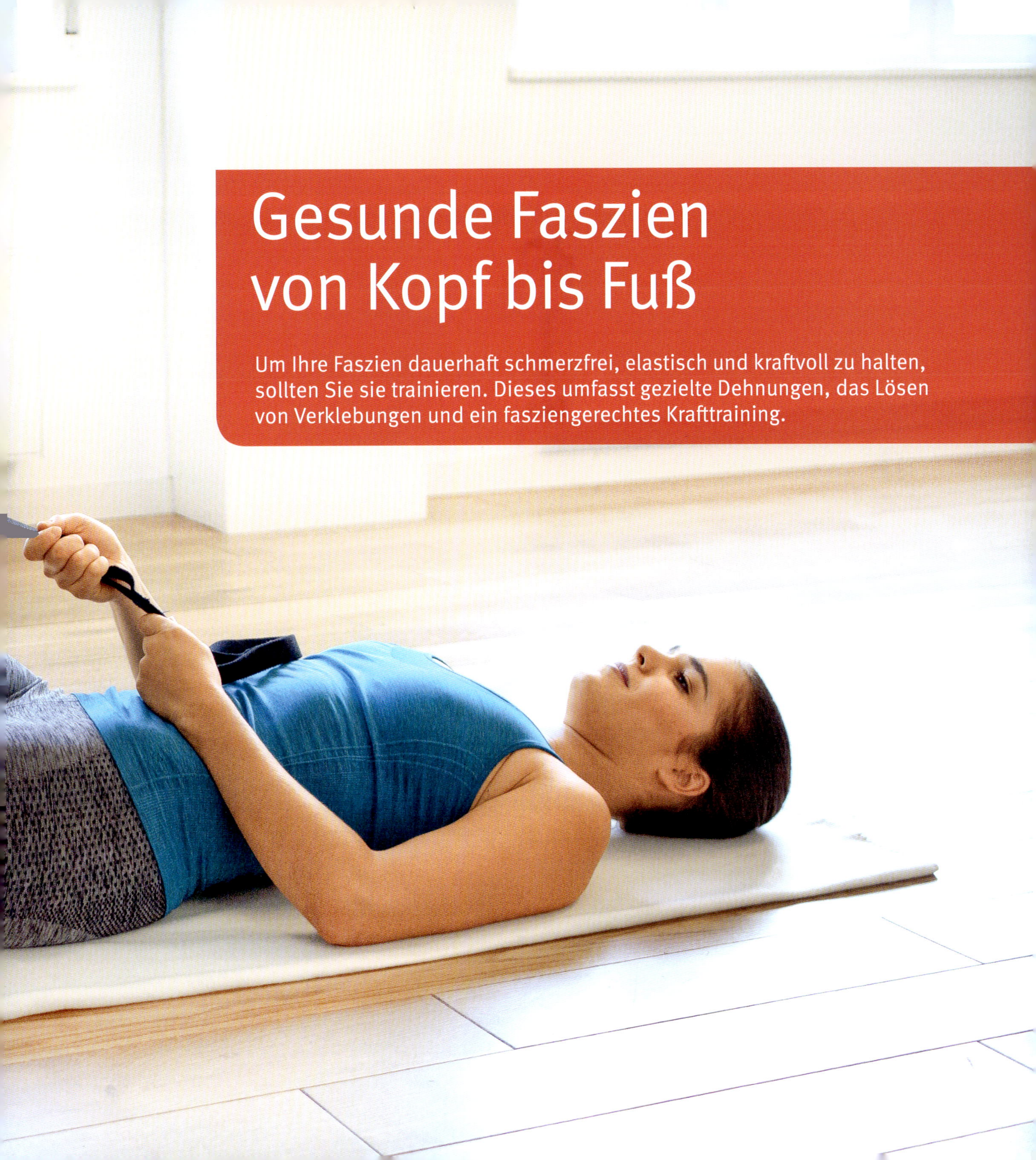

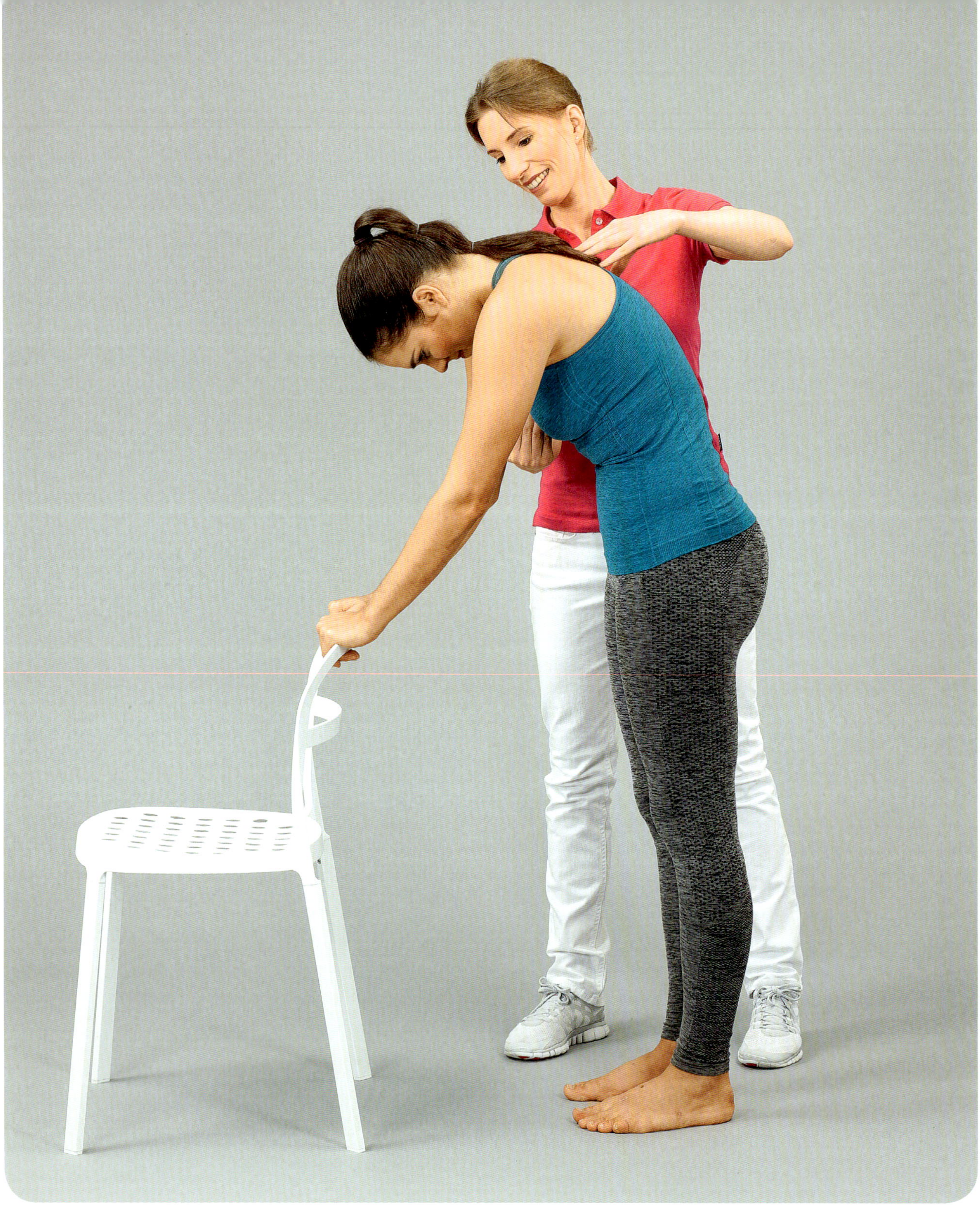

Der Oberkörper als Dreh- und Angelpunkt

Wie wichtig ein gut beweglicher Oberkörper ist, wird uns in der täglichen Praxis mit Patienten immer wieder deutlich. Verschiedenste Probleme der Hals- und Lendenwirbelsäule und der Arm-Schulter-Region können aus einem unbeweglichen Brustkorb resultieren.

10 gute Gründe für einen beweglichen Oberkörper

1– Sehen Sie gut aus! Eine verbesserte Aufrichtung der Brustwirbelsäule ermöglicht Ihnen eine bessere und attraktivere Körperhaltung.

2– Erleben Sie die wohltuende Entspannung der Nacken – und Schultermuskulatur.

3– Bekommen Sie den Kopf frei! Optimieren Sie das Zusammenspiel zwischen dem Oberkörper, der Halswirbelsäule und der Muskulatur und verringern Sie dadurch Spannungskopfschmerzen.

4– Verbessern Sie die Beweglichkeit der Schultergelenke und Arme.

5– Genießen Sie ein größeres Bewegungsausmaß des Oberkörpers in alle Richtungen.

6– Spüren Sie die leichtere Atmung und dadurch eine verbesserte Sauerstoffaufnahme. Auch Giftstoffe können so von unserem Körper besser abgegeben werden.

7– Die Bauchorgane werden durch eine verbesserte und tiefere Atmung bewegt und sogar leicht massiert. Das hat einen positiven Effekt auf Ihre Verdauung.

8– Sie fördern ein ungestörtes Zusammenspiel der gesamten Wirbelsäule mit allen anderen Körperregionen.

9– Sie genießen einen schmerzfreien und beweglichen Rücken.

10– Sie stärken Ihr Selbstvertrauen, denn eine gute Körperhaltung und Körperwahrnehmung wirken sich positiv auf Ihr Selbstbewusstsein aus! Wie jüngst eine amerikanische Forscherin zeigte, werden sogar Stresshormone deutlich reduziert und vermehrt »Wohlfühlhormone« ausgeschüttet.

Äußerst sensibel – der Brustkorb

Nur wenigen gelingt es, auf elegante und unbeschwerte Art den Brustkorb zu heben, die meisten von uns kneifen die Schulterblätter zusammen, machen ein Hohlkreuz und ziehen den Kopf zurück. Manche schildern, wie sich dabei Muskeln in der Lendenwirbelsäule oder im Nacken verspannen, und andere bekommen Schmerzen.

Wenn Faszien sich nicht mehr richtig bewegen, wird es für die Muskeln zu anstrengend, sich gegen diesen Wiederstand durchzusetzen und sie verspannen schmerzhaft. Die angespannten Muskeln und die fehlende Geschmeidigkeit der Faszien stören auch die freie Beweglichkeit der Rippen und das Zusammenspiel der Wirbel. Sie können schon bei einfachsten Bewegungen gegeneinander »verhaken«. Laien sagen oft: »Mir ist ein Wirbel rausgesprungen und der Chiropraktiker hat ihn wieder eingerenkt.« Experten sprechen von einer Blockierung zwischen zwei Knochen. Bei Blockierungen der Rippen und Brustwirbel kann es zu deutlichen Schmerzen kommen, die atmungsabhängig sind und sich bei der Ein- oder Ausatmung verstärken. Diese Problematik sollte von einem Fachmann gründlich untersucht und behandelt werden.

Auch der Einfluss auf das vegetative Nervensystem spielt eine große Rolle. In der Brustwirbelsäule liegen Nerven für das Herz, die Verdauungsorgane und die Lungen. Sie können durch blockierte oder eingeschränkt bewegliche Brustwirbel empfindlich gestört werden.

Störungen im Bereich des Brustkorbs

Nach Stürzen und Unfällen kann es zu anhaltenden Spannungen im Brustkorb kommen. Einseitige Arbeitshaltungen und Bewegungsmangel rauben unseren Rumpffaszien die Geschmeidigkeit, die sie benötigen, um gut mit ihren Partnern Lenden- und Halswirbelsäule und den Armen zu funktionieren. Auch seitliche Stürze auf den Arm oder andauernde Fehlhaltungen, können zu Spannungen im Brustkorb führen.

Folgende Beschwerden können primär auftreten:

- wiederkehrende Blockierungen der Rippen und Brustwirbel
- Schmerzen oder Gefühlsstörungen zwischen den Rippen
- verkürzte Brustmuskeln
- fehlende Streckungsfähigkeit der Brustwirbelsäule
- Verspannungen zwischen den Schulterblättern
- fehlende Drehfähigkeit des Rumpfes
- Schmerzen beim tiefen Durchatmen
- Spannungen beim Versuch, eine aufrechte Haltung einzunehmen
- schmerzhafte Triggerpunkte rund um die Schulterblätter

Als Folge davon treten sekundär auf:

- Sodbrennen
- verschlechterte Verdauung
- Lymphstauungen
- Müdigkeit
- schlechte Körperhaltung
- Spannungskopfschmerzen

Stabile Basis und geschmeidiger Partner

Unser Brustkorb ist ein wichtiger Ort für das Körpernetzwerk der Faszien. Wie am Knotenpunkt eines Netzes treffen sich hier viele Partner. Sie werden miteinander verbunden, können wunderbar kooperieren und den Austausch pflegen.

Faszien des Halses und der Arme vereinen sich mit denen des Brustkorbes. Sie laufen über ihn hinweg bis in die Bauchmuskelfaszien und durchqueren ihn, um sich mit Organfaszien zu verbinden. Unser Brustkorb hilft den Armen und der Hals-Kiefer-Region, optimal zu funktionieren, und bildet eine stabile Einheit mit Bauch und Becken.

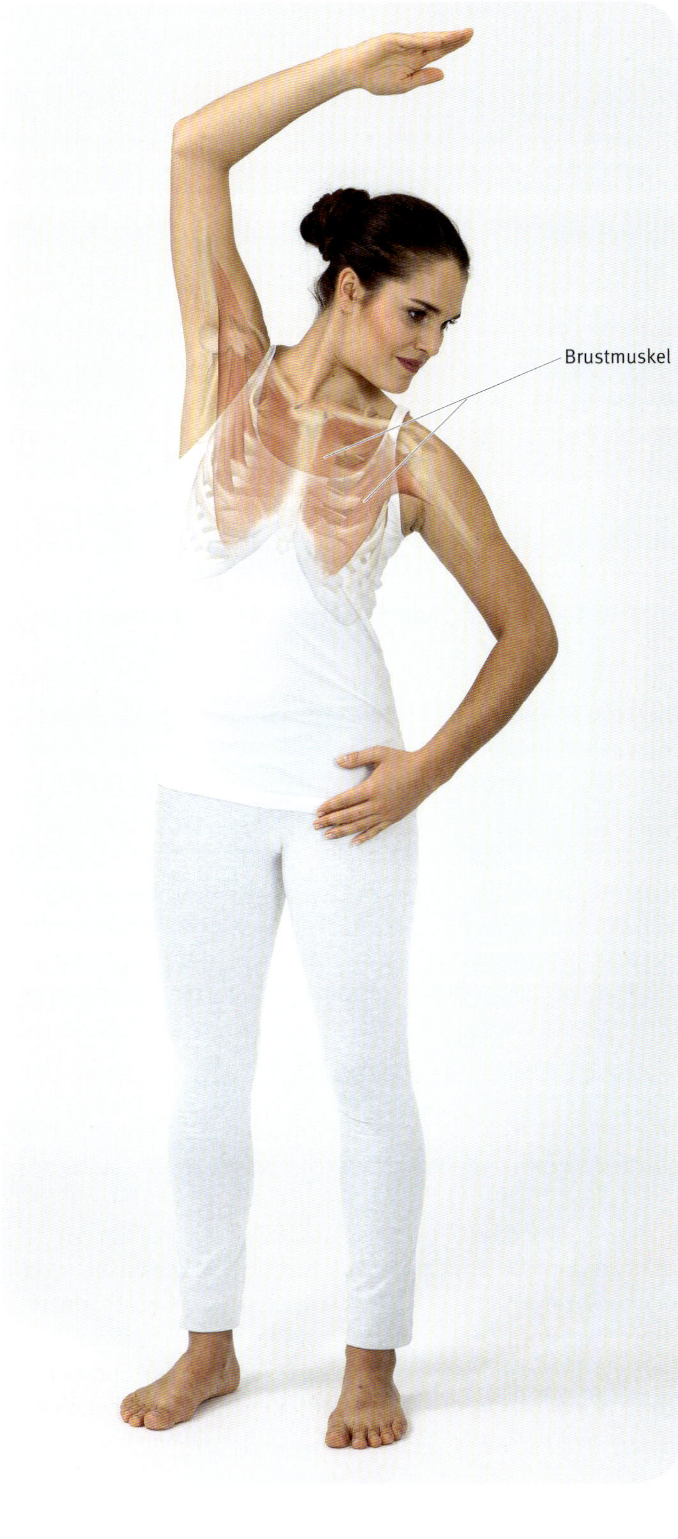
Brustmuskel

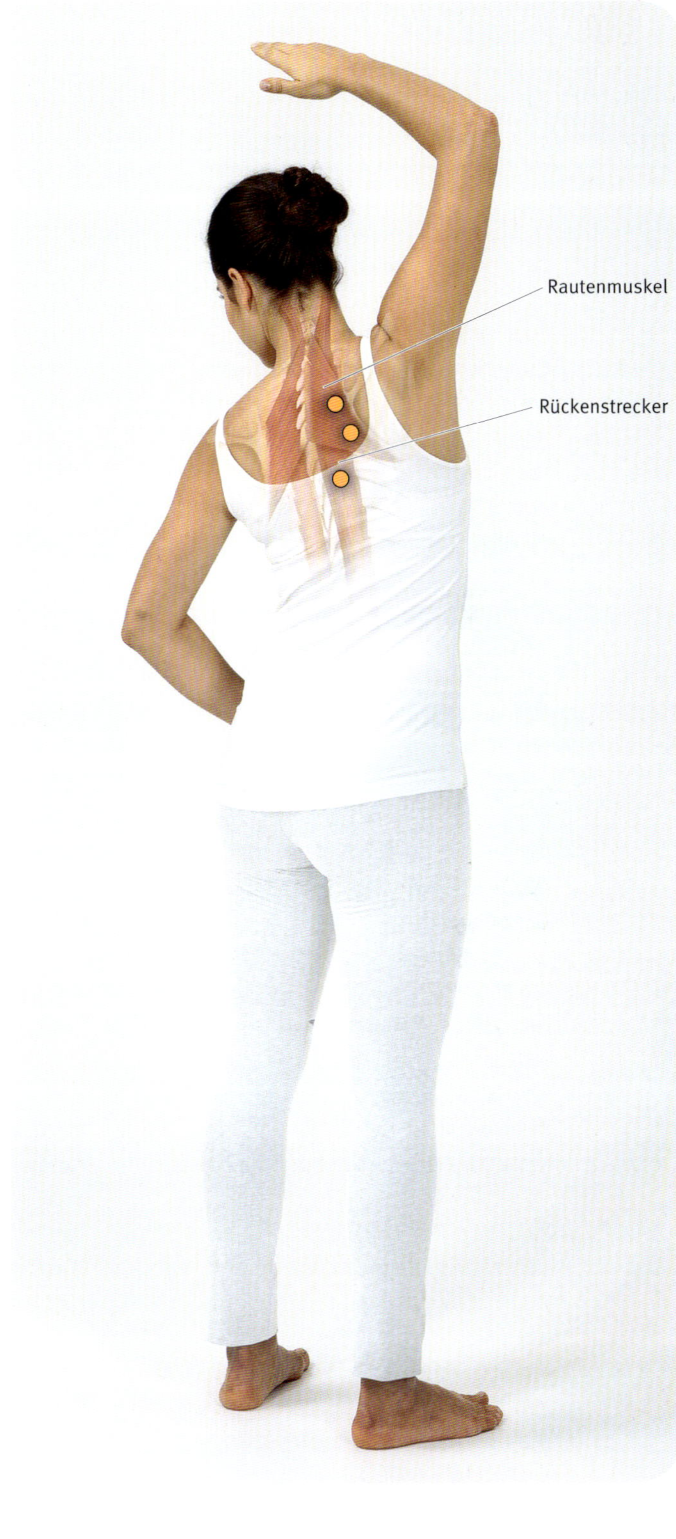
Rautenmuskel
Rückenstrecker

Netzwerkpartner des Brustkorbs

Es zeigt sich, wie wichtig ein gutes Wechselspiel zwischen unseren Netzwerkpartnern ist, um auch andere Regionen zu schützen. Unterhalb des Brustkorbes liegt kuppelförmig das Zwerchfell. Es ist unser wichtigster Atemmuskel und kann nur bei einem aufgerichteten und gut beweglichen Brustkorb optimal funktionieren. Nehmen Sie sich einen Moment Zeit, Ihre Atmung wahrzunehmen. Spüren Sie das sanfte Heben und Senken der Rippen? Können Sie fühlen, dass auch Bewegungen im Bauch stattfinden? Lenken Sie Ihre Aufmerksamkeit nun auf den unteren Rücken und Sie werden auch hier feine Bewegungen der Atmung spüren. Ebenso im Nacken. Sitzen Sie vielleicht mit angelehntem Rücken? Lösen Sie bitte einmal Ihren Rücken von der Lehne. Der Atemimpuls sollte nun auch zwischen den Schulterblättern spürbar sein. Der Rhythmus unserer Atmung bewegt vieles in unserem Körper. Und wo immer diese Bewegungen stattfinden, werden Faszien mitbewegt und angeregt, hin- und herzugleiten. Venen und Lymphgefäße werden in ihren Funktionen unterstützt und die Verdauungsorgane werden angeregt. Spannungen oder Verklebungen in den Faszien nehmen ihnen die Gleitfähigkeit und stören das System in seiner freien Bewegung.

Verbindungen zu anderen Regionen

Zahlreiche myofasziale Züge verbinden den Brustkorb mit folgenden Regionen:

- Halsmuskeln und -faszien setzen direkt an den oberen Rippen an. Sind diese unbeweglich, hemmen sie verschiedene Bewegungen des Halses und Kopfes. Ein Blick über die Schulter wird erschwert. Verbessern Sie die Beweglichkeit der Rippen und Brustwirbel mit der Eigenmobilisation über die Handtuchrolle (Übung: »Beweglich in der Körpermitte«, Seite 48).
- Schulterblattmuskeln (vorderer Sägemuskel) laufen an die seitlichen Rippen und finden ihre Fortsetzung in den schrägen Bauchmuskeln. Sind diese Muskeln oder ihre Faszien verspannt, werden weite Armbewegungen nach hinten oben (Beispiel: Tennisaufschlag) gestört. Übungen hierzu finden Sie auch im Kapitel über Schultern und Arme (Seite 81).
- Über die Muskeln und Faszien der Bauchmuskulatur entstehen gerade und diagonale Verbindungen zur Becken-Hüft-Region. Neben freien Bewegungen des Rumpfes (Drehen, Beugen, Strecken) können auch Bewegungen der Hüften (Schussbewegungen) gestört werden. Hier bieten sich Übungen aus den Kapiteln zur Lendenwirbelsäule (Seite 103) und zum Becken (Seite 127) an.
- Die Rückenstrecker verlaufen entlang der Wirbelsäule. Triggerpunkte und fasziale Spannungen können auf diesem Weg »Kreuzschmerzen« im Lendenbereich oder Nackenschmerzen provozieren. Üben Sie mit der Blackroll und dem Tennisball im Rücken.

Triggerpunkte des Brustkorbs

Vielleicht hatten Sie schon einmal Schmerzen im Armbereich, die sich wie ein Tennisellenbogen anfühlten. Solche hartnäckigen Schmerzen können aus einer überlasteten Unterarmmuskulatur stammen, die den äußeren Ellenbogen reizt.

Manchmal liegt die Ursache dieses Schmerzes jedoch in den Muskeln des Brustkorbes. Ihre Triggerpunkte erzeugen Schmerzen am Schulterblatt, andere Muskeln dieser Region können Schmerzen im Armbereich erzeugen. Um sie zu beseitigen, wählen sie bitte die Übung »Ball im Rücken« (Seite 52)!

Einige Triggerpunkte in den Rückenstreckern können lokale Schmerzen auslösen. Im Übergang zwischen Brust- und Lendenwirbelsäule liegen Punkte, die Schmerzen über den Verbindungsgelenken des Beckens (Iliosakralgelenke – ISG) erzeugen können.

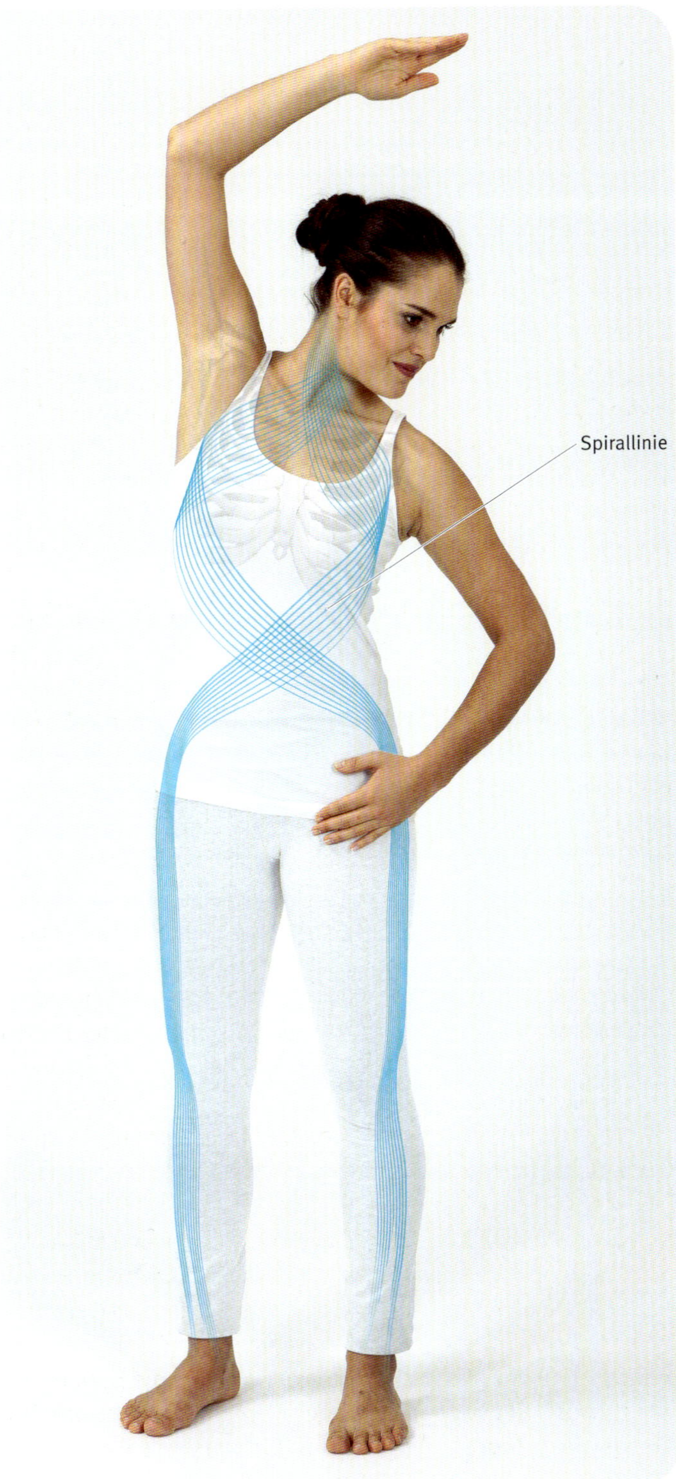
Spirallinie

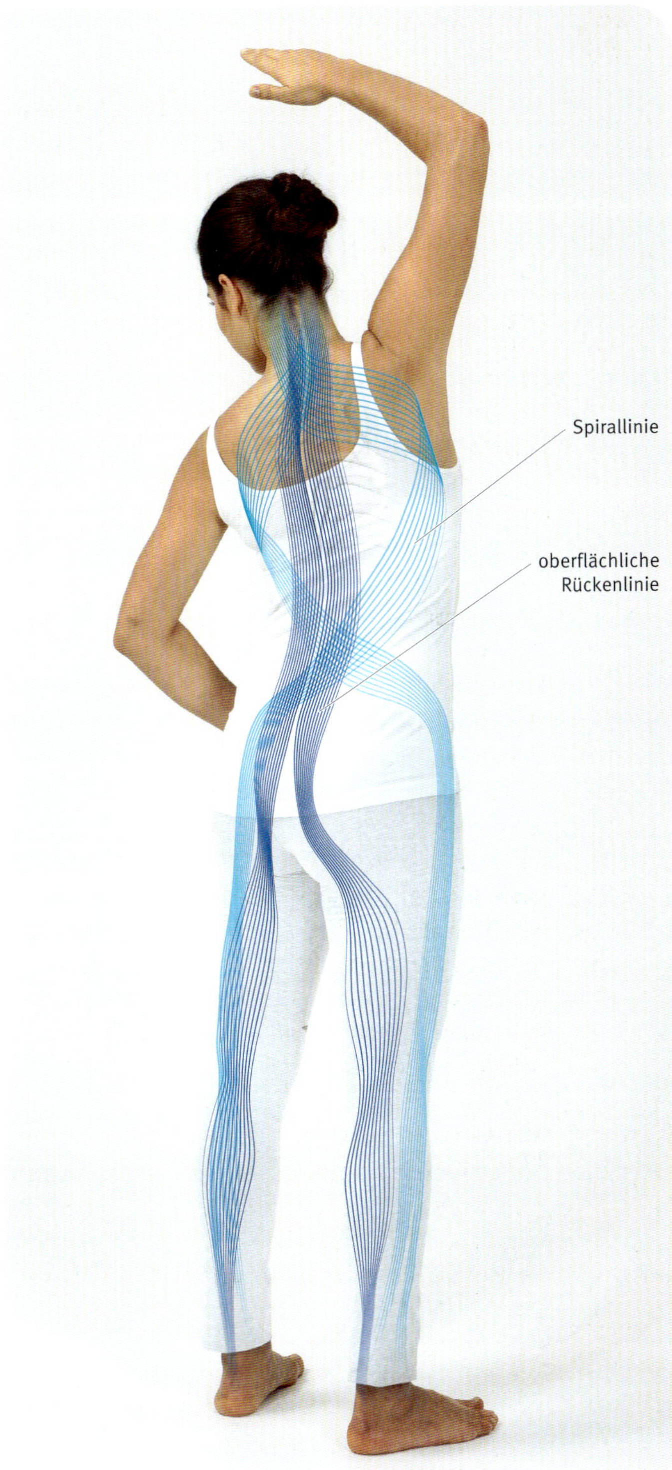
Spirallinie
oberflächliche Rückenlinie

Der Brustkorb – Zentrum der Vitalität

Einige wichtige »Taktgeber« unseres Lebens befinden sich im Brustkorb. Das Herz, die Lunge mit dem Zwerchfell und ein großer und wichtiger Teil unseres vegetativen Nervensystems (VNS). Mit gezielten Atemübungen lassen sie sich pflegen. Der ganze Körper profitiert.

Atmung und Herzschlag sind zwei deutlich spürbare Rhythmen unseres Lebens. Beide sind Ausdruck unserer Vitalität. Sie sind lebenswichtig und passen sich den Herausforderungen des Lebens immer wieder aufs Neue an. Sie können uns Freude, Erstaunen, aber auch Anstrengung und Aufregung spüren lassen. Gemeinsam mit unserem vegetativen Nervensystem (VNS) reagieren sie feinfühlig auf Stress und Entspannung.

Unser vegetatives Nervensystem steuert wichtige Funktionen unseres Körpers. Dabei reagiert es selbstständig und sehr schnell auf Reize wie Freude, Ärger, Angst und Entspannung. Es ermöglicht uns, schnell auf Gefahren zu reagieren, indem es uns kampf- oder fluchtbereit macht. Auch Stress bei der Arbeit kann sich auf diesen Teil unseres Nervensystems auswirken. Dem Körper ist egal, ob wir Angst vor einer Prüfung, einem Vorgesetzten oder einem Säbelzahntiger haben. Er bereitet sich darauf vor, wegzulaufen oder zu kämpfen. Um einer so wichtigen Aufgabe gerecht zu werden (schließlich geht es gefühltermaßen um Leben oder Tod!) werden alle Teile des Körpers in Alarmbereitschaft versetzt.

Erst wenn die Spannung sich löst, entspannt sich Ihr Körper wieder. Solange auf Anspannung auch Entspannung folgt, ist alles im Lot. Wir können stressreiche Phasen überstehen, wenn nach ihrem Abschluss eine vollständige Regeneration erfolgt.

Faszien und Triggerpunkte reagieren auf Anspannung

Berechtigterweise fragen Sie sich jetzt vielleicht schon, was das mit Ihren Faszien und Triggerpunkten zu tun hat! Ganz einfach: Faszien und Triggerpunkte reagieren über das VNS deutlich auf Stress. Triggerpunkte verspannen sich viel stärker als die gesunden Muskelanteile und auch Faszien verändern ihre Spannung unter diesem Einfluss.

Warum ist es uns wichtig, dieses System im Kapitel über den Brustkorb zu erklären? Unmittelbar vor unserer Brustwirbelsäule liegt ein wichtiger Strang des vegetativen Nervensystems (VNS): der Sympathikus. Dieser Teil des VNS wird auch als »Tagnerv« bezeichnet. Er ist der aktive Teil, wenn wir aufgeregt sind. Durch ihn wird unser Körper kampf- und fluchtbereit gemacht. Er lässt sich in Segmente gliedern, die sich bestimmten Wirbelsäulenabschnitten und Organen zuordnen lassen. Ist er durch andauernden Stress oder ein traumatisches Ereignis wie einen Unfall übermäßig

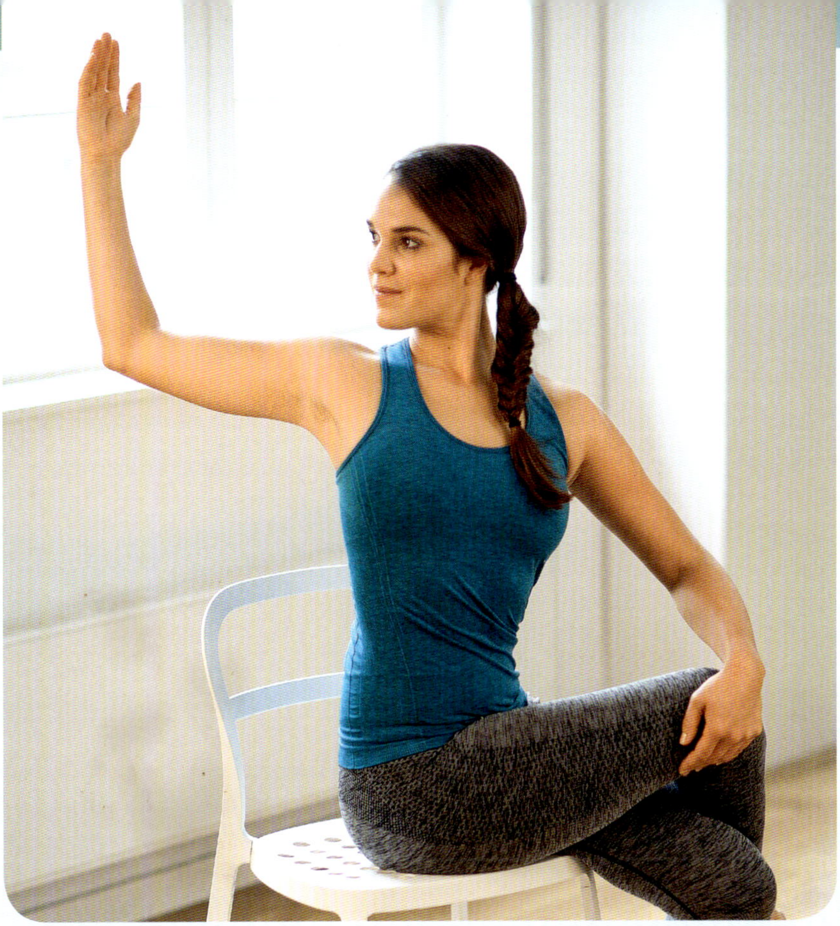

aktiviert, leiden viele Prozesse, die nur in Entspannung funktionieren:

- Der Schlaf, die Verdauung und die Zellregeneration sind gestört.
- Muskulatur und fasziale Züge verspannen sich.
- Schmerzen, beschränkte Atmung und eine schlechte Körperhaltung sind die Folge.

Da die Körperhaltung unser Gefühlsleben bis hin zur Ausschüttung bestimmter Hormone beeinflusst, kann ein Teufelskreis entstehen, der uns immer weiter in die »Stressfalle« lockt.

Die Messung der Herzratenvaribilität

Ob in Ihrem Körper noch eine Balance zwischen Anspannung und Entspannung besteht, lässt sich über die »Herzratenvariabilität« feststellen. Ihr Herz passt sich nicht nur den Herausforderungen des Alltags (Treppensteigen, Laufen, Radfahren) an. Es reagiert auch auf die Ein- und Ausatmung mit kleineren oder größeren Pulsschwankungen. Mit einem speziellen Gerät (HRV-Scanner) lässt sich messen, ob sich das Herz der Atmung anpasst oder nicht. Solche Messungen können von geschulten Ärzten, Therapeuten und Athletiktrainern durchgeführt werden. Während einer solchen Messung werden die Herzströme gemessen, während der Proband tief und gleichmäßig atmet.

Bei einem vitalen und ausgeglichenen Menschen beeinflusst der Atemrhythmus den Herzschlag. Dabei schlägt das Herz nicht eintönig im ständig gleichen Rhythmus. Winzige Abweichungen zwischen den Herzschlägen sind normal und ein Zeichen körperlicher und mentaler Balance. Geraten wir unter Stress, geht dieses Wechselspiel verloren und unser Herzschlag wird monoton wie der Arbeitstakt einer Maschine. Anpassungs- und Widerstandsfähigkeit gehen verloren.

Durch Entspannungsübungen in Verbindung mit tiefer Atmung lässt sich die Balance wiederherstellen.

Probieren Sie Folgendes:

- Atmen Sie durch das linke Nasenloch ein, durch das rechte aus.
- Anschließend atmen Sie durch das rechte Nasenloch ein und durch das linke aus.

Versuchen Sie, das etwa 5 Minuten durchzuhalten. Sie werden sehen, wie gut es Ihnen danach geht. Wenn Sie das regelmäßig machen, werden Sie das ganz unbewusst irgendwann auch mal 10 Minuten durchhalten. Sie können sich auch täglich ein schönes Musikstück anhören und dabei sehr tief ein- und ausatmen. Jeder tiefe Atemzug hilft auf dem Weg zur vegetativen Balance.

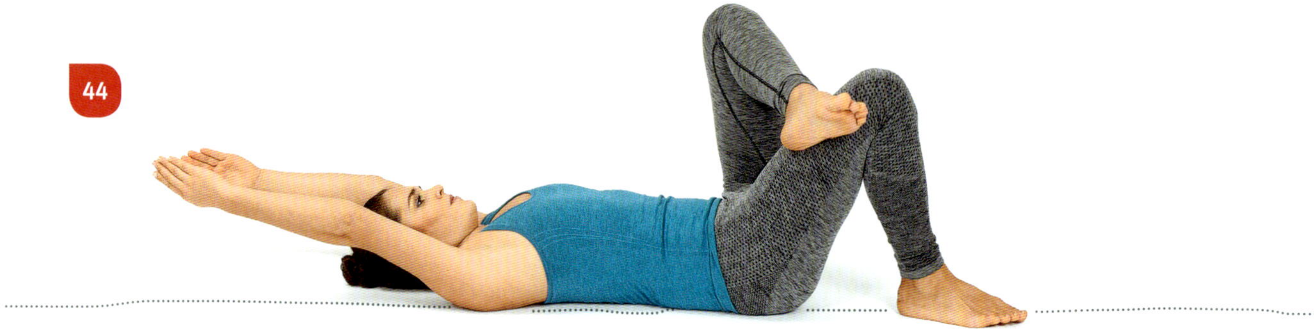

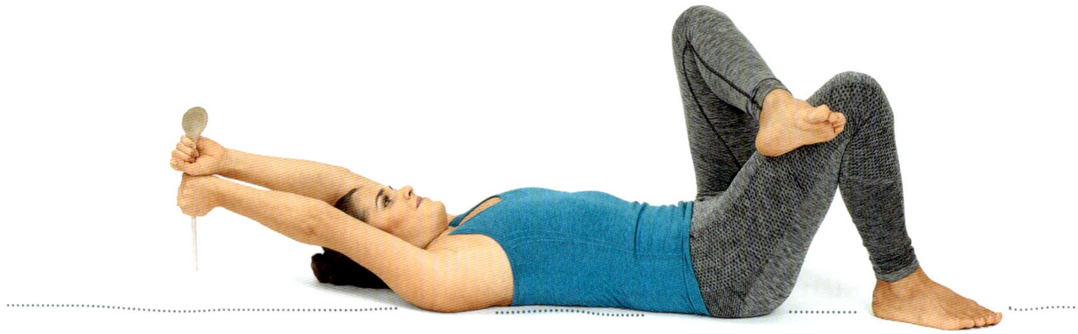

Wahrnehmen

Finger-Boden-Abstand in Rückenlage

ZIEL Mit diesem Test überprüfen Sie die Interaktion zwischen den einzelnen Netzwerkpartnern der Brustkorb- und Schultergürtel-Arm-Region. Die Einzeltestungen sind wie Einzelproben bei Musikern zu verstehen. Die Integration des einzelnen Netzwerkpartners in das Gesamtwerk ist die Orchesterprobe.

VORBEREITUNG Die Ausgangsstellung ist die Rückenlage auf dem Boden. Die aufgestellten Beine fixieren das Becken und die Lendenwirbelsäule (LWS) gegen Ausweichbewegungen. Wenn Sie ein Bein über das andere schlagen, können Sie sich zusätzlich stabilisieren.

Während des gesamten Tests sollten Sie darauf achten, dass die LWS einen guten Kontakt zum Boden behält und dort keine Ausweichbewegungen stattfinden.

Ausführung

1. Versuchen Sie nun, die gestreckten Arme oberhalb des Kopfes abzulegen. Wenn es Ihnen ohne Anstrengung und Schmerzen gelingt, ist davon auszugehen, dass in Ihrem Oberkörper eine normale Beweglichkeit vorhanden ist.

2. Wenn es Ihnen nicht gelingt, schauen Sie sich bitte den Abstand zwischen den Fingern und dem Boden an und spüren Sie nach, wo Sie die Einschränkungen oder Spannungen wahrnehmen. Um den Abstand zwischen Händen und Boden zu messen, nutzen Sie bitte einen Kochlöffel oder ein Lineal. Führen Sie den Gegenstand zum Boden und gleiten Sie mit Ihren Fingern an ihm in Richtung Boden. Notieren Sie in Zentimetern, wie weit Sie kamen.

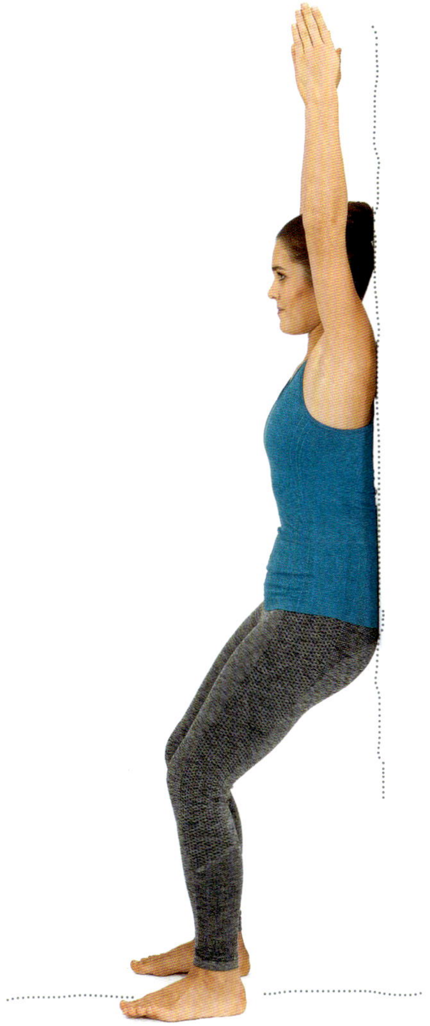

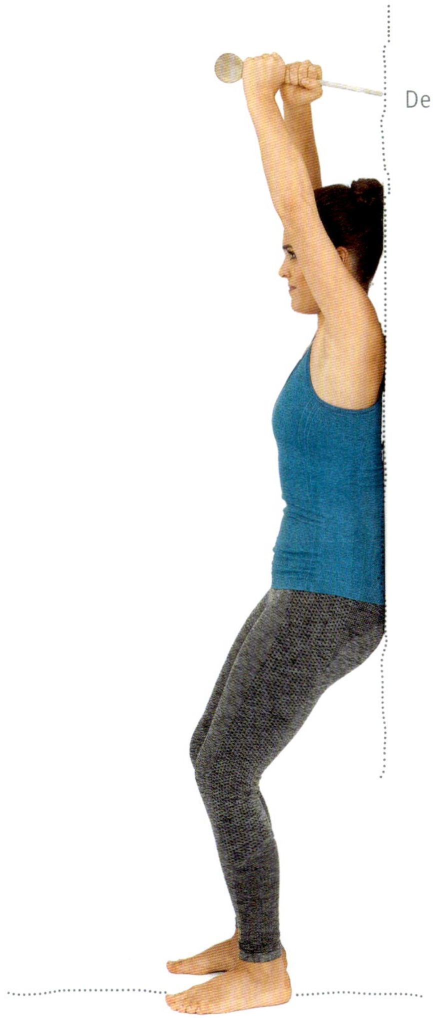

3. Merken Sie sich den Kontrollbefund des Finger-Boden-Abstandes, die Spannung in der Brustwirbelsäule, die Spannung oder die Schmerzen in der Schulterregion oder in den Rippenbögen.

4. Bitte achten Sie darauf, dass die Arme gestreckt bleiben, um für einen Wiederbefund nach der Selbstbehandlung die gleiche Ausgangssituation zu schaffen.

Alternative
Finger-Wand-Abstand im Stand:
Wenn Sie sich für diesen Test nicht auf den Boden begeben möchten, können Sie die Beweglichkeit auch ganz leicht im Stand an der Wand überprüfen.

1. Stellen Sie Sich dafür eine Fußlänge von der Wand entfernt mit leicht gebeugten Knien. Die Füße stehen hüftbreit auseinander. Die LWS liegt an der Wand an und bleibt den gesamten Test über dort mit leichtem Druck gegen die Wand fixiert.

2. Nun heben Sie die gestreckten Arme an und überprüfen, ob oder wie weit Sie diese an die Wand legen können.

3. Führen Sie diesen Test bitte ohne zu große Anstrengung durch und gehen Sie bitte nicht über das körpereigene Warnsignal der Spannung oder sogar des Schmerzes hinaus.

4. Merken Sie sich bitte die Kontrollbefunde, z. B. den Finger-Wand-Abstand, Spannung in der Brustwirbelsäule, Spannung oder Schmerzen in der Schulterregion oder den Rippenbögen.

Kreatives Wahrnehmen

Nutzen Sie nun die Übungen, die Sie bei den Tests kennengelernt haben, um Ihren Körper deutlicher zu spüren. Feine Veränderungen lassen Sie wahrnehmen, wie Muskeln und Faszien körperweit zusammenspielen.

Da unser Fasziennetzwerk ein System ohne Anfang und ohne Ende ist, nehmen alle unsere einzelnen Netzwerkpartner eine besondere Stellung ein, stehen aber auch in ständiger Wechselwirkung miteinander.

Lassen Sie mich dies am Beispiel des Brustkorbes, unseres Dreh- und Angelpunktes, erklären. Ausgangssituation dafür ist der Beweglichkeitstest »Finger-Boden-Abstand in Rückenlage« (Seite 44) oder die Alternative »Finger-Wand-Abstand im Stand« (Seite 45).

Beim kreativen Wahrnehmen geht darum, in diesem Test nacheinander kleine Veränderungen mit einzelnen Netzwerkpartnern, z. B. den Armen oder Beinen, vorzunehmen und nachzuspüren, inwieweit dies Einfluss auf unsere Gewebsspannung nimmt. Wenn Sie einen Spannungspunkt gefunden haben, wird dieser durch mehrmaliges sanftes Bewegen (4- bis 6-mal) in seiner Spannung gelöst.

Diese Vielzahl der Variationen kann anschließend in die Selbstbehandlung übertragen werden, um möglichst viele Anteile unseres Fasziennetzwerkes erreichen zu können.

Dieses Grundprinzip der kreativen Wahrnehmung wird in den folgenden Kapiteln immer wieder auftauchen.

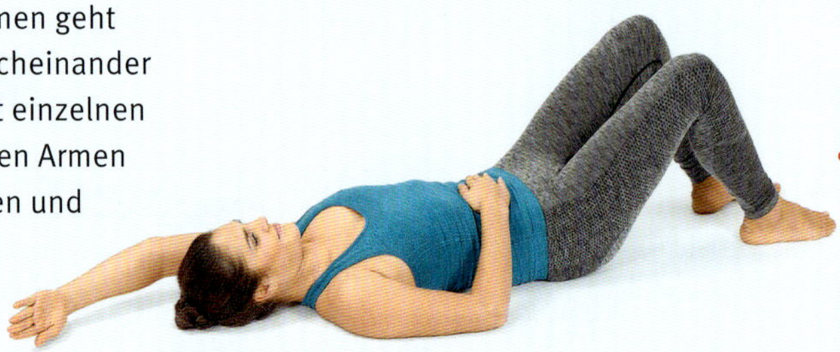

Netzwerktest: Einfluss des Armes überprüfen

Wiederholen Sie den Test des Fingerbodenabstandes nun mit nur einem Arm und führen Sie ihn so weit nach oben, dass eine leichte Spannung oder Dehnung, aber noch kein Schmerz auftritt.

- Bleiben Sie mit dem Arm in dieser Position und lenken Sie die Wahrnehmung in den Brustkorb. Dabei versuchen Sie nun zu spüren, ob es einen Unterschied macht, wenn Sie tief ein- oder ausatmen. Wie verhält sich die Spannung unter der Atembewegung, nimmt sie zu oder ab und unter welcher Atemrichtung geschieht dies jeweils?
- Sie können auch ausprobieren, ob ein sanftes Reinräkeln und Aufdehnen der Rumpfseite einen Spannungsunterschied macht. Häufig lässt sich diese Spannung

durch mehrmaliges Wiederholen der Maßnahme beeinflussen und reduzieren.

- Falls die Atmung oder das Räkeln im Oberkörper keinen Einfluss nimmt, überprüfen Sie bitte in gleicher Weise Ihre Schulter-Arm-Region.

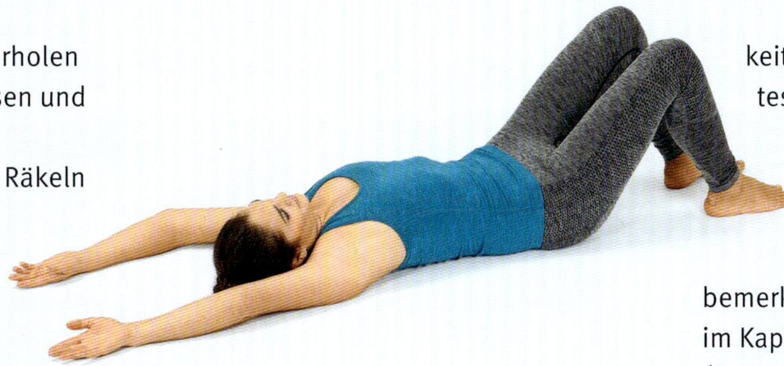

keit immer wieder in die zu testende Region, um Unterschiede in der Spannung wahrzunehmen.

Wenn Sie Unterschiede bemerken, empfehlen wir Übungen im Kapitel zur Halswirbelsäule (Seite 59).

Netzwerktest: Einfluss der Hand prüfen

Sie befinden sich wieder in der Rückenlage (Ausgangsstellung).

- Drehen Sie nun Ihre Hand langsam nach innen und außen und spüren Sie nach, ob Sie einen Unterschied bemerken. Möglicherweise ist es eher das An- und Abwinkeln des Handgelenkes, das Herausschieben des Armes oder das Anbeugen des Ellenbogens, welches einen Unterschied macht.
- Wenn Sie für sich eine Bewegung gefunden haben, die eine Veränderung erzeugt, wiederholen Sie diese in einem Bewegungsradius und einer Wiederholungsanzahl, die Ihnen angenehm ist und die Spannung reduziert.

Vielleicht ist an dieser Stelle auch das Kapitel der Schulter-Arm-Region (Seite 81) für Sie interessant, um dort einige Tipps für die Eigenbehandlung dieser Region mitzunehmen.

Netzwerktest: Einfluss der HWS prüfen

Vielleicht lässt sich die Spannung über Ihre Halswirbelsäule verändern?

- Stellen Sie langsam Ihren Kopf in unterschiedliche Positionen ein und versuchen Sie herauszufinden, welche die größte Veränderung für Sie darstellt.
- Wie fühlt es sich für Sie an, wenn Sie den Kopf sanft zur Seite neigen oder drehen? Bitte nehmen Sie sich beim Ausprobieren viel Zeit und lenken Sie die Aufmerksam-

Netzwerktest: Einfluss der Beine prüfen

Auch können Sie überprüfen, ob der »Netzwerkpartner Becken« Einfluss auf die Schulterregion und den Oberkörper nimmt.

- Neigen Sie dazu die angestellten Beine sanft zu einer Seite und schauen Sie, was mit der Spannung im Oberkörper passiert.
- Wenn sich die Spannung beeinflussen lässt, können Sie mit dieser Region etwas spielen und durch sanfte Bewegungen der Beine und des Beckens das Gleitverhalten zwischen der Schulter-Arm-Region und dem Becken optimieren. Idealerweise sollte sich die Spannung allmählich reduzieren und die Bewegung angenehmer werden.

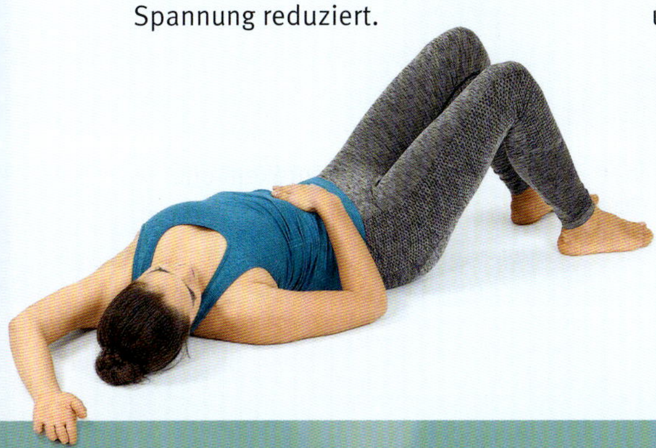

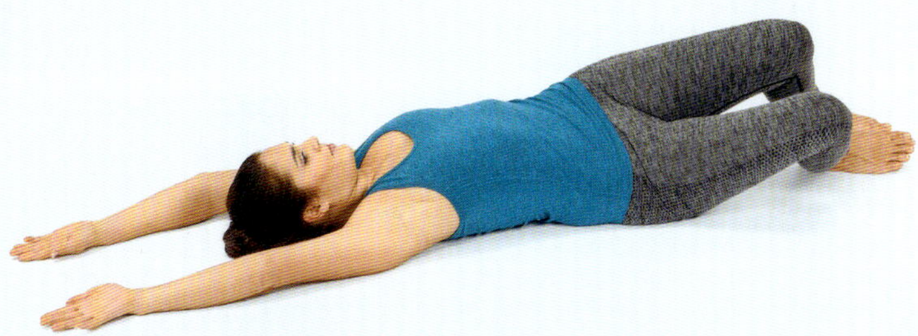

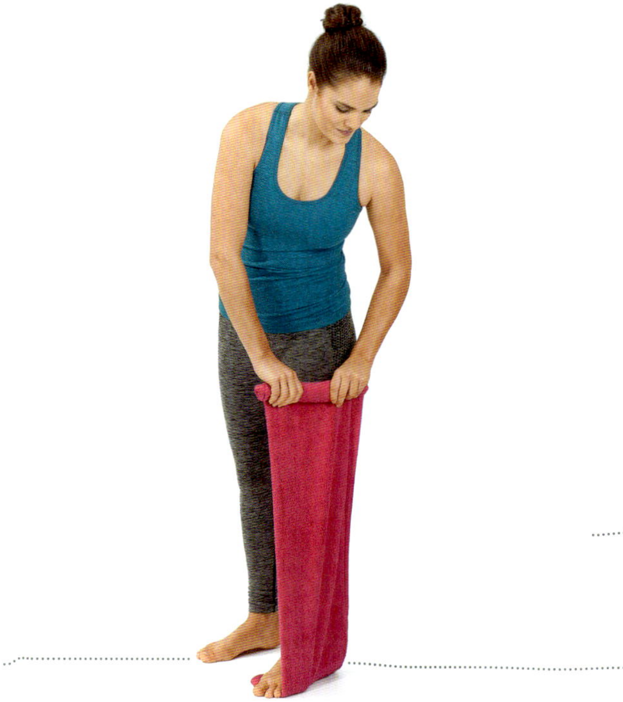

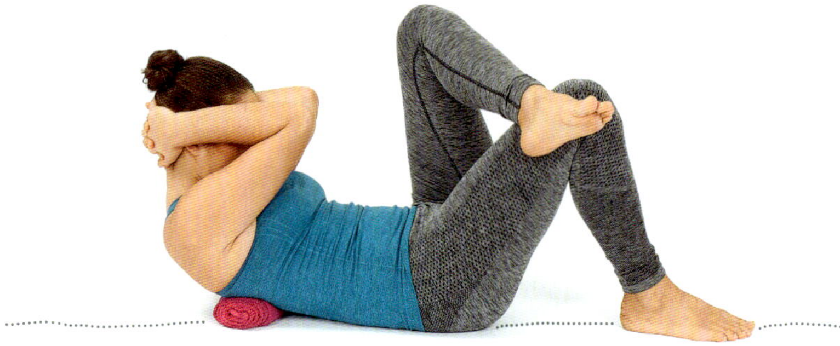

Verändern
Beweglich in der Körpermitte

ZIEL Bei Bewegungseinschränkungen der Brustwirbelsäule (BWS) oder Schultergelenke ist sehr häufig die Streckfähigkeit BWS vermindert. Diese ist aber eine wichtige Voraussetzung, um die Arme endgradig nach oben zu bewegen. Überprüfen Sie sich selbst.

HILFSMITTEL Für diese Übung brauchen Sie ein Handtuch.

VORBEREITUNG Das Handtuch wird zunächst der Länge nach doppelt gelegt und dann zu einer straffen Rolle aufgerollt. Je fester und dicker Sie es rollen, desto stärker ist der Reiz, den Sie setzen. Fangen Sie lieber etwas sanfter an und steigern Sie erst dann die Intensität, wenn sich die Beweglichkeit der Brustwirbelsäule verbessert hat oder sich der Druckschmerz auf den Muskeln reduziert hat. Bleiben Sie während der gesamten Übung in einem Bereich, der sich richtig und gut für Sie anfühlt, und gehen Sie nicht über den »Wohlfühlschmerz« hinaus!

Ausführung

1. Legen Sie sich mit aufgestellten Beinen auf den Rücken. Zur Beckenstabilisierung können Sie einen Fuß auf das andere Knie legen. Während der gesamten Übung sollte die Lendenwirbelsäule Kontakt zum Boden behalten. Dabei legen Sie sich mit dem Brustkorb auf die Handtuchrolle. Am Anfang wird sich Ihre BWS aufgrund der Spannung nicht vollständig auf den Boden ablegen. Damit Ihr Kopf nicht frei hängt, können Sie ihn und die HWS abstützen, indem Sie die Hände im Nacken verschränken und die Ellenbogen zusammenhalten. Nun ist dieser empfindliche Abschnitt gut gesichert.

2. Sollte der Schmerzreiz zu intensiv sein, verringern Sie bitte den Umfang der Handtuchrolle.

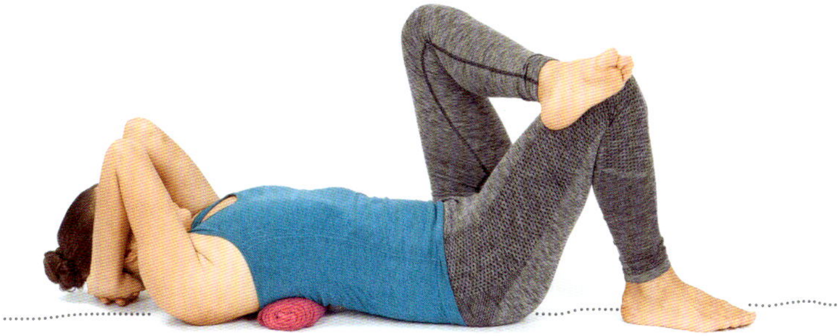

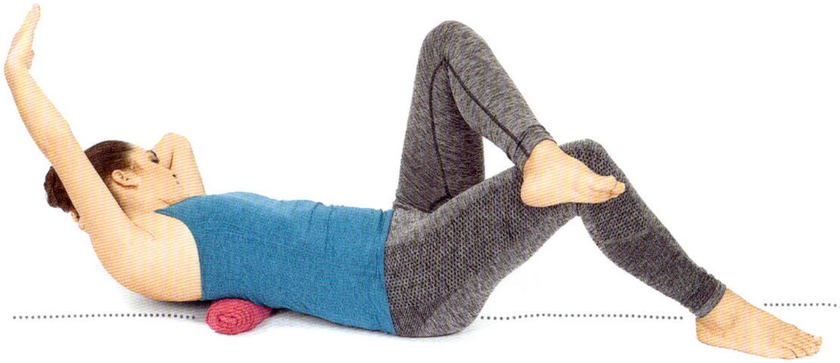

3. Wenn Sie sich in diesem Bereich entspannt haben, können Sie über das Anheben oder Ausstrecken eines oder beider Arme die Intensität erneut steigern. Nehmen Sie sich bitte Zeit beim Nachspüren und Entspannen.

4. Falls Sie die Arme nicht oberhalb des Kopfes auf den Boden ablegen können, führen Sie erst einmal sanfte Räkelbewegungen in der Luft durch.

Möglicherweise spüren Sie eine Dehnung seitlich am Rumpf. Wenn diese nachlässt, können Sie sie mit einer leichten Seitneigung des Oberkörpers verstärken. Versuchen Sie dabei möglichst mit ganz kleinen Räkelbewegungen zu arbeiten und so die Spannung wahrnehmbar zu lösen. Auch durch tiefe Einatembewegungen können Sie eine Dehnung erzeugen und die Zwischenräume der Rippen öffnen und mobilisieren.

Führen Sie die Bewegungen so lange durch, bis eine deutliche Entspannung der Strukturen wahrnehmbar ist. Um die gesamte Brustwirbelsäule zu behandeln, legen Sie die Rolle einfach ein Stückchen (etwa 2–5 cm) höher in Richtung Kopf und wiederholen Sie diese Schritte.

Richtig üben

Üben Sie anfangs nur alle 2–3 Tage, damit sich das Gewebe daran gewöhnen kann. Anfangs kann es zu einem Muskelkater kommen, der nach 1–2 Tagen nachlässt. Bei geübtem Gewebe kann diese Übung auch gerne täglich durchgeführt werden.

Die Wiederholungsanzahl der einzelnen Abschnitte richtet sich nach Ihrem persönlichen Empfinden. Wenn die Spannung bereits nach 5–6 Räkelbewegungen oder Atemzügen nachgelassen hat und nicht mehr spürbar ist, können Sie die Bewegungsradien vergrößern oder einen Abschnitt in der BWS höher oder tiefer gehen. Wenn Sie mehr Zeit brauchen, dann nehmen Sie sich diese. Die Beschwerden sollten sich bereits unter der Eigenbehandlung reduzieren. Wenn dies nicht der Fall ist, überdenken Sie die Übungsintensität, wickeln Sie ggf. die Rolle kleiner oder reduzieren Sie das Bewegungsausmaß der Arme.

Verändern

Entspannung auf dem Handtuch

ZIEL Sicher kennen Sie auch die Verspannungen, die Ihnen den Nacken hochziehen? Sie fangen schon in der Region der Brustwirbelsäule (BWS) an! Häufig sind sie zwischen BWS und Schulterblatt oder unterhalb des Schulterblattes spürbar. Manchmal sind sie aber auch gar nicht dort präsent, sondern nur als Spannung zu spüren, wenn Sie den Kopf zum Brustbein beugen. Mit dieser Übung lösen Sie die Verspannungen.

HILFSMITTEL Auch für diese Übung brauchen Sie ein Handtuch. Dieses wird zunächst der Länge nach doppelt gelegt und dann zu einer straffen Rolle aufgerollt. Je fester und dicker Sie es rollen, desto stärker ist der Reiz, den Sie setzen. Fangen Sie lieber etwas sanfter an und steigern Sie erst dann die Intensität, wenn Sie merken, dass der Reiz zu gering ist.

VORBEREITUNG Wieder liegen Sie mit aufgestellten Beinen auf dem Rücken. Legen Sie einen Fuß auf das andere Knie, wenn Sie Ihr Becken stabilisieren möchten.

Ausführung

1. Platzieren Sie nun die Handtuchrolle auf Höhe des Brustkorbes und legen Sie die Arme zunächst verschränkt vor dem Brustkorb ab.

2. Nun verlagern Sie Ihren Körperschwerpunkt auf eine Seite, z. B. die linke Seite. Der Druck lastet nun vermehrt auf dem Rückenstrecker, dem Musculus erector spinae. Auch hier würden wir Ihnen empfehlen, den Kopf und den Hals mit den Händen und Unterarmen zu stützen und somit unangenehmen Verspannungen der Nackenmuskeln vorzubeugen.

3. Warten Sie bitte, etwa 2–5 Minuten, bis die Muskelspannung nachgelassen hat, und nutzen Sie die Zeit, Ihren Fokus auf die Atmung zu lenken. Dafür können Sie die rechte Hand auf den Bauch oder den Rippenbogen legen und die Atmung dorthin lenken. Die Hand sollte sich ruhig und gleichmäßig im Atemrhythmus auf und ab bewegen.

Wenn die Muskelspannung nachgelassen hat, werden Sie merken, dass sich auch der Druckschmerz reduziert hat. Nun können Sie den Reiz an dieser Stelle erneut intensivieren, indem Sie sich etwas in das Handtuch hineinräkeln, das Gewicht verlagern oder das Handtuch im Verlauf der Brustwirbelsäule etwas höher oder tiefer platzieren.

Bei der Behandlung dieser Region entspannen Sie nicht nur Muskeln, die Ihre Körperhaltung beeinflussen. Sollten Sie Ihre Stimme beruflich viel nutzen, profitieren Sie von entspannten Hilfsatemmuskeln und einem beweglichen Brustkorb.

Richtig üben

Die Intensität der Übung können Sie regulieren, indem Sie die Handtuchrolle weniger dick und hart wickeln. Fangen Sie bitte mit sanften Reizen an. Diese können Sie steigern, wenn Sie sich während der Übung wohlfühlen und spüren, dass der Druckschmerz unter der Rolle deutlich nachgelassen hat. Um den Entspannungseffekt langfristig zu erhalten, würde ich Ihnen empfehlen, diese Übung zweimal in der Woche durchzuführen.

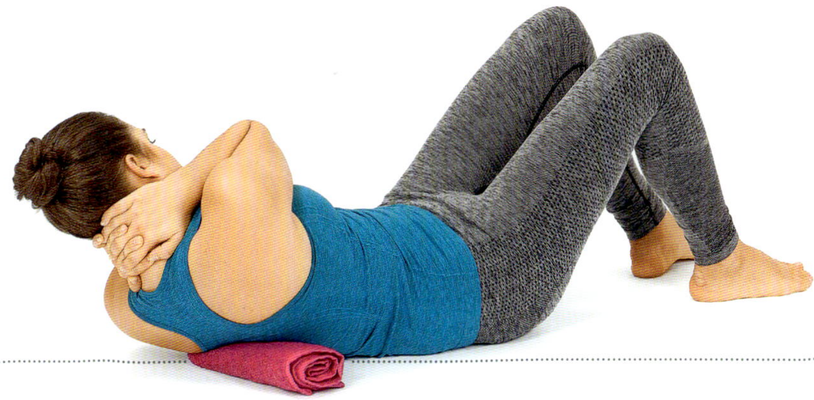

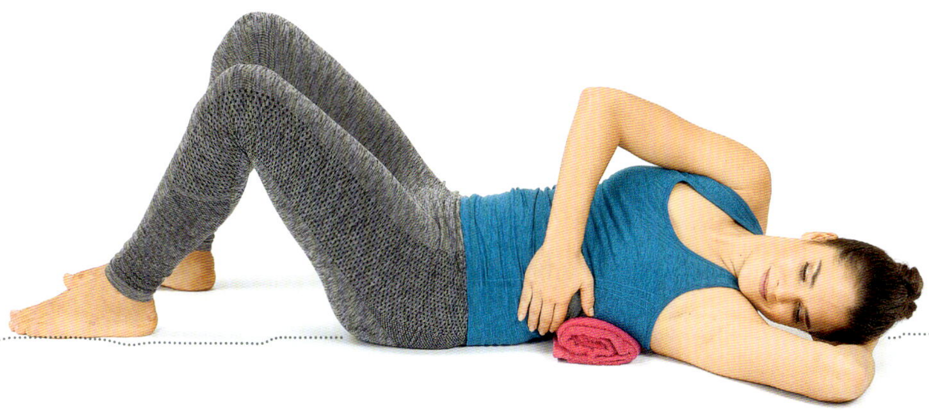

Verändern
Ball im Rücken

ZIEL Diese Selbstbehandlung ermöglicht es Ihnen, schnell und effektiv die Triggerpunkte in Ihrer Muskulatur zu behandeln und somit eine langfristige entspannte und gut aktivierbare Nackenregion zu erhalten. Neigen Sie zu Spannungskopfschmerzen? Dann profitieren Sie besonders von dieser Übung.

HILFSMITTEL Sie brauchen dafür nur einen harten Ball, eine Wand und, um die Übung zu vereinfachen, einen Einkaufsbeutel.

VORBEREITUNGEN Vielleicht hatten Sie schon einmal das Bedürfnis, eine verspannte Stelle Ihres Rückens mit den Fingern oder einem Gegenstand selber zu drücken? Rückseitige Triggerpunkte lassen sich sehr gut mit einem Tennisball behandeln. Damit Sie eine gute Kontrolle über ihn haben, legen Sie ihn am besten in einen Baumwollbeutel. Diesen Beutel können Sie sich dann über die Schulter werfen und den Ball exakt positionieren. Die Eigenbehandlung dieser Triggerpunkte erfolgt am besten an der Wand oder im Türrahmen.

Ausführung

1. Platzieren Sie den Ball zwischen der verspannten Stelle und der Wand. Nehmen Sie sich genügend Zeit, den Punkt richtig zu finden. An dieser Stelle spüren viele Menschen ein »Wohlweh«. Der Druck fühlt sich stark, aber genau richtig an. »Das ist genau der Punkt«, sagen die Patienten, wenn die Stelle in der Behandlung getroffen wird.

2. Variieren Sie zunächst den Druck. Wann haben Sie das Gefühl, er wirkt befreiend? Je mehr Gewicht Sie an die Wand abgeben, desto stärker wird er. Wenn Sie einen guten Kontakt aufgebaut haben, können Sie bewusst wahrnehmen:

- Was passiert, wenn Sie den Körper etwas nach rechts oder links verlagern?
- Wie ist es, wenn Sie andere Körperabschnitte, Netzwerkpartner, in ihrer Position verändern, z. B. über Kopfbewegungen, Arme nacheinander sanft heben oder senken?
- Wie reagiert die Zone auf die Ein- und Ausatmung?
- Hat die Stellung Ihrer Augen einen Einfluss auf die Region?

3. Während Sie bewusst spüren, wie Sie den Bereich selbstständig verändern können, atmen Sie tief und gleichmäßig. Schauen Sie nicht auf die Uhr, sondern widmen Sie sich voll und ganz der Wahrnehmung dieses Punktes. Meist setzt nach weniger als einer Minute ein angenehmes Gefühl an der Stelle ein. Es ist, als »atme« der Muskel durch. In diesem Moment lässt die Spannung nach. Patientinnen und Therapeutinnen schildern oft ein Schmelzgefühl. Ein tolles Wort, vor allem, wenn man bedenkt, dass der Begriff »Myogelose« (verspannte Stelle) »Muskelfrost« bedeutet.

Richtig üben

Die Übung sollte anfangs nur alle 2–3 Tage durchgeführt werden, wenn das Gewebe sich daran gewöhnt hat, auch gerne täglich. Planen Sie für die gesamte Übung 5–10 Minuten Zeit ein. Sie werden feststellen, dass eine regelmäßige Durchführung die Übungszeit allmählich reduziert.

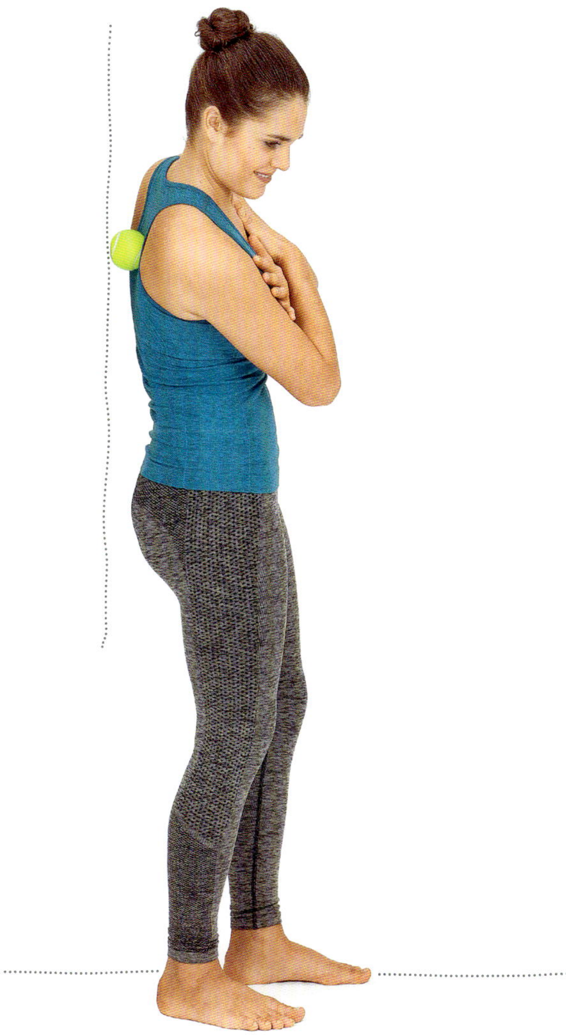

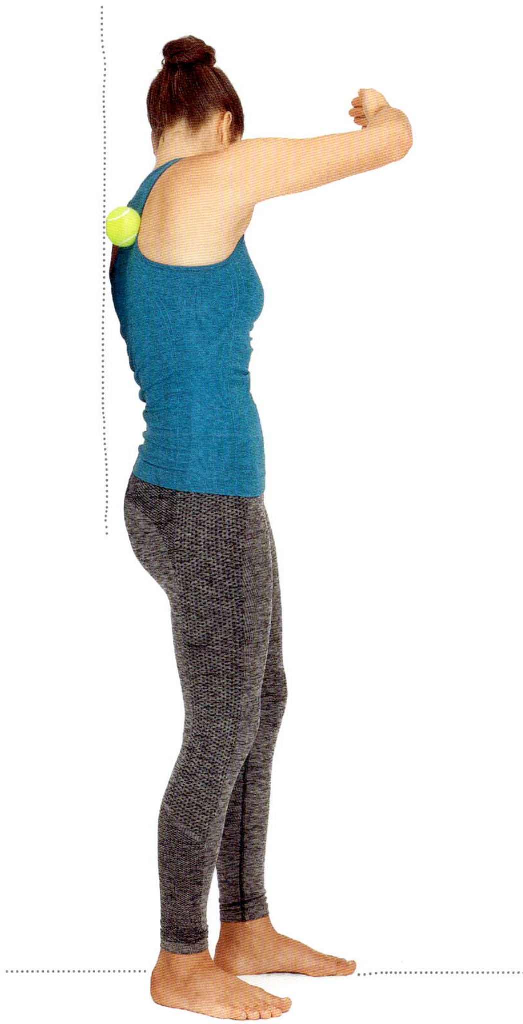

Integrieren
Küchenkobra

ZIEL Diese Übung dient der sanften Mobilisation der gesamten Brustwirbelsäule in die Streckrichtung und dehnt gleichzeitig die frontal liegende Muskulatur und Faszienspannung auf.

HILFSMITTEL Der ideale Übungsort hierfür ist die Küche. Dank der stabilen Arbeitsplatte haben Sie hier die optimale Übungshöhe und Ausgangsstellung. Üben Sie barfuß oder mit rutschfesten Schuhen, in denen Sie einen sicheren Halt haben.

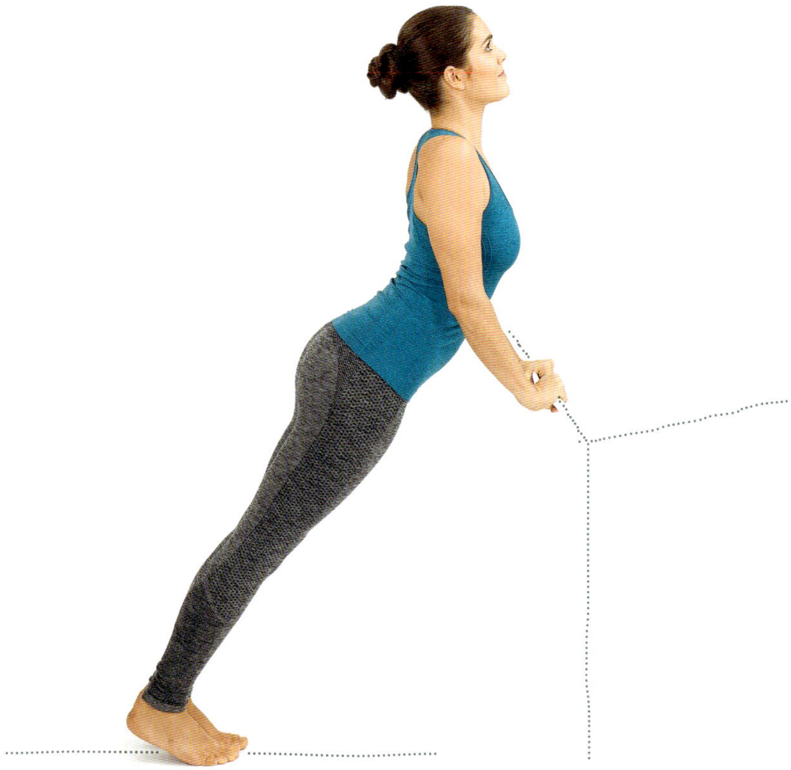

Ausführung

1. Stützen Sie sich mit den Händen etwa schulterbreit an der Arbeitsplatte ab und gehen Sie einen großen Schritt nach hinten.

2. Nun schieben Sie Ihr Becken in Richtung Arbeitsplatte und strecken die Brustwirbelsäule nach vorne oben raus. Vielleicht spüren Sie nun ein leichtes Ziehen in der BWS, das jedoch völlig normal ist und aufzeigt, wie wenig Bewegung in dieser Region bisher stattgefunden hat.

3. Sie können den Effekt sanft verstärken, indem Sie den Kopf leicht in den Nacken legen und die Schultern nach hinten ziehen, um den Brustkorb vorne noch weiter aufzudehnen.

Richtig üben

Halten Sie diese Position über 5–8 Atemzüge und lösen Sie dann sanft auf. Sie können diese Übung gerne 2- bis 3-mal hintereinander wiederholen. Als kleine aktive Pause bei Schreibtischarbeiten oder längerer einseitiger Tätigkeiten ein toller Ausgleich.

Integrieren
Küchenkätzchen

ZIEL Diese Übung ist das Pendant zur Küchenkobra. Sie mobilisieren Ihre Brustwirbelsäule in die Beugung und dehnen gleichzeitig Ihre gesamte hintere Muskulatur auf, insbesondere die zwischen der BWS und den Schulterblättern.

HILFSMITTEL Auch hier nutzen wir wieder die Arbeitsplatte in der Küche.

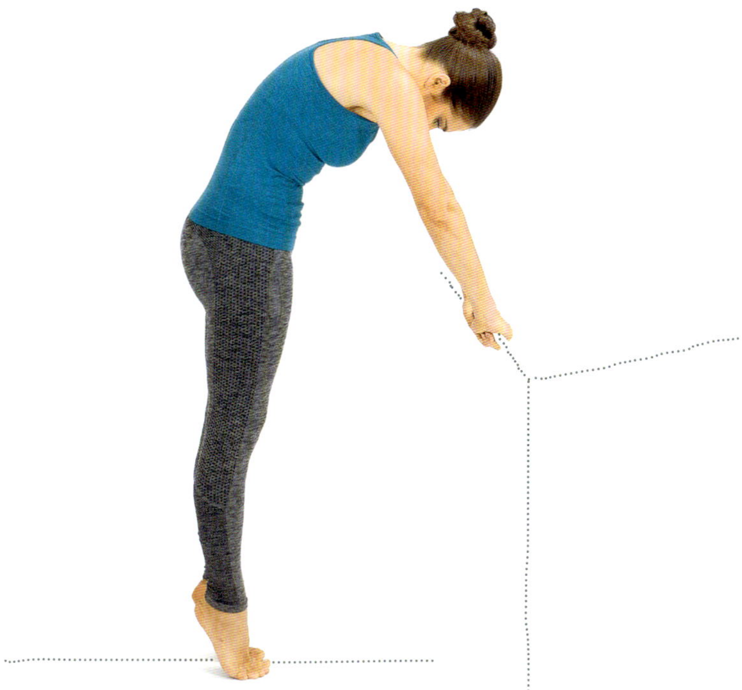

Ausführung

1. Gehen Sie in den Handstütz und mit beiden Füßen einen Schritt nach hinten. Wer sich nicht so gut auf die Handgelenke stützen kann, kann gern in den Ellenbogenstütz wechseln.

2. Nun stützen Sie sich aus den Armen und Schultern in einen Katzenbuckel und schieben dabei die BWS noch ein Stück in Richtung Decke raus. Lassen Sie die Bewegung bis in Ihre Füße fließen und stellen Sie sich auf die Zehenspitzen.

3. Wenn Sie die Schulterblätter nach außen schieben, können Sie die Dehnung noch zusätzlich verstärken. Halten Sie diese Dehnung über 5–8 Atemzüge. Wenn Sie sich zusätzlich in den Katzenbuckel hineinräkeln, hat sie einen tollen Effekt auf die querverlaufenden Faszienzügen.

Richtig üben

Sie können diese Übung gerne 2- bis 3-mal hintereinander wiederholen. Ideal wäre es, wenn Sie diese Übung mit der Küchenkobra kombinierten und beide Übungen hintereinander durchführten.

Integrieren
Haltung bewahren

ZIEL Diese Übung dient dazu, den Oberkörper physiologisch aufzurichten, ohne die Bewegung aus der Hals- und Lendenwirbelsäule oder den Schultergelenken zu holen. Diese Haltung ermöglicht Ihnen ohne Kraftaufwand ein verbessertes Zusammenspiel und eine Entspannung aller bisher überlasteten Strukturen und gibt Ihnen ein neues Bewusstsein für eine gute und attraktive Aufrichtung.

HILFSMITTEL Für diese Übung brauchen Sie einen Stuhl oder Hocker, daher lässt sie sich hervorragend am Arbeitsplatz durchführen.

VORBEREITUNG In der Ausgangsstellung stehen die Füße hüftbreit auseinander und die Knie sollten sich oberhalb der Füße befinden.

Ausführung

1. Rollen Sie nun mehrmals (etwa 4- bis 5-mal) Ihr Becken vor und zurück in Richtung Hohlkreuz und runder Rücken, um sich die Bewegungsmöglichkeiten Ihres Beckens zu verdeutlichen.

2. Am höchsten Punkt der Beckenaufrichtung halten Sie die Bewegung an und legen sich eine Hand auf den unteren Bauch. Diese Hand soll Ihnen helfen zu spüren, ob es Ihnen gelingt, das Becken fixiert in dieser Position zu halten.

3. Legen Sie nun die andere Hand auf Ihr Brustbein. Beugen Sie den Oberkörper, dadurch nähert sich die obere Hand der unteren Hand an. Gehen Sie so weit, wie es Ihnen angenehm ist, und lassen Sie den Kopf folgen. Legen Sie nun Ihren Fokus auf die untere Hand, die immer noch auf dem Bauch liegt und sich bisher nicht bewegt hat. Diese bleibt weiterhin mit dem Becken »fixiert«, während Sie anschließend den Oberkörper aufrichten und dadurch die obere Hand von der unteren entfernen. Das Brustbein hebt sich in der Bewegung der Aufrichtung nach vorne oben raus.

Alternative
Gruß an die Kollegin:

Beugen Sie den Körper zur Mitte und strecken Sie sich mit einer leichten Oberkörperdrehung nach rechts und links.

Richtig üben

Wir empfehlen, die Übungssequenz 4- bis 5-mal zu wiederholen, um ein gutes Bewusstsein für die Aufrichtung Ihres Oberkörpers zu schaffen. Da sie sich so gut am Arbeitsplatz ausführen lässt, können Sie sie gerne alle 1–2 Stunden in Ihre Arbeitszeit integrieren.

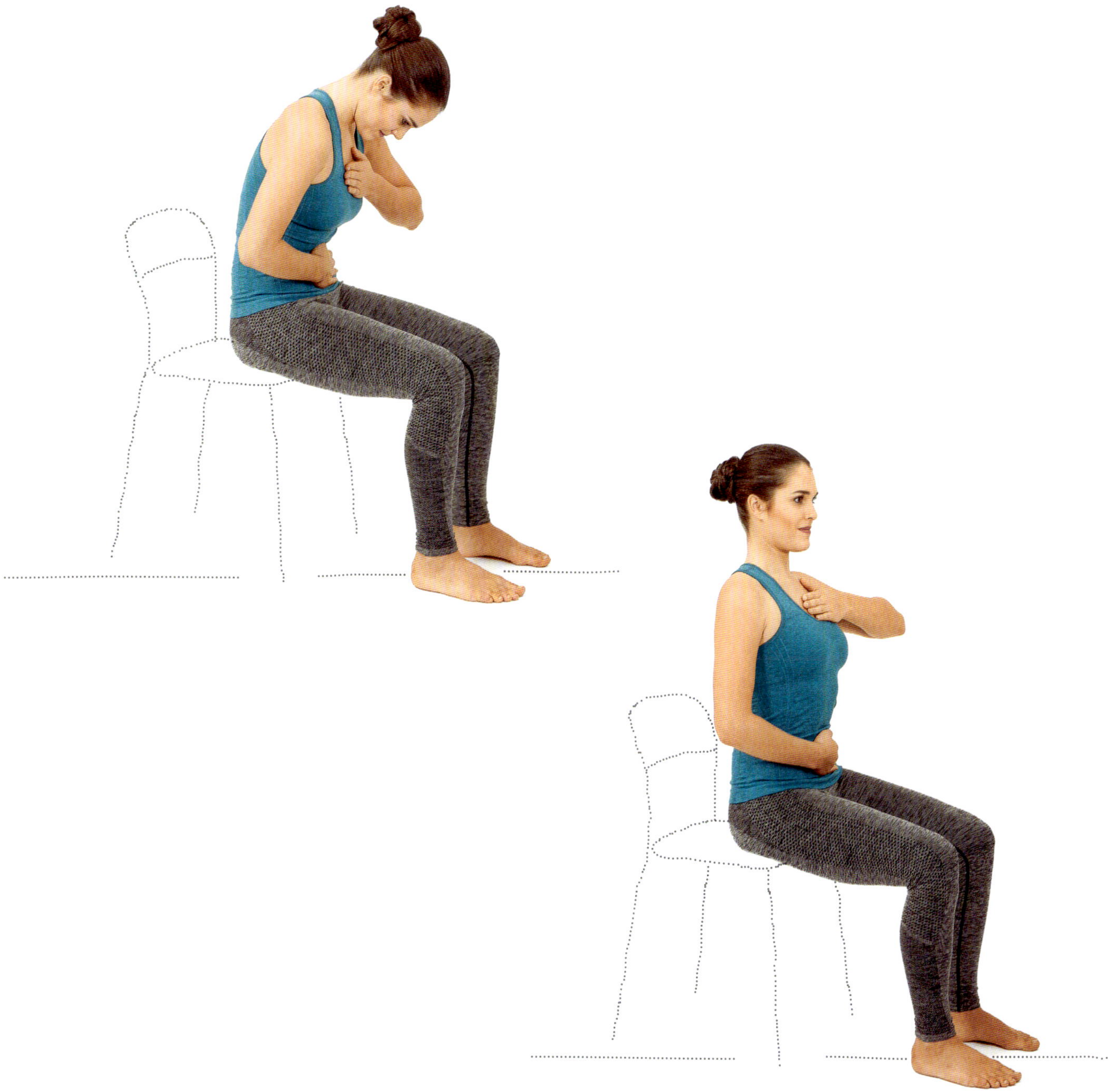

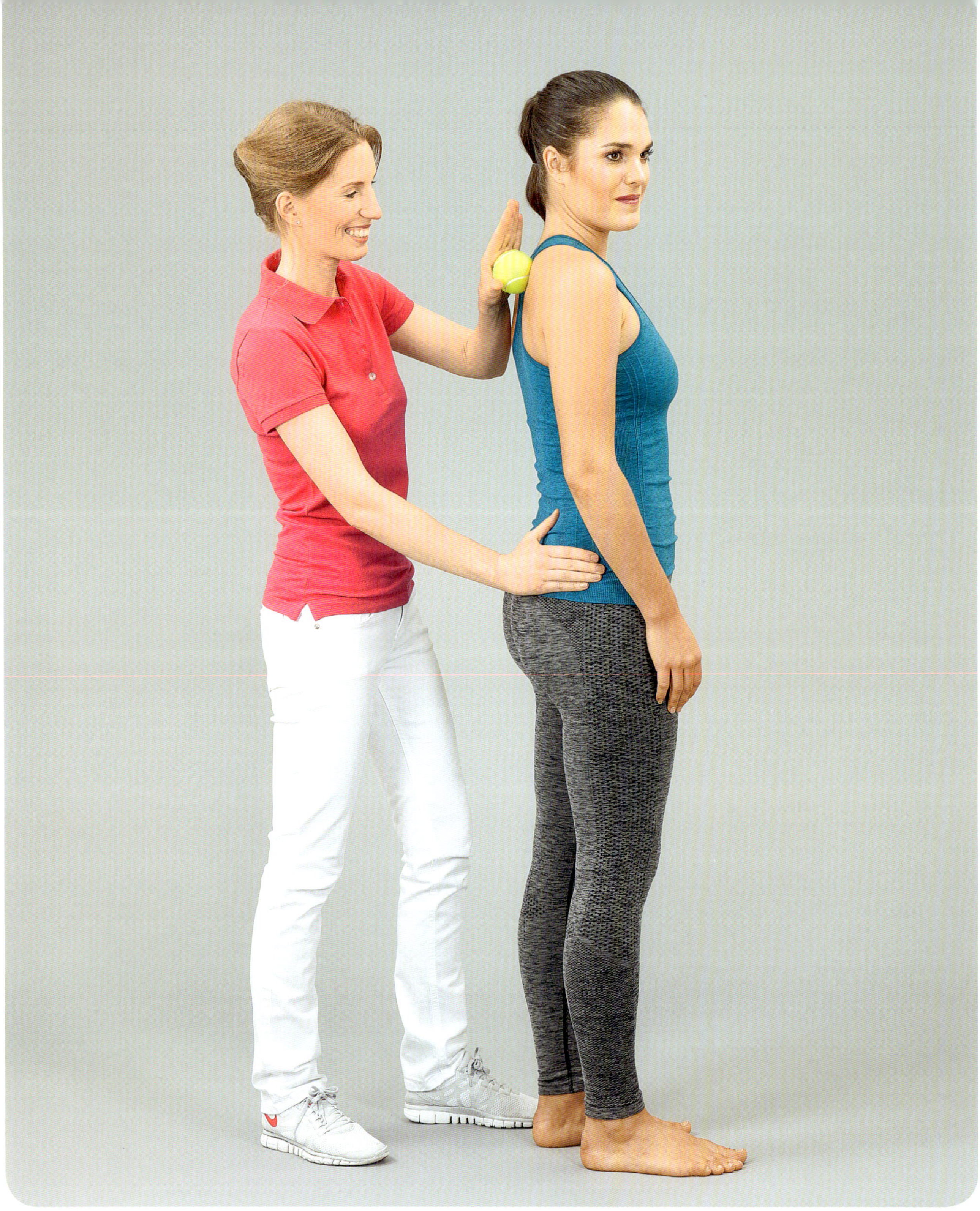

Stabilität für die Halswirbelsäule

Die Halswirbelsäule ist der beweglichste Teil unserer Wirbelsäule, schon kleine Einschränkungen nehmen wir deutlich wahr und empfinden sie als störend. Eine gut bewegliche und geschmeidige HWS wirkt sich auf Ihrem gesamten Körper positiv aus.

10 gute Gründe für eine bewegliche Halswirbelsäule

1– »Haltung bewahren« macht Sie attraktiver und entlastet Ihre Halswirbel und die Bandscheiben.

2– Verbesserte Beweglichkeit der Halswirbelsäule ... Sie dürfen gerne zurückschauen.

3– Sie werden weniger unter Verspannungen der Nacken- und Schultermuskulatur leiden.

4– Reduzieren Sie Spannungskopfschmerzen durch entspannte Hals- und Nackenmuskeln und ein verbessertes Zusammenspiel von Hals- und Brustwirbelsäule.

5– »Genießen Sie die Ruhe.« Eine muskuläre und fasziale Entspannung in der Halsregion kann Ohrgeräusche und lästigen Schwindel reduzieren. So macht Bewegung wieder Spaß.

6– Ihre Halswirbelsäule wird in alle Richtungen beweglicher. Ihr Kopf findet ganz entspannt zurück in eine Haltung der Balance.

7– Durch die richtige Kopfhaltung funktionieren Ihre Kiefergelenke besser und werden entlastet. Endlich können Sie wieder kraftvoll zubeißen.

8– Mit der richtigen Haltung vermeiden Sie die Bildung eines sogenannten »Witwenbuckels« (einer Aufwölbung mittig unterhalb der Halswirbelsäule).

9– Verringern Sie Verhärtungen der Muskeln im Halswirbelsäulenbereich, die auf Nerven drücken können. Unangenehme Schmerzen und das lästige Kribbeln in den Armen verschwinden.

10– Sie erfahren wertvolle Tipps und Tricks zur Spannungsreduktion des Nackens im Alltag und bei der Arbeit.

HWS: Balanceakt bei freier Bewegung

Die Halswirbelsäule ist nicht nur das Fundament, auf dem unser Kopf ausgeglichen und balanciert ruhen sollte. Sie unterstützt mit ihrer großen Beweglichkeit auch unzählige wichtige Alltagsfunktionen und gewährt Ihnen bei voller Beweglichkeit im wahrsten Sinne des Wortes Ihre Umsicht. Eine frei bewegliche Halswirbelsäule bietet viele Möglichkeiten, sei es der Schulterblick, während Sie Rad oder Auto fahren, oder der spontane Blick zum Himmel.

Der oberste Halswirbel ist nach dem Titanen Atlas der griechischen Mythologie benannt, der die Welt auf seinen Schultern trägt. Steht dieser Wirbel nicht an Ort und Stelle, hat das Auswirkungen auf den ganzen Körper. Denn gemeinsam mit den Augen und dem Gleichgewichtsorganen unterstützt die Halswirbelsäule mit ihren Faszien und deren feinen Messfühlern die perfekte Haltung des gesamten Körpers. So kann es passieren, dass sogar Beschwerden im Bereich Ihrer Füße besser werden, wenn Sie Ihren Nacken entspannen. Häufiger sind jedoch Auswirkungen auf die Kopfregion. Die Stellung des Unterkiefers und die Spannung der Kaumuskeln werden durch die Halswirbelsäule beeinflusst.

Achten Sie auf gute Haltung am Rechner

Wenn Sie hochkonzentriert am Rechner arbeiten, kann es zu starken Verspannungen der kurzen Nackenmuskeln kommen, weil diese mit den Muskeln der Augen zusammenarbeiten. Legen Sie bitte, bei geschlossenen Augen, Ihre Zeigefinger direkt unterhalb Ihres Hinterhauptes in die oberen Nackenmuskeln und bewegen Sie die Augen nach rechts und links. Sie werden unter Ihren Fingern leichte Zuckungen spüren, weil Ihr Körper bei Bewegungen der Augen eine passende Kopfbewegung anbahnen möchte. Er versetzt sozusagen die Muskeln in Einsatzbereitschaft. Diese Verbindung können Sie nutzen, um die Muskeln nach einem anstrengenden Tag wieder zu entspannen. Die Übung »Große Augen machen« (Seite 78) wird Ihnen dabei helfen.

Kopfschmerzen können unmittelbar durch Spannungen im myofaszialen System des Halses ausgelöst werden. Triggerpunkte können ihren Schmerz an verschiedene Stellen der Schädelregion übertragen. Schlecht angepasste Arbeitsplätze zwingen Menschen in Körperhaltungen, die die Halswirbelsäule sehr belasten. Wer krumm und eingefallen vor dem Computer sitzt, tendiert zum sogenannten »Schildkrötenhals«. Dabei ruht der Kopf nicht leicht und ausgeglichen auf der Wirbelsäule. Er steht zu weit nach vorn und belastet so mit seinem Gewicht sehr stark die vorderen und hinteren Halsfaszien und -muskeln. In Zeiten exzessiven Smartphonegebrauchs wird auch schon vom Handybuckel gesprochen. Wenn Sie Ihrer Halsregion Gutes tun möchten, sollten Sie unbedingt auch das Kapitel zum Brustkorb (Seite 38) lesen.

Störungen im Bereich der Halswirbelsäule

Viele Faktoren können unsere Halswirbelsäule beeinträchtigen. Jede Form von traumatischen Störungen oder ständig überlastende Einwirkungen und Fehlhaltungen führen zu einer Schutzspannung im Gewebe. Besonders Auffahrunfälle mit dem Auto hinterlassen ihre Spuren und können noch Jahre später von geübten therapeutischen Händen aufgefunden werden.

Im Alltag kann es kann schon lästig sein, sich nicht mehr drehen und wenden zu können. Ein freier Schulterblick während des Auto- oder Radfahrens sollte genauso selbstverständlich sein wie ein entspanntes Durchschlafen in der Nacht.

Folgende Beschwerden treten häufig auf:

- ein sogenannter »steifer Hals«
- Verspannungen

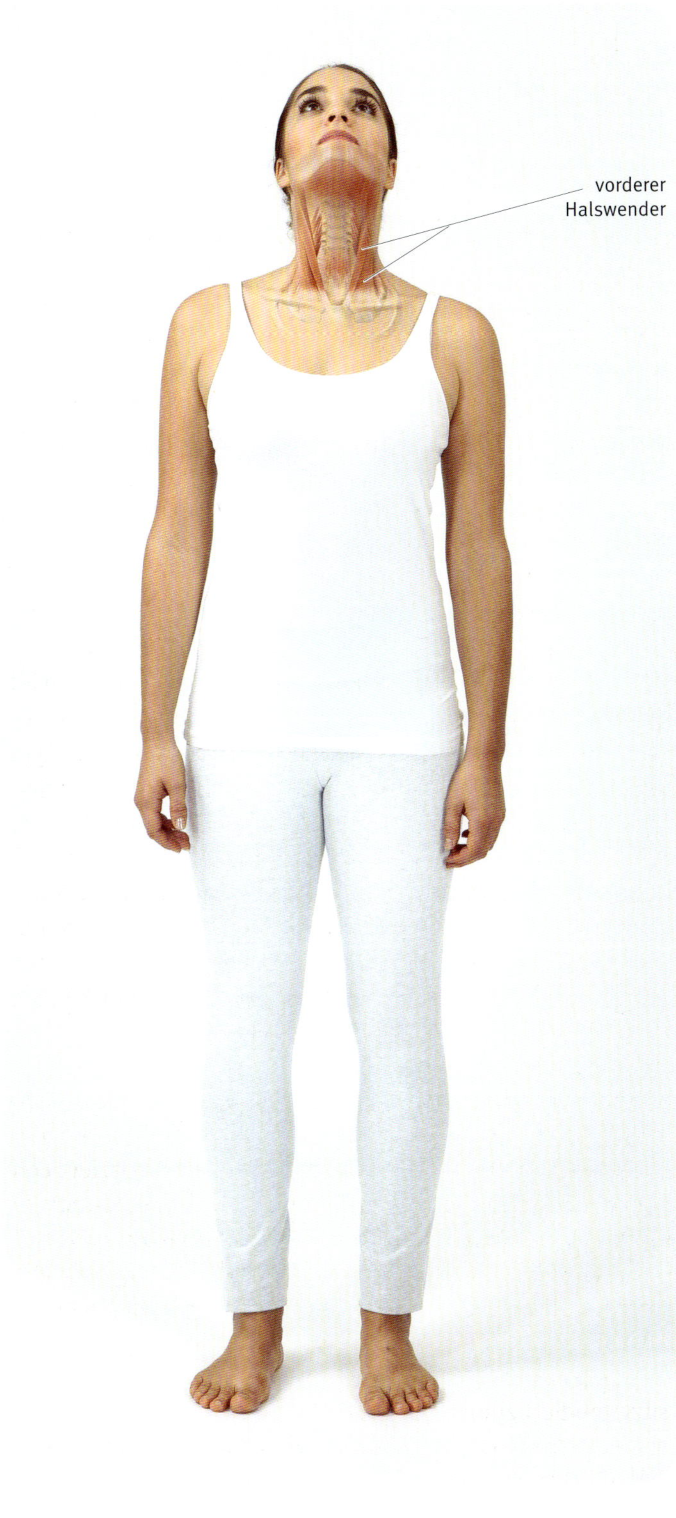
vorderer
Halswender

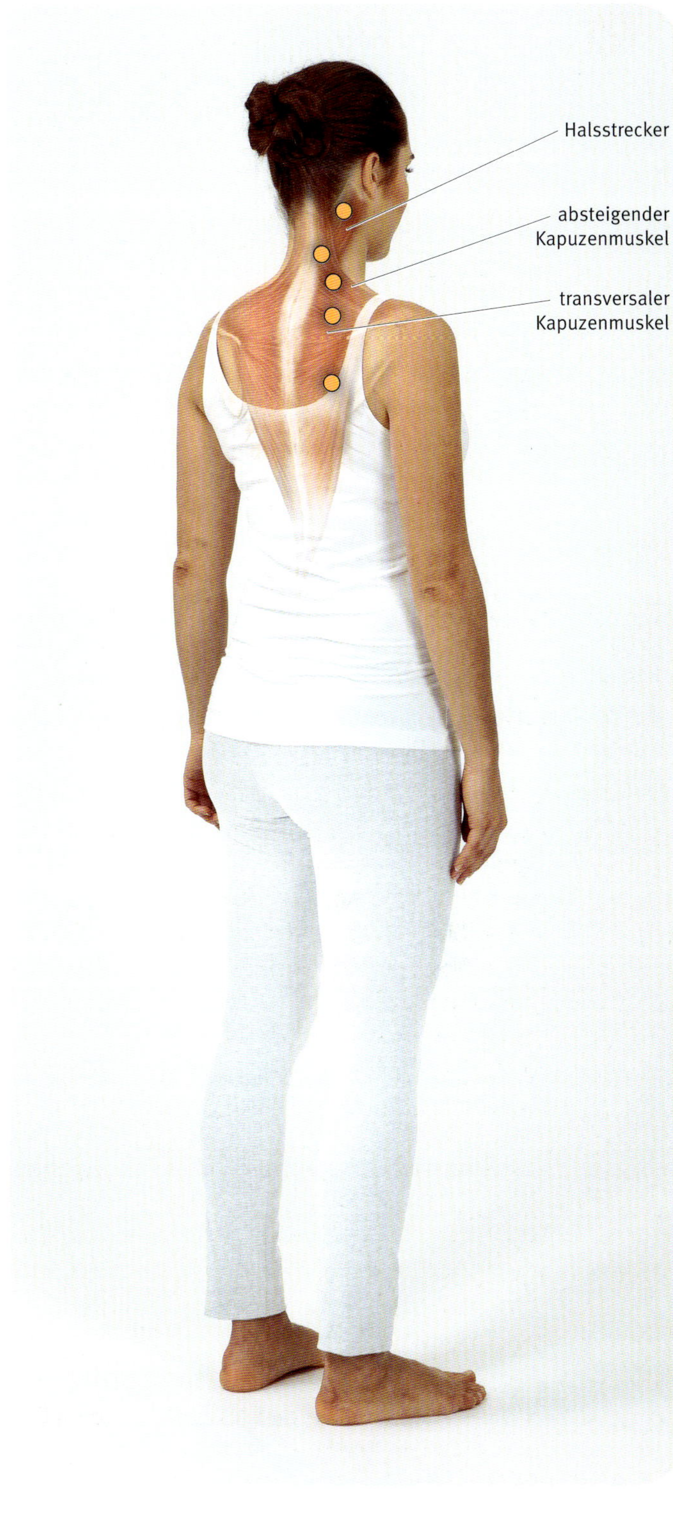
Halsstrecker
absteigender
Kapuzenmuskel
transversaler
Kapuzenmuskel

- Knacken oder Knirschgeräusche unter der Bewegung
- Spannungskopfschmerzen
- Schwindel und Ohrgeräusche durch reduzierte Durchblutung des verklebten Gewebes
- eingeschränkte oder schmerzhafte Beweglichkeit bei Dreh- oder Seitneigung
- eingeschränkte oder schmerzhafte Beweglichkeit beim Blick zum Boden und zur Decke
- Probleme beim Schulter- oder Seitenblick im Straßenverkehr
- Mühe, die richtige Schlafposition zu finden
- ausstrahlende Beschwerden zum Schulterblatt oder in den Arm

Anatomie der Halsfaszien

Die vorderen oberflächlichen Faszien in dieser Region verbinden den Unterkiefer mit den Schlüsselbeinen und dem Brustbein. Durch Narben (z.B. nach Schilddrüsenoperationen) und häufiges Arbeiten am Computer können sie verspannen und sich sogar verkürzen. Möglicherweise fällt es Ihnen dann schwer, den Kopf in den Nacken zu legen, oder es kann ein »Kloßgefühl« beim Schlucken entstehen.

Auch Störungen im Bereich der Kiefergelenke können sich auf die Muskeln und Faszien des Halses auswirken. Knirschen Sie mit den Zähnen, weil Sie unter Stress leiden oder der Zahnschluss (Okklusion) nicht stimmt, treten sehr starke Spannungen auf.

Menschen, die berufsbedingt ihre Stimme sehr intensiv nutzen, können auch unter myofaszialen Beschwerden im Bereich des Halses leiden. Wenn Sie während des Atmens Ihren Hauptatemmuskel, das Zwerchfell, aktivieren, spüren Sie die Atembewegungen normalerweise in der Bauchregion. Die Bauchdecke hebt und senkt sich bei dieser Atemform gleichmäßig. Stress oder der ungeübte Einsatz einer lauten Stimme können dazu führen, dass Sie nicht mehr in den Bauch atmen. Statt des Zwerchfells setzen Sie Hilfsatemmuskeln ein, die teilweise an der Seite des Halses liegen. Verspannungen dieser Muskeln können Kopfschmerzen in der Schläfenregion auslösen und Sie daran hindern, den Kopf frei zu bewegen. Es fällt Ihnen schwer, den Kopf zu drehen oder zur Seite zu neigen.

Die hinteren Faszien des Halses verlaufen in Richtung der Arme und Schulterblätter. Im Bereich des Hinterhauptes liegen zwei große Nerven, die durch Spannungen irritiert werden können. Dies kann die Ursache von Schmerzen sein, die vom Hinterkopf über die Schädeldecke bis hinter die Augen ziehen. Bei dieser Art der Beschwerden helfen die Übungen »Wackeldackel« (Seite 74), »Große Augen machen« (Seite 78) oder »Nackendehnung« (Seite 76).

Triggerpunkte der Halswirbelsäule

Viele der hier ansässigen Triggerpunkte erzeugen Schmerzen in der Kopfregion. Sie spüren einen Schläfenkopfschmerz oder haben ein Ziehen über den Kopf bis in die Stirn oder hinter die Augen? Für solche Schmerzen können Triggerpunkte der Hals-Nacken-Region verantwortlich sein. Spannungen im Trapezmuskel lösen Sie mit der Übung »Ball im Nacken« (Seite 68) oder indem Sie beherzt zugreifen (Hand im Nacken). Einige Punkte in der seitlichen Halsmuskulatur haben ihre Ausstrahlungsgebiete über den Arm bis in die Hand. Diese Art der Beschwerden kann sich in unterschiedlichsten Alltagsituationen zeigen, während der Arbeit am Computer, bei einer Radtour oder auch nachts im Bett. Sie können leicht mit Problemen wie einer Bandscheibenvorwölbung, dem Tennis- oder Golfarm, aber auch mit einem Karpaltunnelsyndrom verwechselt werden. Gute Ärzte und Physiotherapeuten können feststellen, was genau die Ursache ist, und Sie beraten.

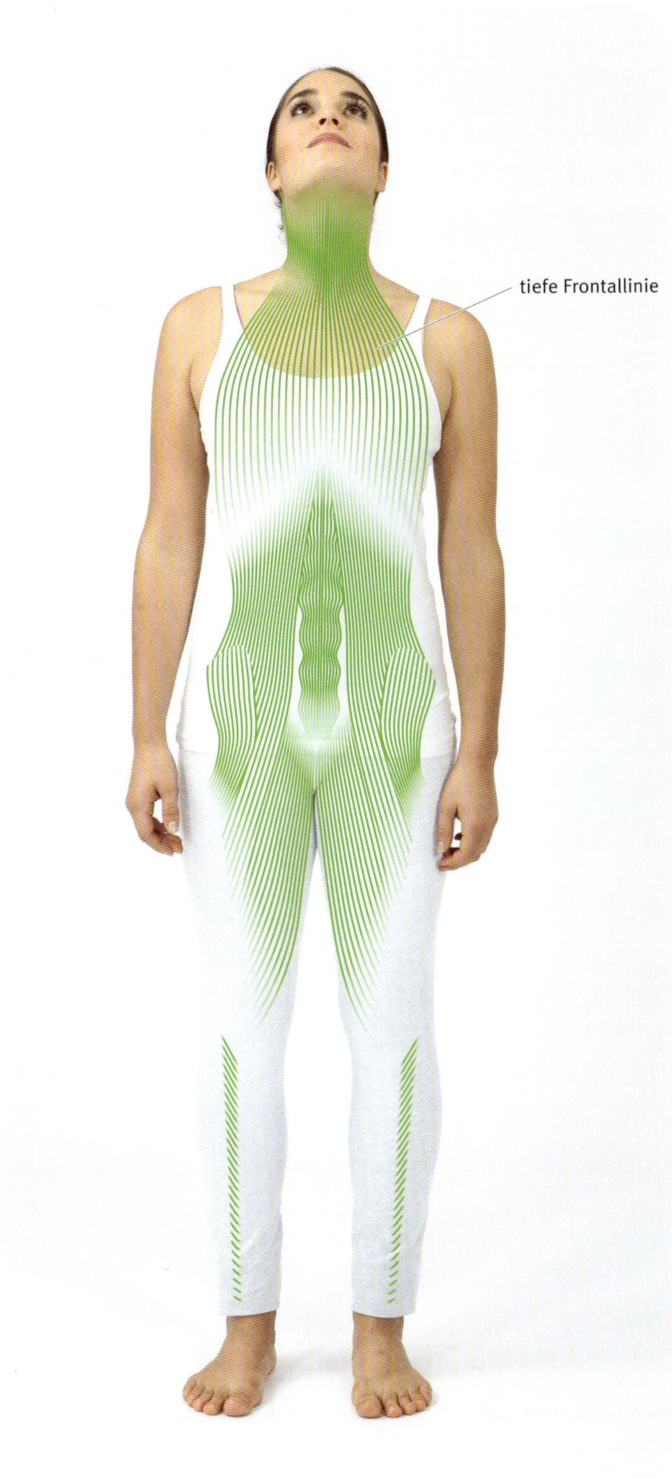
tiefe Frontallinie

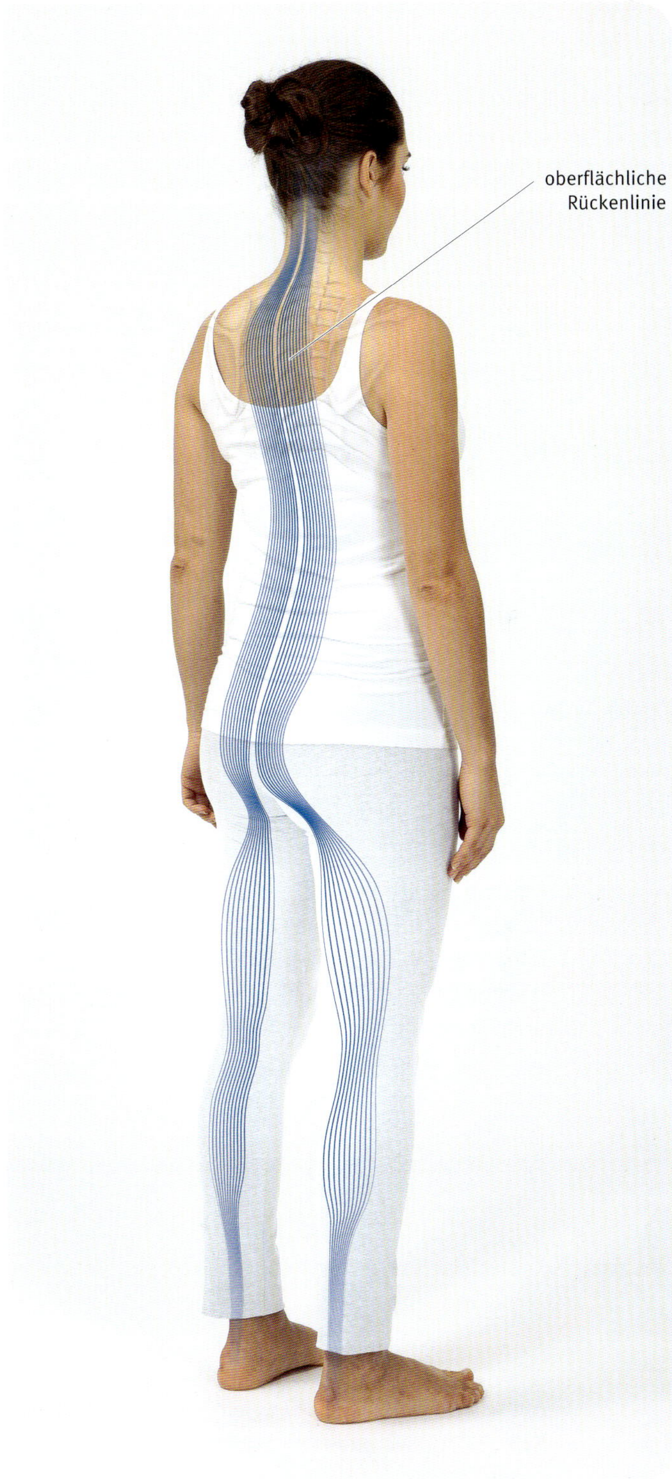
oberflächliche
Rückenlinie

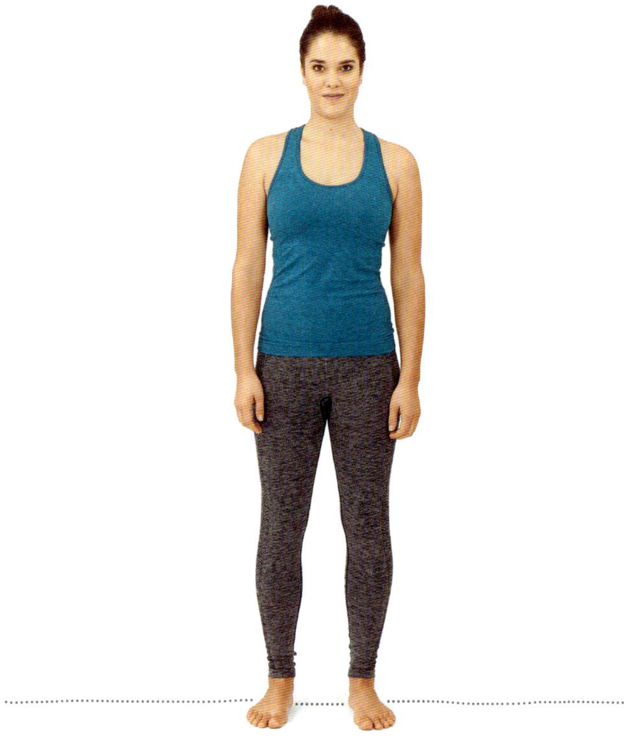

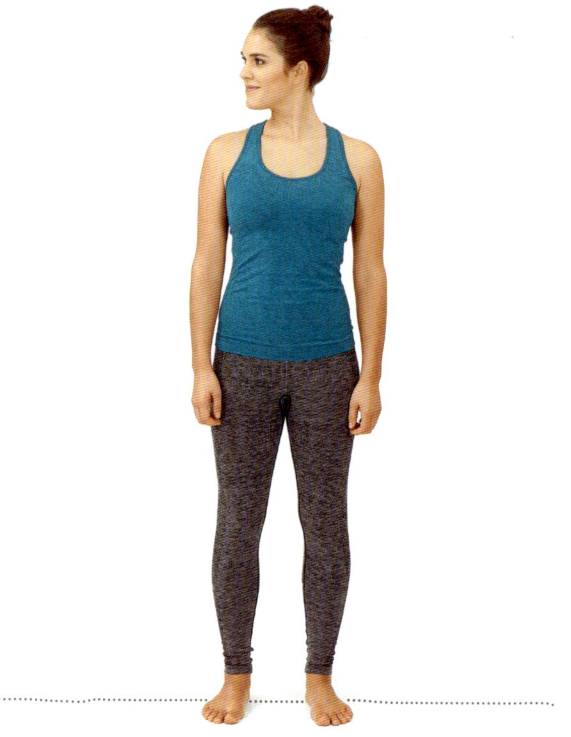

Wahrnehmen

Schulterblick

ZIEL Mit diesem Test können Sie selbst die Rotationsmöglichkeit (Drehmöglichkeit) Ihrer Halswirbelsäule überprüfen und vielleicht sogar unterschiedliche Bewegungsausmaße nach rechts und links an sich feststellen. Bitte überprüfen Sie nach der Selbstbehandlung erneut, ob Sie einen Unterschied wahrnehmen.

VORBEREITUNG Sie können diesen Test im Stehen oder im Sitzen durchführen.

Ausführung

1. Schauen Sie aus der Mitte heraus so weit Sie können über Ihre rechte Schulter. Gehen Sie hierbei bitte nicht über Ihre Spannungsgrenze hinaus in den Schmerz.

2. Am Bewegungsende überprüfen Sie, was Sie aus Ihrem Augenwinkel noch gerade so erkennen können, und merken Sie es sich. Achten Sie darauf, nur mit Kopf und Hals zu drehen und nicht im Oberkörper.

3. Führen Sie nun dieselbe Übung nach links durch.

Richtig üben

Wählen Sie später nach Ihrer Selbstbehandlung bitte wieder genau die gleiche Ausgangsposition, um Behandlungserfolge überprüfen zu können. Unerwünschte Ausweichbewegungen des Oberkörpers können Sie vermeiden, indem Sie den Rücken an eine Wand oder die Stuhllehne schmiegen.

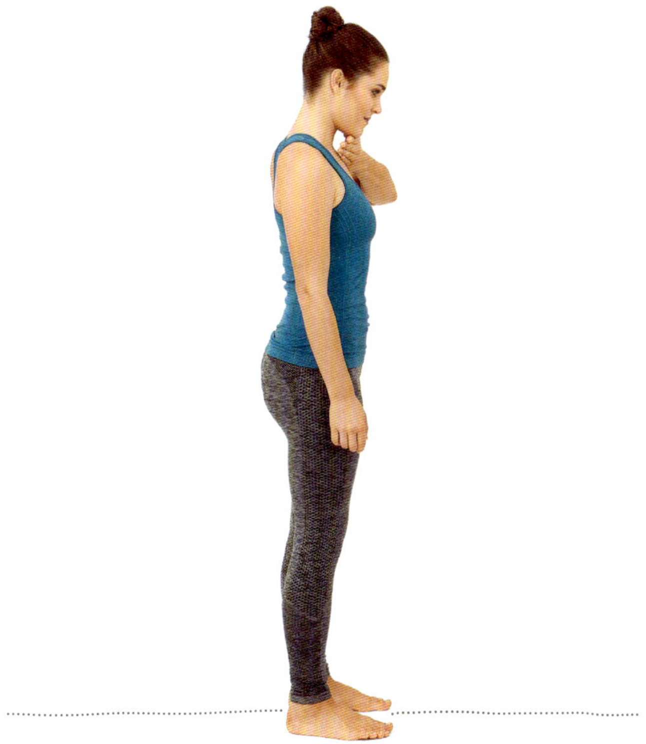

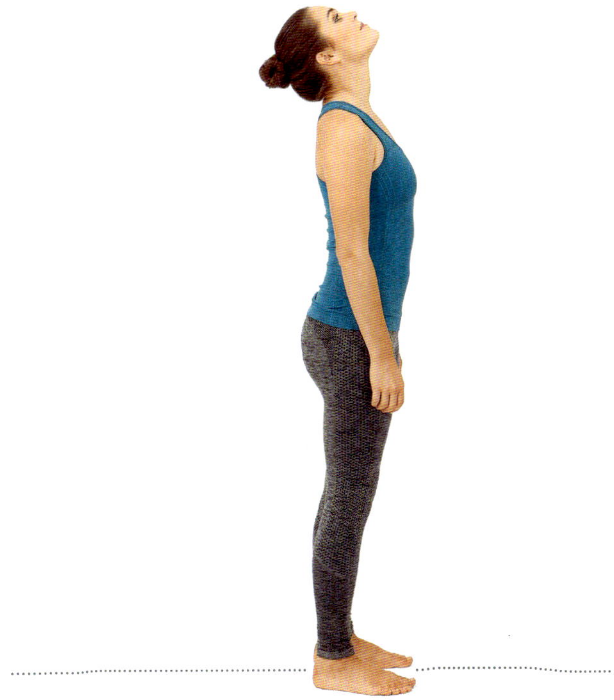

Wahrnehmen

Beweglichkeit in Beugung und Streckung

ZIEL Überprüfen Sie bitte die Beweglichkeit Ihrer Halswirbelsäule, wie weit Sie diese beugen und strecken können. In welche Bewegungsrichtung können Sie sie schmerz- und spannungsfrei bewegen und in welche nicht?

VORBEREITUNG Sie können diesen Test im Stehen oder im Sitzen durchführen.

Ausführung

1. Aus der Mitte heraus beugen Sie den Kopf so weit Sie können hinunter. Den Abstand am Bewegungsende können Sie mit Ihren Fingern überprüfen. Fühlen Sie, ob die ganze Hand oder nur wenige Finger zwischen Ihr Kinn und den Brustkorb passen.

2. Danach schauen Sie zur Decke hoch und merken sich, was Sie noch gerade in Ihrem Blickfeld erfassen können.

3. Falls es Ihnen nicht gelingt, Ihre Halswirbelsäule zu strecken und den Kopf spannungsfrei in den Nacken zu legen, sollten Sie Ihre vordere Halsfaszie geschmeidig halten, z. B. durch Dehnung der Halsfaszien (Seite 70). Bei eingeschränkter Halsbeugung empfehlen wir die Behandlungen für die rückseitigen Strukturen der Halswirbelsäule und den Nacken.

Richtig üben

Gehen Sie bitte nur sanft an die Spannungsgrenze.

Verändern

Hand im Nacken

ZIEL Da die Spannung der Nackenregion in die darunterliegenden Körperabschnitte ausstrahlt, ist es wichtig, sie schnellstmöglich aufzulösen. Kennen Sie noch das Spiel »die Stille Post«? Genauso verhält es sich mit der myofaszialen Spannung: Von oben, wo Sie anfängt, werden die falschen Informationen nach unten weitergegeben und können Beschwerden auslösen. Die gute Nachricht: Diese Verspannungen lassen sich mit einigen wenigen Handgriffen lösen.

VORBEREITUNG Sie können diesen Test im Stehen oder im Sitzen durchführen.

Ausführung

Wer kennt ihn nicht, diesen »Griff in den Nacken«? Wenn sich Hals und Schultern wieder schmerzhaft verspannt anfühlen und wir instinktiv in die Muskeln greifen, um sie zu entspannen?

1. Greifen Sie mit Ihrer linken Hand auf den rechten Schultergürtel. Nun tasten Sie mit den Fingerspitzen flächig zwischen Hals und Schulter nach Verspannungen. Häufig wird man oberhalb der Schulterblattspitze fündig, die etwa eine Handfläche von der Wirbelsäule entfernt liegt und gut zu tasten ist. Finden Sie Ihre persönliche Problemzone.

2. Wenn Sie nun einen schmerzhaften Punkt gefunden haben, versuchen Sie ihn mit dem Griff sanft zu packen und etwas zu kneten. Lassen Sie dafür den Kopf mittig, damit das Gewebe entspannt bleibt. Wiederholen Sie diesen Griff 5- bis 8-mal. Dabei sollten Sie spüren, dass Spannung und Schmerz nachlassen.

3. Sobald das Gewebe geschmeidiger wird und weniger schmerzhaft ist, können Sie etwas fester zugreifen und das Päckchen halten bzw. vor- und zurückschieben. So können Sie die Verschieblichkeit einzelner Schichten gegeneinander positiv beeinflussen. Dies können Sie auch erreichen, indem Sie das Päckchen halten und sanft den Kopf drehen oder zur Seite neigen. Auch hier empfehlen wir Ihnen wieder 5–8 Wiederholungen.

Richtig üben

Wenn Sie Ihre persönlichen Schmerzpunkte gefunden haben, arbeiten Sie bitte vorsichtig in Ihrem Wohlfühlbereich. Wenn Sie nach der Anwendung das Gefühl von Muskelkater haben, warten Sie mit der nächsten Eigenbehandlung ab, bis sich das Gewebe wieder normal anfühlt, ansonsten spricht nichts gegen eine tägliche Anwendung.

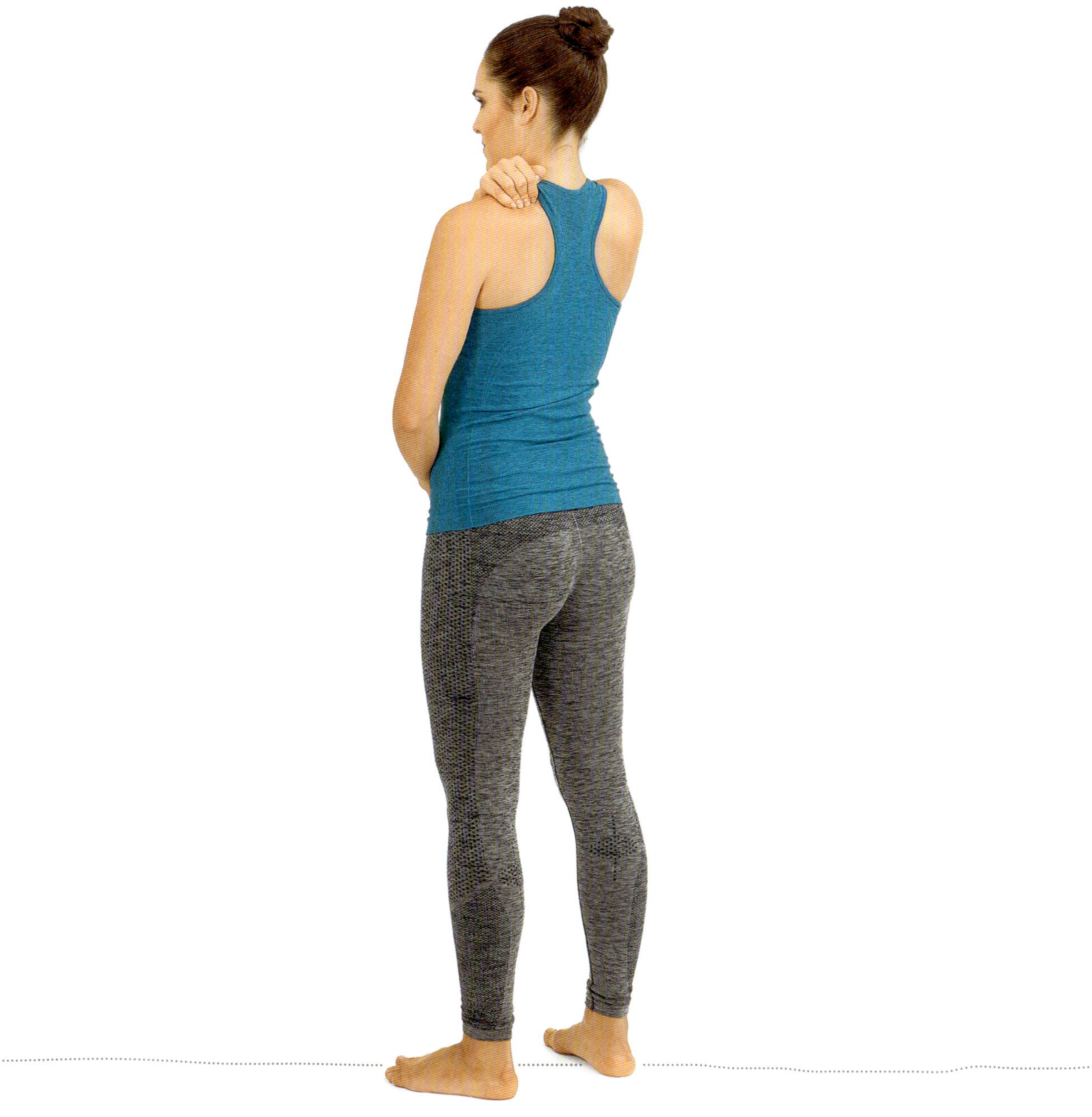

Verändern
Ball im Nacken

ZIEL Sie lernen, Triggerpunkte gezielt aufzusuchen und zu behandeln. Diese Region ist besonders empfindlich und sollte daher sehr vorsichtig behandelt werden. Sie sollten sich mit der Intensität noch in einem Schmerzbereich befinden, in dem Sie sich wohlfühlen. Wenn Sie unter Zeitdruck forschen und mit zu starken Reizen über den »Wohlfühlschmerz« hinausgehen, kann sich das Gewebe nicht entspannen. Dann können die Schmerzen sogar zunehmen.

HILFSMITTEL Für diese Übung brauchen Sie einen harten Ball und eine Wand.

VORBEREITUNG Sie können diesen Test im Stehen oder im Sitzen durchführen.

Ausführung

1. Legen Sie den Ball zwischen Ihren Triggerpunkt und die Wand. Suchen Sie nach Ihrem persönlichen Druckschmerz. Wenn Sie ihn gefunden haben, bleiben Sie in dieser Position und regulieren Sie die Intensität auf ein Maß, das Ihnen guttut.

2. Warten Sie ab, bis der Druckschmerz nachgibt. Das kann schon mal 1–3 Minuten dauern. Viele unserer Patienten beschreiben, dass ein Gewöhnungseffekt eintritt – dann haben Sie alles richtig gemacht. Letztendlich findet eine schleichende myofasziale Spannungs- und Schmerzabnahme statt.

3. Wenn der Schmerz vollständig nachgelassen hat, positionieren Sie sich neu. Dafür können Sie eine ganz leichte Gewichtsverlagerung durchführen oder im Sinne des kreativen Wahrnehmens einmal die Kopf- oder Armhaltung neu einstellen und so die Intensität erneut steigern.

Alternative

Einfacher mit dem Einkaufsbeutel:

Mit einfachen Hilfsmitteln, einem Ball und einem Einkaufsbeutel, gelingt es Ihnen, Triggerpunkte gezielt zu suchen und zu behandeln.

1. Der Beutel dient dem richtigen Positionieren des Balls und verhindert, dass er Ihnen herunterfällt. Bringen Sie den Ball in die gewünschte Position.

2. Bearbeiten Sie Ihre Triggerpunkte wie bereits beschrieben.

Richtig üben

Versuchen Sie bitte, möglichst alle Triggerpunkte aufzusuchen und zum Schmelzen zu bringen. Das entlastet die myofaszialen Ketten und erhält Ihnen einen dauerhaften Entspannungseffekt.

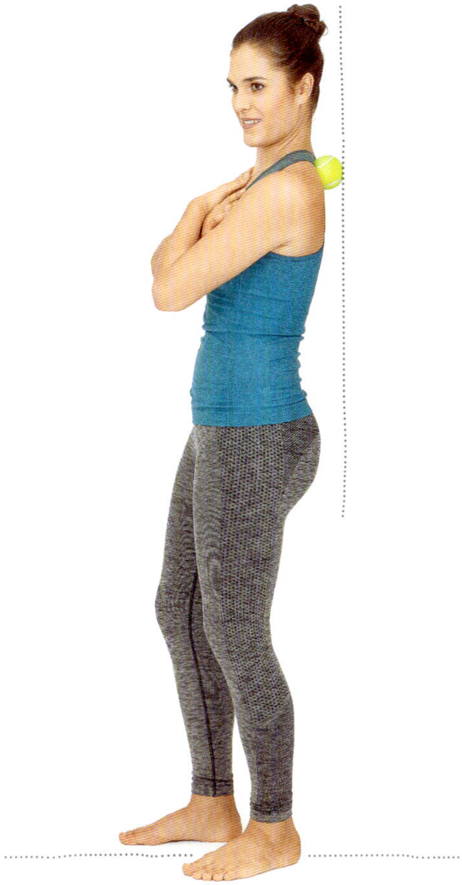

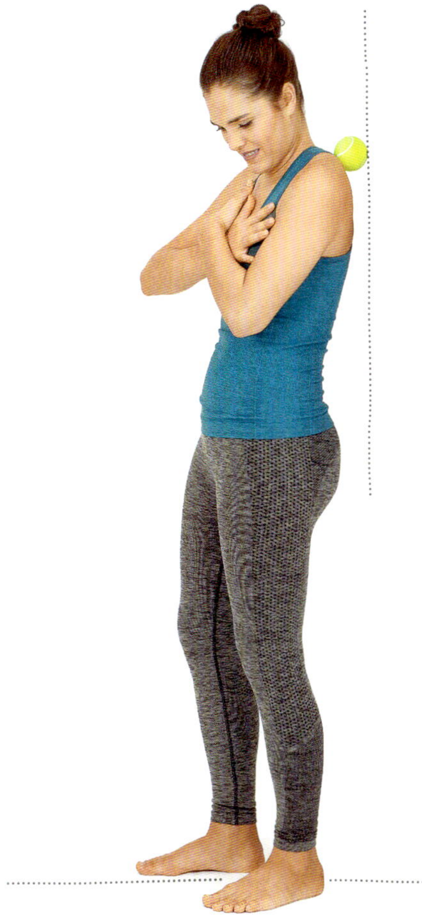

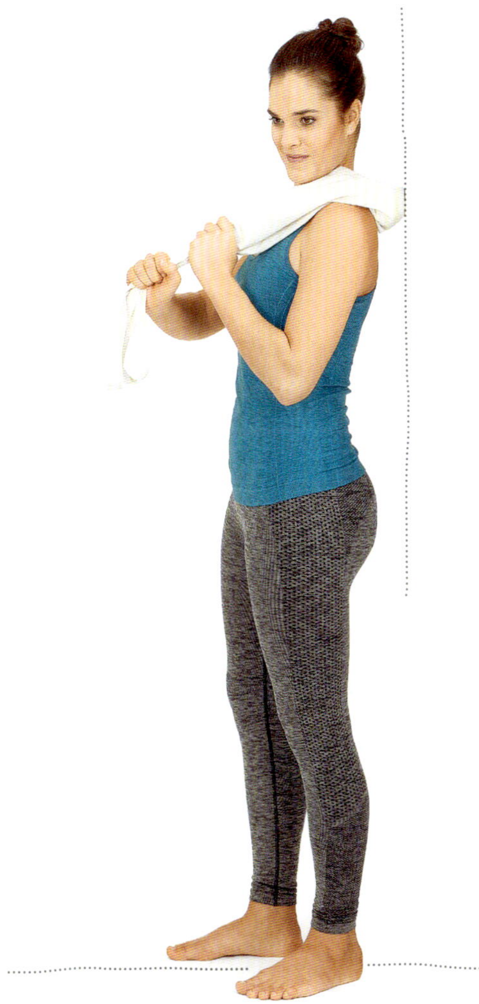

Verändern

Dehnung der Halsfaszien

ZIEL Die Dehnung und Mobilisierung der vorderen und der seitlichen Halsfaszie ermöglicht Ihnen ein spannungsfreies Bewegen in alle Richtungen. Häufig spüren wir die bereits kompensierte, schmerzhafte Spannung unserer myofaszialen Strukturen auf der Rückseite, die das verminderte Gleitverhalten der vorderen Halsfaszie auszugleichen versucht. Besonders wichtig ist diese Übung bei unelastischen Narben, z. B. nach Schilddrüsenoperationen.

VORBEREITUNG Sie können diesen Test im Stehen oder im Sitzen durchführen.

Ausführung

1. Legen Sie beide Hände flächig auf das Brustbein, während der Kopf in neutraler Position eingestellt ist. Nun schieben Sie die Hände mit dem Gewebe ganz sanft fußwärts. Wenn Sie zu diesem Zeitpunkt schon eine Dehnung spüren, regulieren Sie diese bitte in Ihrem persönlichen Wohlfühlbereich. Sie werden merken, dass die Dehnung mit einer tiefen Einatmung leichter und mit der Ausatmung etwas stärker wird. Lassen Sie sich Zeit, es dauert etwa 5–8 Atemzüge, bis sich das Gewebe entspannt.

2. Wenn Sie in der Ausgangsposition keine Dehnung mehr spüren, können Sie den Kopf ganz leicht nach hinten neigen und dann wieder dehnen. Auch hier sollten Sie wieder abwarten, bis die Gewebsspannung nachlässt, und erst dann eine weitere Dehnung einstellen.

3. Eine weitere Möglichkeit bietet die Seitneigung des Kopfes. Stellen Sie langsam Ihren Kopf so weit in die Seitneigung, bis Sie wieder die Dehnung spüren. Manchmal reicht eine kleine Nickbewegung des Kopfes, die schon verstärkend wirkt, oder die Bewegung eines entfernten Netzwerkpartners, wie z. B. ein Runterschieben der Schulter.

Richtig üben

Häufig ist es angenehmer und effektiver, die Dehnung sanft in die Atmung mit einzubeziehen. Das heißt, Sie können mit der Ausatmung Kopf und Hände sanft voneinander entfernen und mit der Einatmung wieder annähern. So passen Sie die mobilisierende Dehnung Ihrem persönlichen Atemrhythmus an. Schluckbewegungen in unterschiedlichen Positionen mobilisieren die tiefen Halsfaszien.

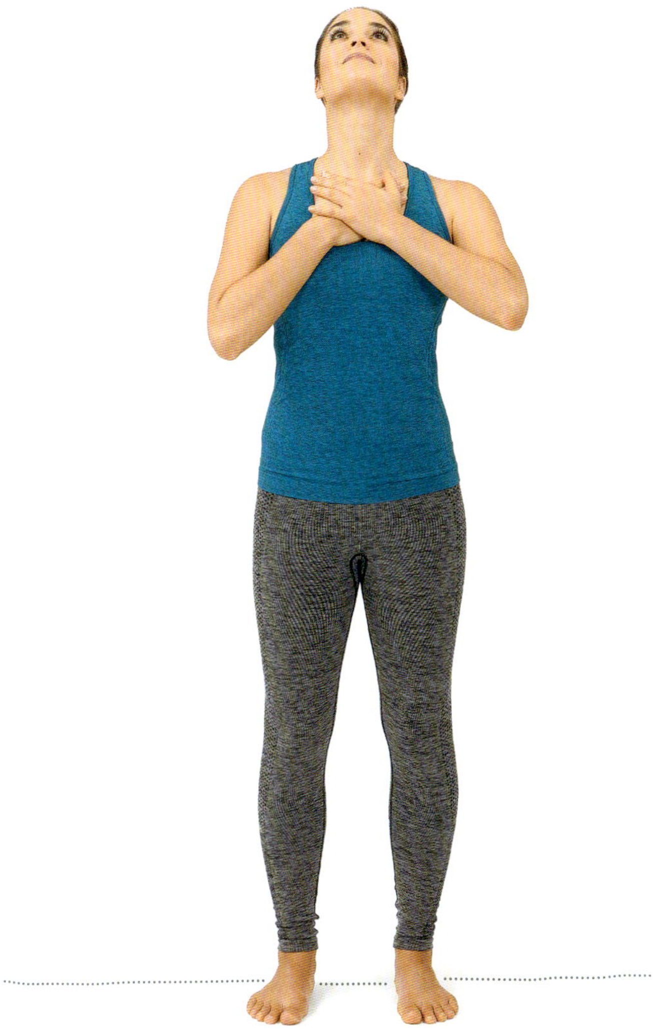

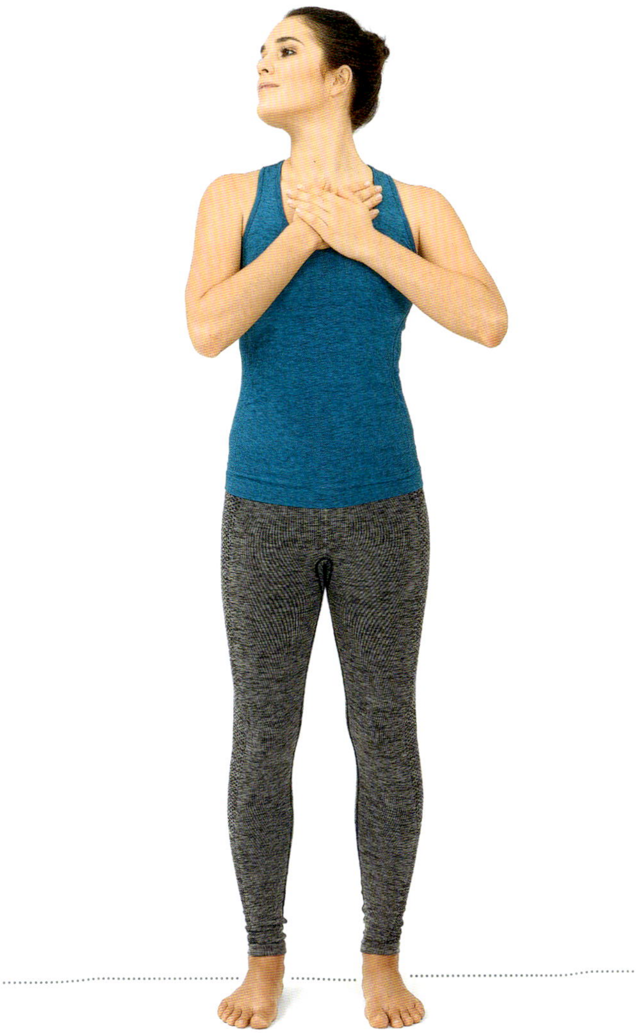

Verändern
Rolle im Nacken

ZIEL So lernen Sie, die myofaszialen Verspannungen Ihrer Halswirbelsäule selbst zu behandeln. Die Übung ist besonders bei ständigen Nackenverspannungen und Kopfschmerzen zu empfehlen und führt häufig zu einer unmittelbaren Erleichterung in Ihrer Nackenregion.

HILFSMITTEL Sie benötigen eine Faszienrolle und eine Wand zum Anlehnen.

Ausführung

1. Die Rolle liegt zwischen Ihrem Hals und der Wand. Die Schrittstellung ermöglicht eine gute Dosierung der Intensität. Um die myofaszialen Strukturen gut zu erreichen, drehen Sie sich um Ihre Körperachse ganz leicht zur Seite.

2. Wenn Sie schmerzempfindliche Zonen gefunden haben, können Sie diese durch leichte Kniebeugen vom Kopf bis zum Schultergürtel durchrollen. Gehen Sie dabei sanft und langsam vor, nur ca. 1 cm pro Atemzug. Besonders empfindliche Stellen können mit feinen Auf-und-ab-Mikrobewegungen durchgearbeitet werden.

3. Wenn die Schmerzen in dieser Zone nachgelassen haben, können Sie über sanfte Kopfbewegungen die Gewebeverschieblichkeit optimieren.

Alternative
In Rückenlage:

1. Um die Strukturen direkt am Kopf angrenzend zu erreichen, empfehlen wir, die Übung auf dem Boden in Rückenlage mit aufgestellten Beinen zu machen. Durch sanftes und langsames Rollen des Kopfes nach rechts und links können Sie Punkte mit Druckschmerzen aufsuchen und mit Mikrobewegungen behandeln. Auch kleine Nickbewegungen verbessern die Verschieblichkeit der einzelnen Gewebeschichten.

Richtig üben

Sie können diese Übungen täglich mit 5–8 Rollbewegungen durchführen. Die Variation in Rückenlage sollten Sie am besten abends durchführen, da sie durch Einflussnahme auf das vegetative Nervensystem sehr schläfrig machen kann.

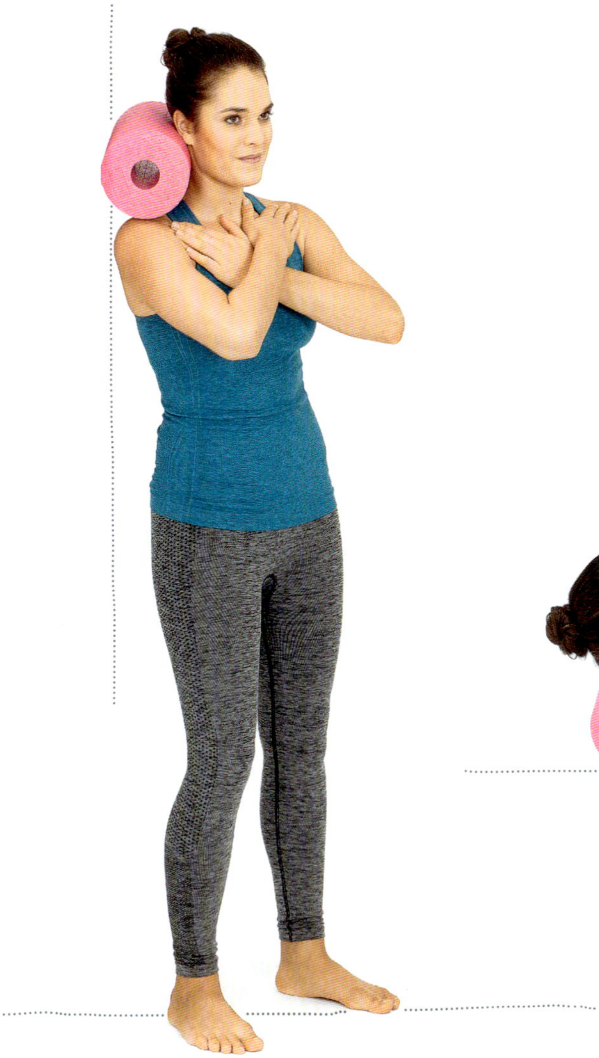

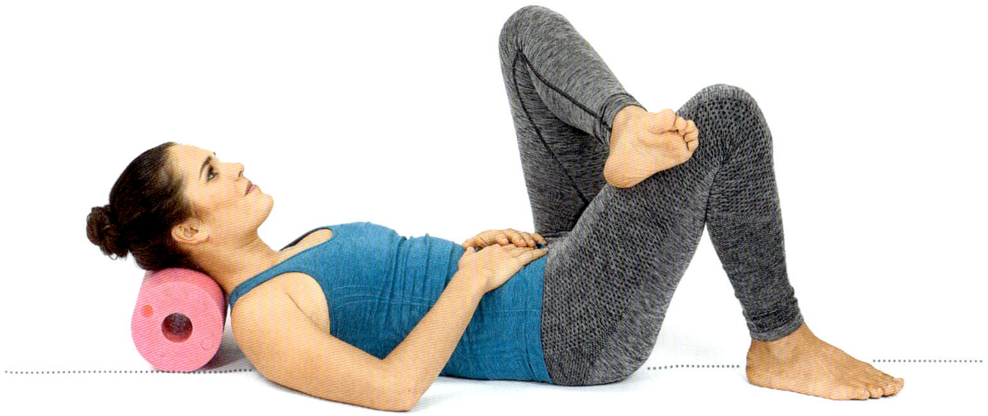

Integrieren
Wackeldackel

ZIEL Mit dieser Übung mobilisieren und lösen Sie Ihre kurzen Nackenmuskeln. Diese bewegen nicht nur Ihren Kopf, sondern können auch unangenehm verspannen und zu Kopfschmerzen und Ohrgeräuschen führen.

HILFSMITTEL Sie benötigen einen Wandspiegel.

VORBEREITUNG Sie können diese Übung im Stehen oder im Sitzen, am besten vor einem Spiegel, durchführen.

Ausführung

1. Kennen Sie den Wackeldackel auf der Hutablage einiger Autos? Stellen Sie sich bitte vor, Sie wären so ein Wackeldackel. Versuchen Sie, sehr kleine Nickbewegungen durchzuführen, ohne dabei die Halswirbelsäule zu bewegen. Das Tempo ist Ihnen dabei überlassen.

2. Bleiben Sie erst einmal in der entspannten Mittelposition für etwa 20–30 Sekunden. Wenn Sie spüren, dass Sie den Kopf angenehm und frei bewegen können, drehen Sie ihn unter den Nickbewegungen langsam nach rechts. Die Koordination wird evtl. eine Herausforderung darstellen.

3. Lassen Sie sich Zeit, der Bewegungsweg darf gerne weitere 30 Sekunden in Anspruch nehmen. Am Ende angekommen, geht es dann in die Linksdrehung.

Alternative
Sparsame Bewegung:

Gerne können Sie einmal in der Mittelstellung probieren, ob es Ihnen während der Übung gelingt, den Kopf etwas schräg zu kippen, ohne dass die Bewegung in der Halswirbelsäule ankommt. Das dehnt und mobilisiert zusätzlich die seitlichen Strukturen.

Richtig üben

Sie können diese Übung als kleine aktive Pause während Ihrer sitzenden oder stehenden Tätigkeit ausführen. Generell spricht alles dafür, diese Übung regelmäßig bei gleichbleibender Tätigkeit am Arbeitsplatz durchzuführen. Sie können dies täglich, gerne auch stündlich tun, um Verspannungen in den kurzen Nackenmuskeln vorzubeugen.

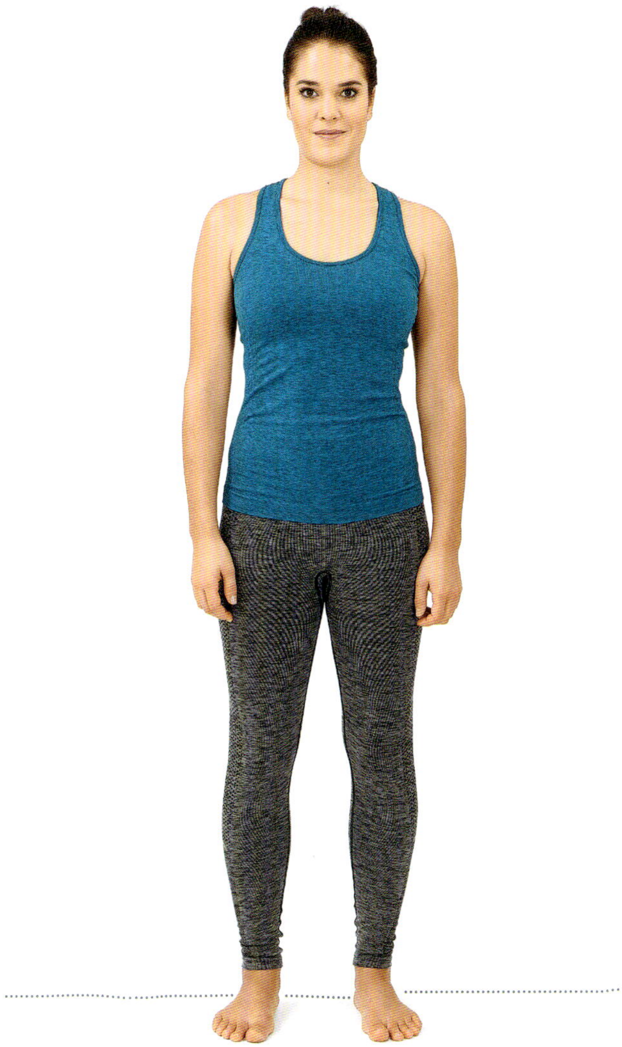

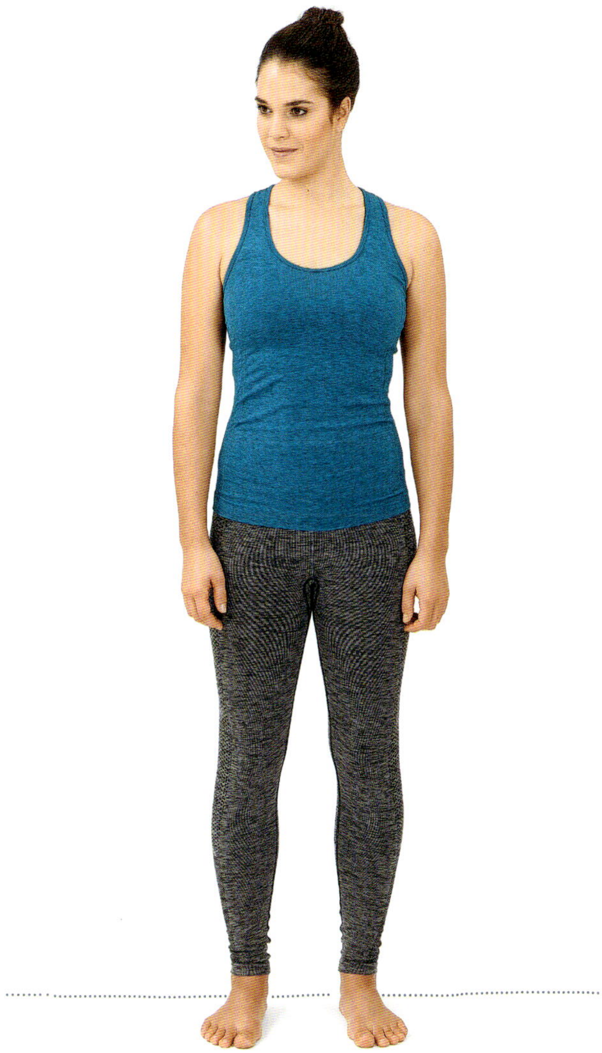

Integrieren
Nackendehnung

ZIEL Lange sitzende Tätigkeiten fordern Ihren Preis. Oftmals fühlt sich unser Hals völlig unbeweglich und steif an und es kann zu Spannungskopfschmerzen kommen. Wir zeigen Ihnen, wie Sie dieses Problem ohne Hilfsmittel schnell lösen können.

HILFSMITTEL Zu Beginn würden wir Ihnen die Übung sitzend auf einem Stuhl empfehlen, später können Sie sie gut im Stehen durchführen.

VORBEREITUNG Stellen Sie sich entspannt hin.

Ausführung

1. Nun neigen Sie Ihren Kopf so weit nach vorne, bis Sie in Ihrem Nacken eine leichte Dehnung spüren. Diese sollte leicht und angenehm sein.

2. Aus dieser Position blicken sie langsam nach rechts und anschließend nach links. Die Vorstellung, Sie hätten Wasser in Ihrem Ohr, das sie ausgießen möchten, könnte Ihnen helfen, die Bewegung auszuführen. Lassen Sie sich Zeit. Für einen Bewegungsweg nach rechts und zur Mitte zurück sollten Sie 5–6 Atemzüge planen.

3. Nach etwa 3–4 Wiederholungen sollte die Spannung deutlich nachlassen. Spüren Sie in sich hinein. Tut sie dies nicht, sind Sie möglicherweise schon zu weit in die Beugung gegangen und sollten sich wieder etwas aufrechter einstellen.

4. Erst wenn die Spannung in der Mittelposition nicht mehr spürbar ist, beugen Sie den Hals wieder etwas weiter ein und beginnen erneut mit der Kopfdrehung.

5. Sie können sich in 2–4 Etappen herunterarbeiten.

Alternative »Leichte Brise«:

Ergänzen Sie die Übung um eine sanfte »Wiegebewegung« des Kopfes. Stellen Sie sich vor, eine sanfte Brise ließe Ihren Kopf wie einen Grashalm sanft hin und her schwanken.

Richtig üben

Ob bei langen Autofahrten oder ununterbrochener Schreibtischarbeit, diese Übung ist überall einfach durchzuführen. Sie können sie prophylaktisch oder nach Bedarf anwenden.

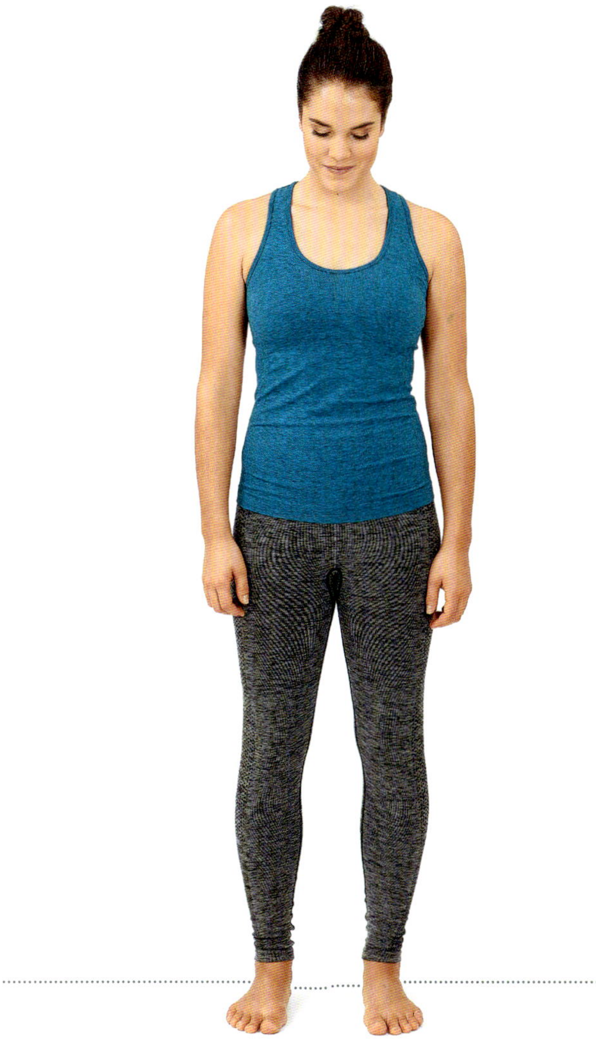

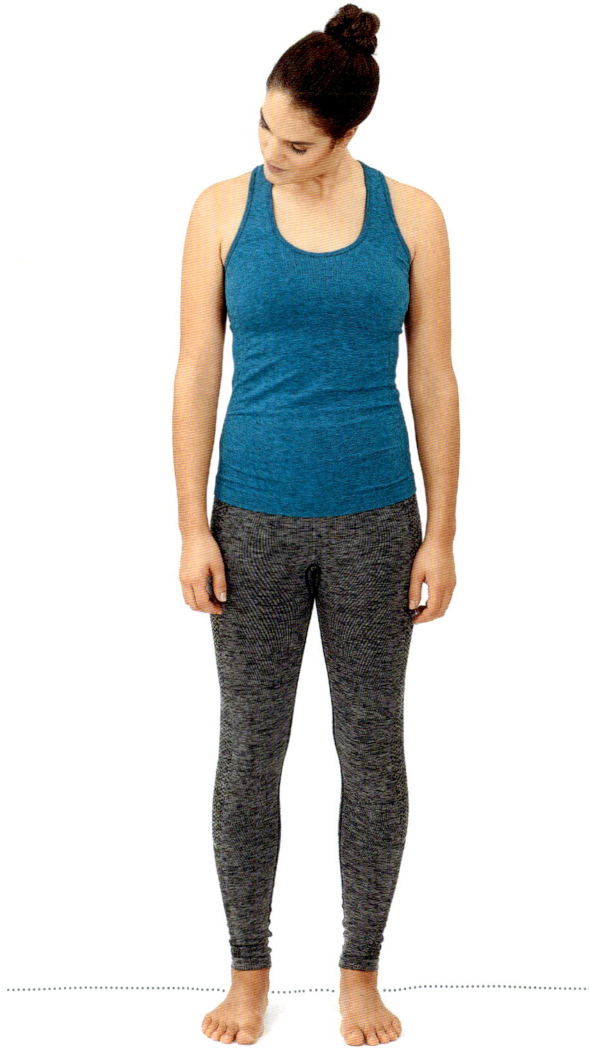

Integrieren
Große Augen machen

ZIEL Insbesondere lang anhaltende Tätigkeit mit fokussiertem Blick wie z. B. am Computer verlangen unseren Augen viel ab. Wenn Sie während der Übung ein leichtes Ziehen spüren, ist das ein Hinweis auf einen Bewegungsmangel Ihrer Augen. Entspannte Augenmuskeln verhelfen zu einer besseren Konzentration!

HILFSMITTEL Diese Übung können Sie im Stehen ausführen.

VORBEREITUNG Bringen Sie sich in eine aufgerichtete Position.

Ausführung

1. Stellen Sie sich vor, Ihr Blickfeld ist quadratisch und Sie fangen mit einem Blick in die obere rechten Ecke an, ohne dass Sie den Kopf dabei bewegen. Lenken Sie Ihre Augen so weit Sie können, dorthin und halten Sie diese Position etwa 5 Sekunden. Dann schauen Sie in die untere rechte Ecke, in die untere linke und die obere linke Ecke jeweils für 5 Sekunden. Danach gönnen Sie Ihren Augen eine kleine Pause.

2. Wiederholen Sie die eben genannte Übung nun einmal gegen den Uhrzeigersinn. Spüren Sie, dass eine Richtung unangenehmer ist als die andere?

3. Nach 2–3 Durchgängen in jeder Richtung werden Sie deutlich weniger Spannung in den Augenmuskeln spüren. Dann können Sie die Übung beenden.

Richtig üben

Interessanterweise kann man nach dieser Übung besser sehen und lesen, daher lohnt es sich, diese Übung möglichst häufig in den Alltag einzubauen. Jeweils eine Runde für jede Richtung sollte den Abschluss eines anstrengenden Arbeitstages bilden.

Zudem kann die Augengymnastik im Sinne der kreativen Wahrnehmung in jede andere Übung integriert werden. Probieren Sie es einmal aus, wenn Sie Ihren Hals rollen oder Ihren Arm behandeln. An der Grenze zum Wohlfühlschmerz probieren Sie einfach unterschiedliche Augenstellungen aus und spüren, ob diese einen Einfluss auf den Punkt haben. In dem Fall könnte die Kombination aus Druckbehandlung und Augengymnastik für Sie besonders wertvoll sein.

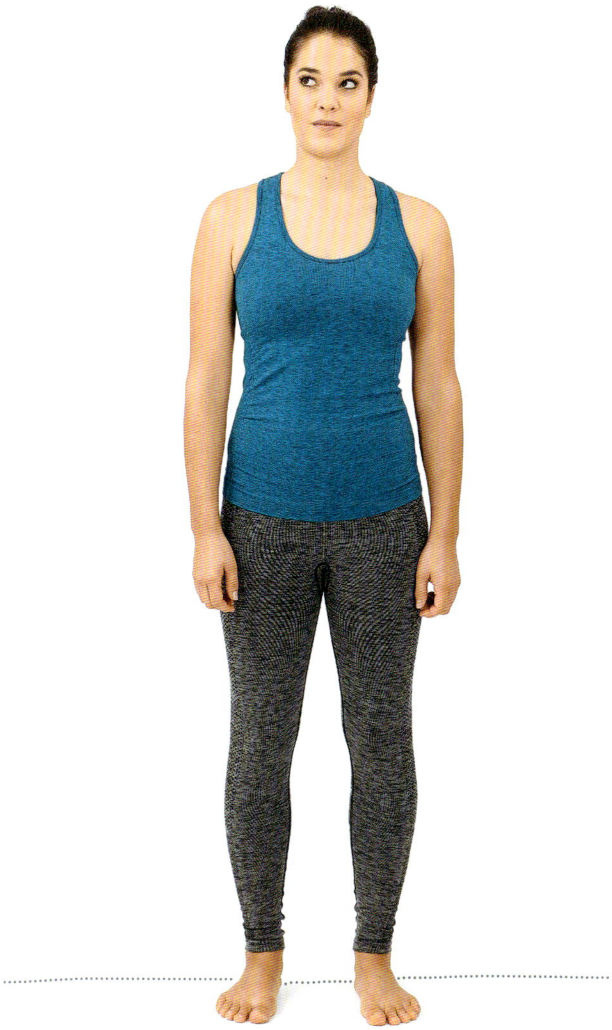

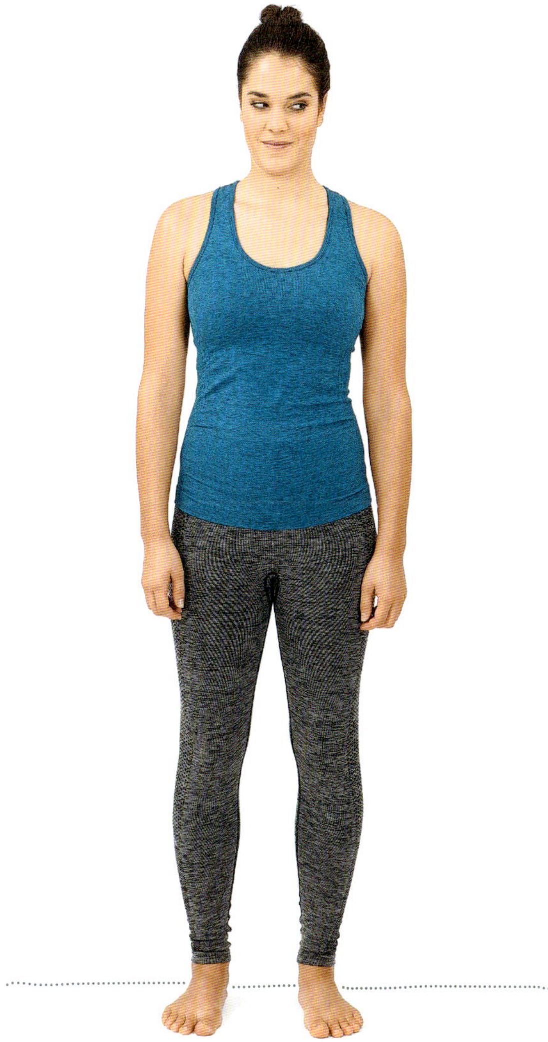

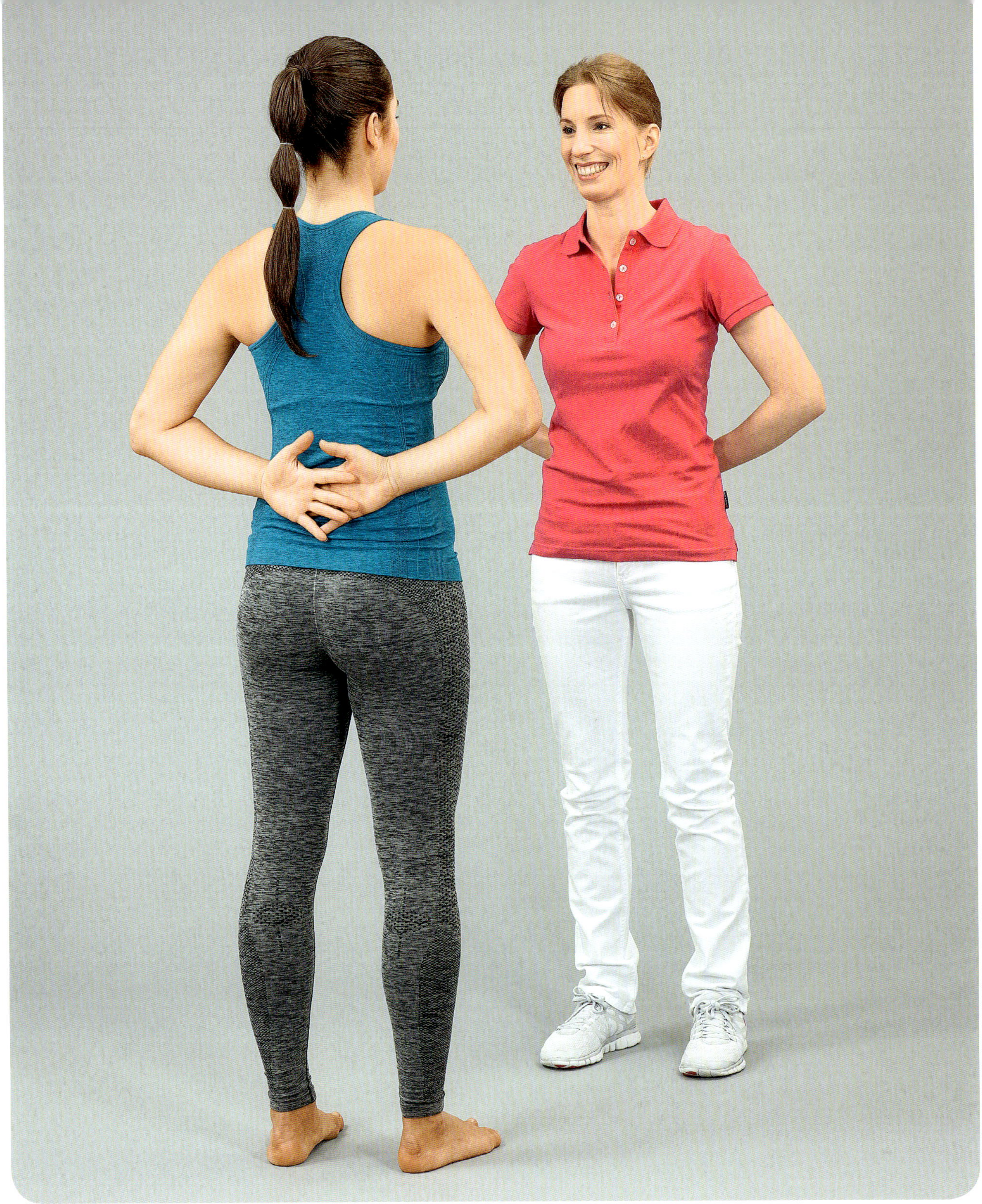

Entspannte Schultern, flexible Arme, bewegliche Hände

Einen entspannten Nacken, in sich ruhende Schultern und frei bewegliche Arme und Hände, davon träumen viele Menschen. Wir helfen Ihnen gerne, diese Träume wahr werden zu lassen und zeigen Ihnen Übungen, die Sie einfach in Ihren Alltag integrieren können.

10 gute Gründe für bewegliche Arme und Hände

1– Sie werden geschmeidig! Wenn der Schultergürtel geschmeidig ist, dann ist es der Nacken auch.

2– Erfahren Sie die positive Einflussnahme auf Spannungskopfschmerzen durch entspannte Nackenmuskeln und ein verbessertes Zusammenspiel von Oberkörper, Halswirbelsäule und Schultergürtel.

3– Sie schlafen unbeschwert durch!

4– Schmerzausstrahlungen in die Arme und Hände während der Nacht werden weniger.

5– Unangenehme Verhärtungen der Muskeln, die auf die Nerven drücken können und dadurch ein Kribbeln in den Armen und Händen hervorrufen, verschwinden.

6– Sie werden die Arme wieder besser bewegen können. Schmerzen beim Pulloverausziehen oder während Sie den Mantel anziehen, werden bald der Vergangenheit angehören.

7– Kraftvolles Zupacken mit den Händen wird wieder möglich. Endlich können Sie Schraubverschlüsse wieder selber öffnen.

8– Ihre Selbstbehandlung von Triggerpunkten lässt Schmerzen verschwinden.

9– Durch das richtige Handling werden Tennis- und Golferarm langfristig entlastet. Ihr Aufschlag wird wieder gefürchtet oder Ihr Handicap wird sich verbessern. Lieben Freunden die Hand zu schütteln oder etwas zu trinken einzuschenken tut nicht mehr weh.

10– Sie erfahren, wie Sie die Schulter in die richtige Position bringen und darin halten können.

Die Querachse des Oberkörpers

Bewegen Sie doch bitte einmal spontan den Schultergürtel, indem Sie die Schultern sanft nach vorne kreisen lassen. Was spüren Sie dabei? Ist die Bewegung reibungslos und spannungsfrei oder knubbelt und knackt es im »Gebälk«? Wir selbst gehörten in jedem Fall zur zweiten Kategorie, bevor wir unseren myofaszialen Strukturen der Schultern und Arme besondere Aufmerksamkeit zukommen ließen.

Diese Geräusche, die während der Bewegung spürbar und nicht selten auch für andere hörbar sind, rühren nicht von schweren Gelenkschäden her, wie wir erst selbst vermuteten. Nein, sie teilen uns in beeindruckendem Maße mit, wie es sich anhören kann, wenn Gleitprozesse im Bindegewebe gestört sind und verfilzte Faszien übereinanderreiben.

Da wir diese Geräusche nicht so gerne hören und ihnen keine Bedeutung zuordnen können, lassen wir diese Bewegung lieber sein.

Ein Auflösen dieser Knubbel und Verfilzungen reduziert nicht nur die Geräusche, sondern auch das Spannungsgefühl im Schultergürtel, das immer wieder durch Fehlhaltungen und Überlastungen im Alltag und am Arbeitsplatz entsteht.

Störungen im Bereich der Schulter-Arm-Region

Beschwerden können vielfältige Ursachen haben. Nicht nur chronischer Bewegungsmangel, schwere körperliche Arbeit oder die alltägliche einseitige Arbeitsbelastung sind Auslöser für verklebtes und verfilztes Fasziengewebe. Auch alte Geschehnisse, die Sie möglicherweise längst vergessen haben, wie Unfälle, Sportverletzungen und Operationen, die mit unelastischem Narbengewebe einhergehen, tragen zu einem verminderten Gleitverhalten der Strukturen bei.

Sicher kennen Sie die Sprichwörter: »Der Alltag lastet auf unseren Schultern« oder »Jeder hat sein Päckchen zu tragen«. Vielleicht finden Sie sich in den genannten Beschwerden wieder.

In dieser Region finden sich folgende Beschwerden häufig:

- Verspannungen der Schulter-, Nacken- und Brustmuskulatur und der Faszien
- Schmerzen und/oder Bewegungseinschränkungen des Schultergelenkes beim Anheben des Armes
- Schmerzen und/oder Bewegungseinschränkungen beim Anziehen einer Jacke
- Schlafen in Seitenlage ist nicht möglich
- ausstrahlende Schmerzen in oder unter das Schulterblatt
- Schmerzen im Unterarm in Ruhe oder bewegungsabhängig, z. B. beim Auf- oder Zudrehen von Flaschen, beim Drücken der Türklinke oder beim Bedienen der Computermaus
- unangenehmes Gefühl, nicht zu wissen, wie die Schultern spannungsfrei gehalten werden können
- schlechte Körperhaltung
- plötzliche Kraftlosigkeit in Arm oder Hand
- Schmerzen und/oder Bewegungseinschränkungen des Daumens und der Hand
- in den Arm ausstrahlende Schmerzen
- Kribbeln im Arm, in den Fingern oder der Hand (Sensibilitätsstörungen)
- Spannungskopfschmerzen

Schulter und Arme: tagtäglich beansprucht

Oberflächlich gesehen umhüllen Faszien unseren Arm wie einen Strumpf. Dieser endet aber nicht an der Schulter, sondern geht flächig in unser Netzwerk der Hals-/Nacken- und Rückenfaszie über.

Früher haben wir nur den Muskeln unseres Schultergürtels und denen der Arme Aufmerksamkeit geschenkt, von muskulären Verspannungen oder Muskelschwäche

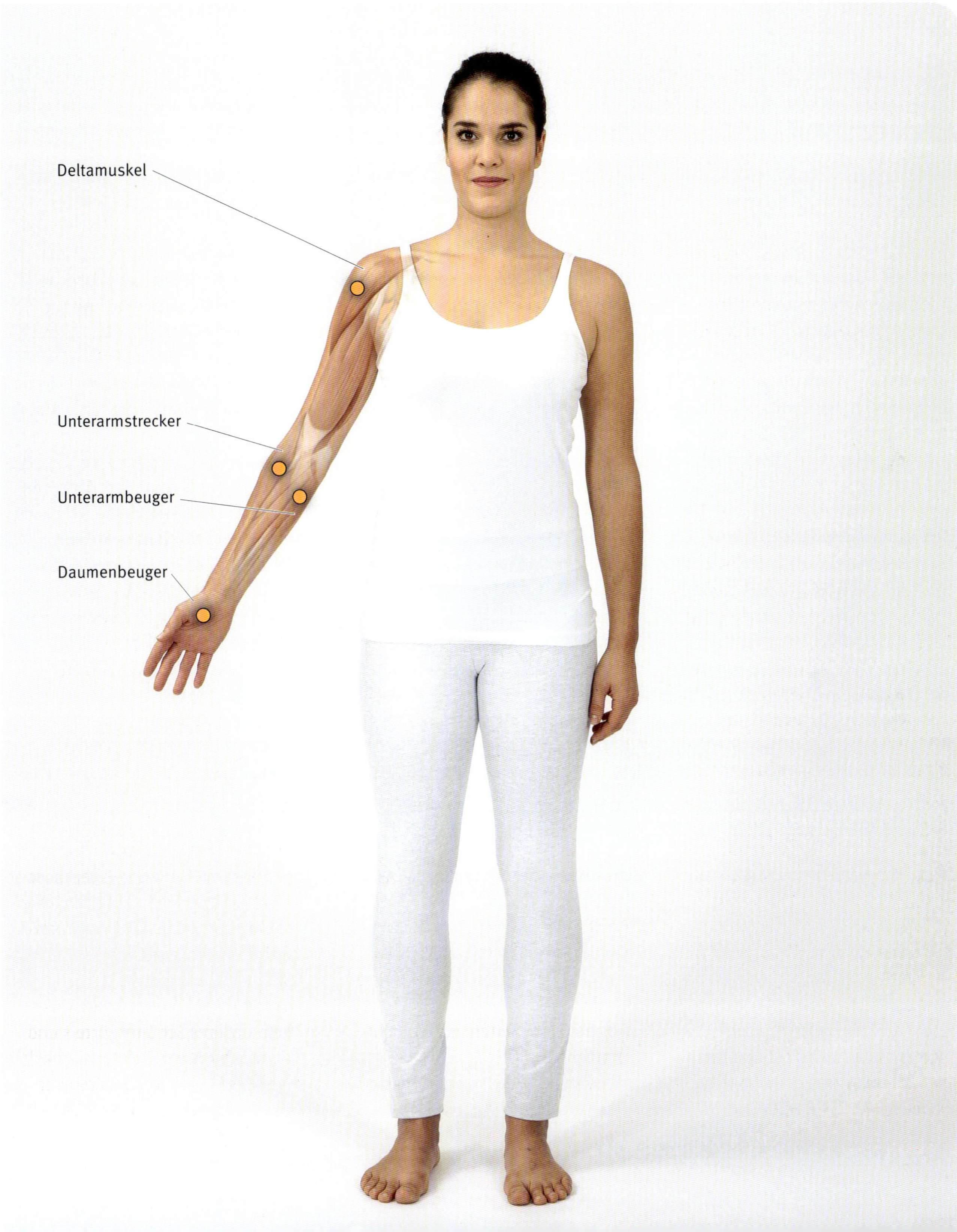
Deltamuskel
Unterarmstrecker
Unterarmbeuger
Daumenbeuger

gesprochen und diese mit einem gezielten Training zu kräftigen versucht. Wenn aber die Faszien an Elastizität und Gleitfähigkeit verlieren, kommt es zu Kompressionssyndromen der versorgenden Nerven und Gefäße des Armes und zu den typischen Kribbelgefühlen oder sogar Schmerzen in den Fingern.

Auch die Faszien der Finger bleiben nicht verschont, wenn sie stundenlang eine Computermaus oder einen Kugelschreiber führen mussten. Spüren Sie bitte einmal nach, wie sich Ihre Hand nach so einer anstrengenden Tätigkeit anfühlt. Spreizen Sie die Finger weit auf und fausten Sie diese anschließend wieder. Wiederholen Sie das einige Mal und vielleicht werden Sie spüren, dass sich die Spannung nach etwa 3–4 Wiederholungen reduziert. Wird diese Spannung nicht gelöst, sondern durch gleichbleibende Tätigkeiten gehalten oder sogar erhöht, tritt allmählich eine Fasziensteife mit Verklebungen und Verfilzungen des Bindegewebes ein.

Triggerpunkte der Arme

Die verschiedenen Muskeln der Arme sind nahezu ständig in Bewegung – Grund genug, ihnen und den dazugehörenden Triggerpunkten einen Moment Aufmerksamkeit zu schenken:

Musculus infraspinatus – dieser Muskel stabilisiert die Schulter in vielen Alltagsbewegungen. Seine Triggerpunkte strahlen über den Arm bis in die Hand aus.

Der Musculus deltoideus kann den Arm in unterschiedliche Richtungen heben. Ist er verspannt, können Strukturen der Schulter eingeklemmt werden. Triggerpunkte in diesem Muskel erkennen Sie an schmerzenden Oberarmen, während Sie die Arme heben. Für die Muskulatur der Oberarme und Schultern finden Sie im folgenden Übungsteil einige sehr schöne Übungen, wie das »Arme rollen« (Seite 88).

Der große Brustmuskel (Musculus pectoralis major) verkürzt sich, wenn Sie viel am Computer arbeiten oder andere Tätigkeiten vor dem Körper ausüben. Seine Triggerpunkte können über den gesamten Arm bis in die Hand ausstrahlen oder lokale Schmerzen auslösen.

Die Unterarmstrecker sind die Muskeln, die die Finger strecken und die Hand heben. Sie verspannen sich bei der Arbeit mit der Computermaus oder -tastatur. Verletzungen können beim Tennisspielen entstehen und Triggerpunkte hervorrufen. Sie schmerzen oft bei Menschen mit »Tennisarm«.

Triggerpunkte in der Beugemuskulatur der Finger und des Handgelenks lösen häufig Schmerz in der Handfläche und dem Daumen aus. Sollten Sie viel am Computer arbeiten oder sich einmal beim Golfspiel verletzt haben, können diese Muskeln Probleme bereiten. Durch ein gezieltes Rollentraining oder die Übung »Faszinierende Trennung« (Seite 96) können Sie sich bei den Golf- oder Tennisarmbeschwerden helfen.

Wenn Sie sich bei einem Sturz mit der Hand abgefangen haben, kann der Muskel am Daumenballen (Musculus adductor pollicis) verletzt werden. Häufig verfängt sich der Daumen auch in der Handschlaufe eines Skistockes oder es kommt zu Verletzungen bei verschiedenen Ballsportarten (Handball, Volleyball etc.). Wenn Sie Ihre sozialen Beziehungen gerne per Kurzmitteilungen pflegen, drohen Überlastungen der Daumenmuskulatur. Bei begeisterten Computerspielern beobachtet man inzwischen das Schmerzphänomen des »Daddeldaumens«! Triggerpunkte im Daumenballen lassen einfachste Handgriffe schmerzhaft werden. Die Übung »Freier Daumen« (Seite 98) ermöglicht Ihnen, diesen wichtigen Teil Ihrer Hand wieder voll einsatzfähig werden zu lassen.

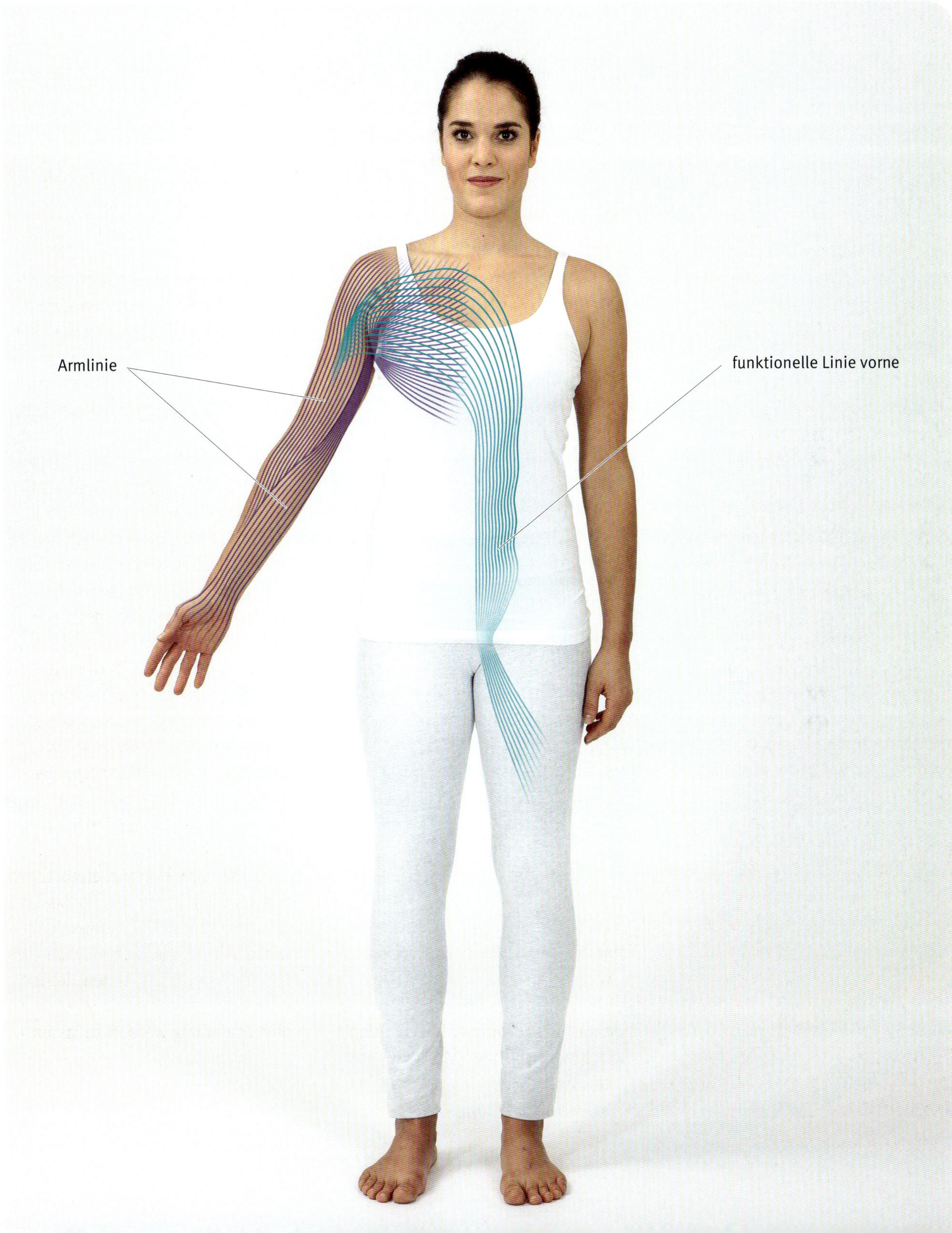
Armlinie
funktionelle Linie vorne

Wahrnehmen
Schulterbeweglichkeit

ZIEL In diesem Test können Sie Ihre Schulter- und Armbeweglichkeit überprüfen. Zudem testen Sie Ihren angrenzenden Netzwerkpartner, die Brustwirbelsäule, die Sie für den Nackengriff in eine gute Streckung bringen müssen.

VORBEREITUNG Stellen Sie sich locker mit hüftbreit auseinander gestellten Beinen hin. Ihre Brustwirbelsäule ist bestmöglich aufgerichtet und Ihr Blick geht geradeaus.

Ausführung: Nackengriff

1. Nun führen Sie mit beiden Armen den Nackengriff aus, indem Sie mit gebeugten Ellenbogen Ihre Hände hinter dem Kopf verschränken. Im Idealfall ist es Ihnen möglich, die Hände etwas tiefer und entspannt auf Ihren Hals abzulegen. Die Hände liegen übereinander und Ihre Kleinfingerseite sollte die Unterkante Ihres Kopfes berühren. Spüren Sie bitte nach, ob Ihnen diese Bewegung mühelos gelingt. Spüren Sie in einer Region etwas Spannung oder sogar Schmerz? Ist diese Spannung lokal oder weiter entfernt zu spüren? Und wenn Sie beide Schultern miteinander vergleichen, lässt sich eine Seite leichter und freier bewegen als die andere?

2. Wenn Ihnen dies gut möglich ist, können Sie Ihre Schulter in maximaler Streckung und Außenrotation bewegen.

Ausführung: Schürzengriff

1. Stellen Sie sich wieder locker mit hüftbreit auseinander gestellten Beinen hin. Richten Sie Ihre Brustwirbelsäule aus und schauen Sie dabei nach vorne.

2. Führen Sie bitte nun den Schürzengriff durch, als wollte Sie auf Ihrem Rücken eine Schürze zubinden. Wie fühlt es sich für Sie an, wenn Sie diese Bewegung durchführen? Sind beide Schultergelenke gleich gut beweglich oder spüren Sie an einer Stelle Spannung oder sogar Schmerz? Dann merken Sie sich den Bewegungsweg und die Zone, in der Sie die Spannung wahrnehmen, um sie nach der Behandlung erneut zu überprüfen.

3. Falls es Ihnen mühelos gelingt, können Sie gern einmal austesten, wie weit Sie Ihre Hände an Ihrer Wirbelsäule kopfwärts schieben können.

Für diese Testung benötigen Sie die maximale Innenrotation und Anspreizbewegung (Adduktion) Ihrer Schultern.

Zusätzlich können noch die angrenzenden Netzwerkpartner ausgetestet werden. Was spüren Sie, wenn Sie Ihren Kopf absenken oder zur Seite neigen? Oder nimmt die Gewebsspannung zu, wenn Sie die Brustwirbelsäule einbeugen? Wenn dies der Fall ist, sollten Sie diesen Netzwerkpartner mitbehandeln.

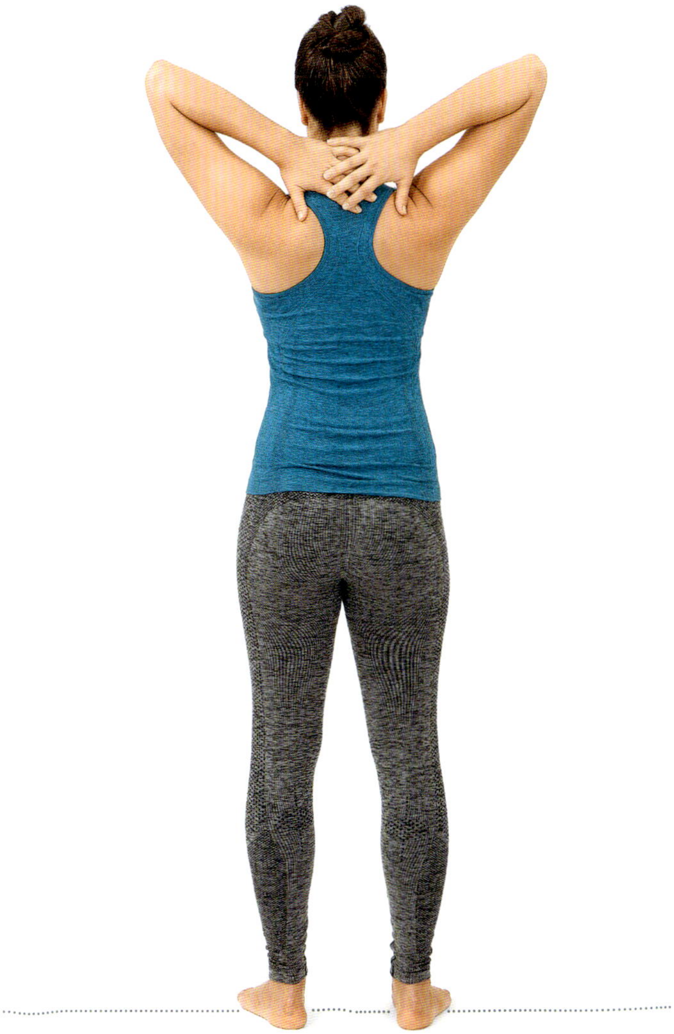

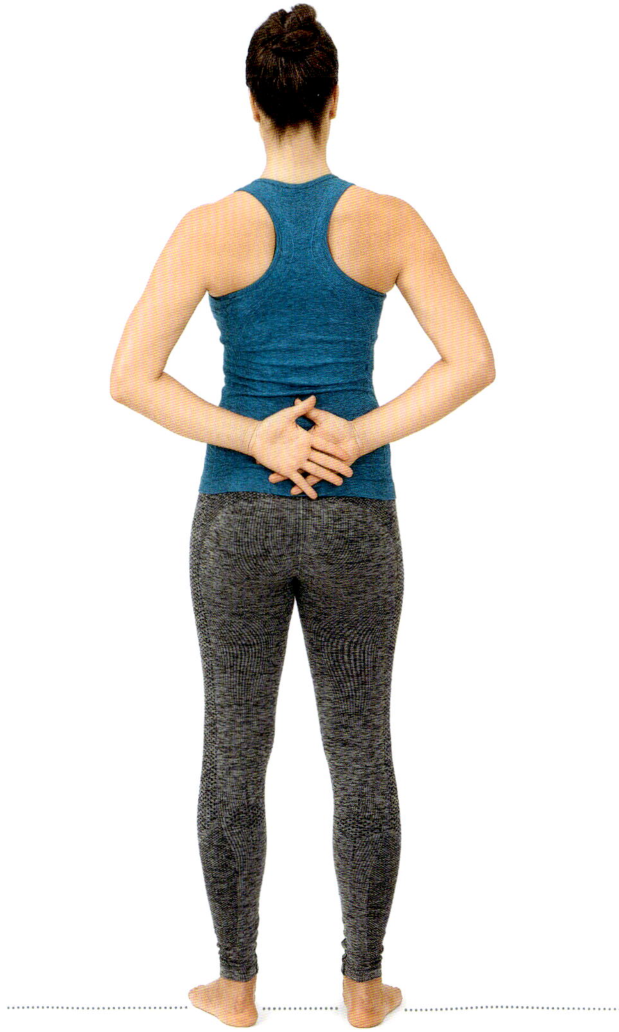

Verändern
Arme rollen

ZIEL Eine erhöhte Spannung im umliegenden Gewebe der Schulter wirkt sich ungünstig auf die Beweglichkeit des Schultergelenkes aus. Nachdem Sie diese reduziert haben, ist häufig eine spontane Verbesserung zu beobachten.

HILFSMITTEL Für diese Übung benötigen Sie eine große Faszienrolle und eine stabile Wand.

VORBEREITUNG Stellen Sie sich seitlich, die Füße hüftbreit auseinander, zur Wand und lehnen Sie sich mit dem seitlichen Anteil des Oberarms an die Rolle. Hierbei ist es wichtig, darauf zu achten, dass der Oberkörper den Arm passiv an die Rolle drückt und nicht der Arm aktiv wird. Je weiter Sie die Füße von der Wand weg stellen, desto stärker wird der Druck auf die Rolle und desto intensiver die Auswirkungen auf die Faszien und das Bindegewebe.

Ausführung

1. Wählen Sie bitte erst einmal eine sanfte Intensität und stellen Sie sich etwa eine Fußlänge weit von der Wand weg. Sie sollten einen leichten Druckschmerz spüren, den Sie gut aushalten können.

2. Wenn dieser immer noch zu stark ist, gehen Sie noch näher an die Wand, um ihn zu reduzieren, oder stützen sich mit der freien Hand zusätzlich an der Wand ab. Über Jahre stark gestresstes Gewebe kann sehr schmerzempfindlich sein und benötigt genügend Zeit, um loszulassen.

3. Falls Sie keinen Druckschmerz spüren sollten, rollen Sie sich langsam hoch und runter und begeben Sie sich auf die Suche nach empfindlichen oder leicht schmerzhaften Zonen. Sie können hierfür die gesamte Fläche des Oberarmes nutzen, vom Schulterdach bis zum Ellenbogen. Häufige Schmerzzonen sind auf halber Höhe des Oberarmes und unterhalb des Schulterdaches zu finden.

4. Wenn Sie nun eine schmerzhafte Stelle gefunden haben, verringern Sie das Tempo und das Bewegungsausmaß (Mikrobewegungen). Lässt die Spannung nach, können Sie über ein Eindrehen des vorderen/hinteren Oberkörpers zu der Wand neue Zonen behandeln.

5. Möglicherweise haben Sie nun einen Punkt gefunden, an dem es unangenehm ist, darüberzurollen. Dann halten Sie inne und warten ab, bis sich das Gewebe unter der Rolle entspannt. Das kann einige Atemzüge (6–8) lang dauern.

6. Anschließend können Sie aus dieser Position den Arm sanft ein- und ausdrehen oder die Hand langsam anwinkeln und wieder strecken, um die Verschieblichkeit im Gewebe zu begünstigen.

Richtig üben

Die 5–8 Rollbewegungen sollten sehr langsam mit etwa 1 cm pro Atemzug durchgeführt werden. Denken Sie bitte immer wieder an die Mikrobewegungen und den Einsatz Ihrer angrenzenden Netzwerkpartner.

Um Ihr Gewebe langfristig geschmeidig zu halten, empfehlen wir Ihnen, diese Übung 1- bis 2-mal pro Woche durchzuführen.

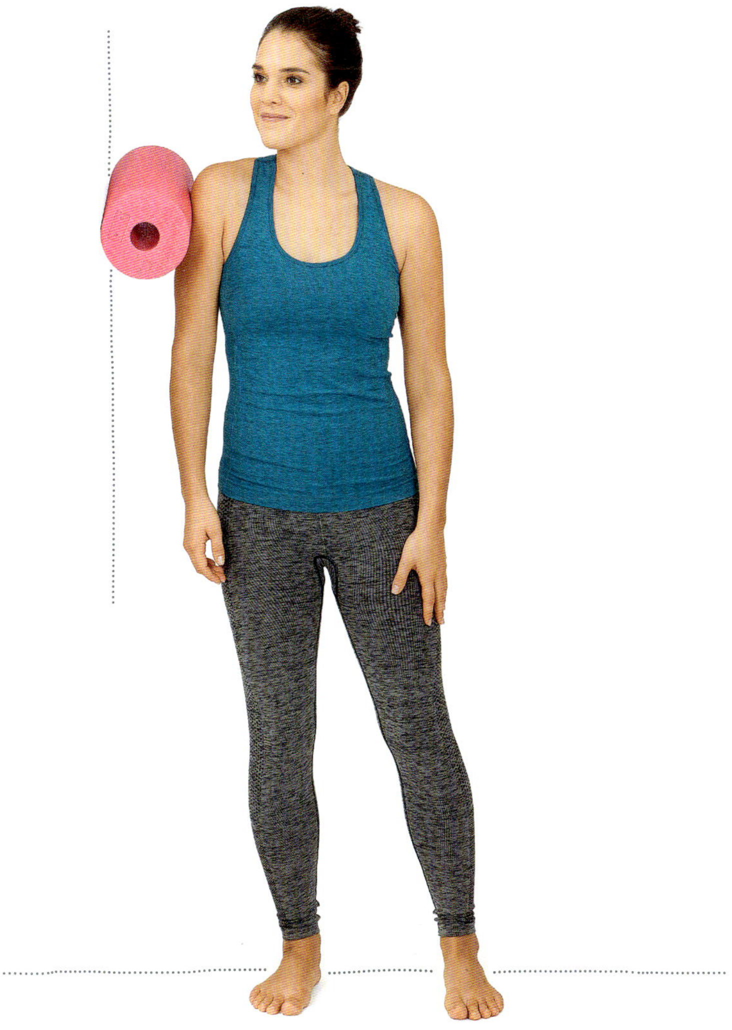

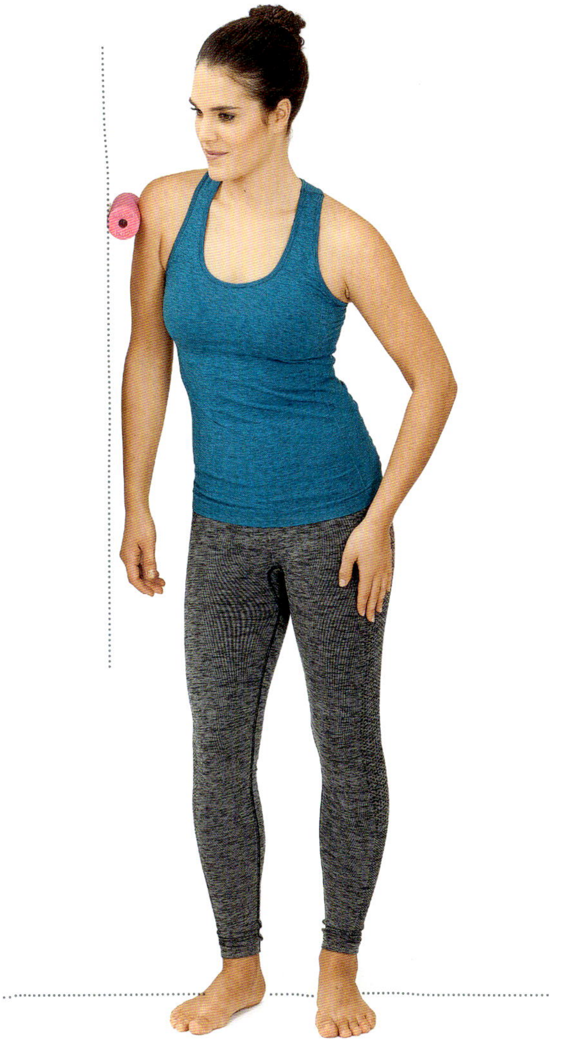

Verändern
Arme hoch

ZIEL Insbesondere die myofaszialen Strukturen, die auf und unter dem Schulterblatt liegen, werden täglich v.a. bei sitzender Tätigkeit stark beansprucht und können mit einer einfachen Übung leicht gelöst werden.

HILFSMITTEL Sie brauchen nur die Faszienrolle und eine Wand.

VORBEREITUNG Stellen Sie sich seitlich einen Schritt von der Wand weg, die Füße etwa hüftbreit auseinander.

Ausführung

1. Heben Sie nun den gestreckten Arm an und legen Sie die Rolle zwischen Ihrer Achsel und der Wand an.

2. Über die vorsichtige Verlagerung des Körpergewichtes zur Rolle hin und die Entfernung der Füße von der Wand können Sie die Intensität selbst regulieren. Nun suchen Sie wieder über langsames Auf- und Abrollen nach empfindlichen oder sogar schmerzhaften Zonen in dieser Region.

3. Wenn Sie fündig geworden sind, bleiben Sie in diesem Bereich und bearbeiten ihn mit Mikrobewegungen oder räkeln sich dort hinein.

4. Wenn Sie in der Region der Achsel keinerlei Druckschmerzen auslösen können, lohnt es sich in jedem Fall, sich um die Körperachse nach hinten zu drehen. Die Rolle sollte nun auf dem seitlichen Teil des Schulterblattes liegen. Hier sind die häufigsten Spannungen der Faszien und Triggerpunkte zu finden.

5. Sie werden überrascht sein, dass Sie Schmerzpunkte finden, wo Sie keine erwartet haben. Auch hier gehen Sie wie oben bereits beschrieben vor und versuchen, die Spannungen im Gewebe zum Schmelzen zu bringen.

Richtig üben

Der Druckschmerz sollte sich nach 5–8 Wiederholungen etwas reduzieren. Ganz auflösen wird er sich erst nach etwa 4–5 Eigenanwendungen, aber Sie werden von Mal zu Mal spüren, dass die Schmerzintensität weniger wird und sich der Druckschmerz schneller auflöst. Mit zunehmender Erfahrung wird es Ihnen immer leichterfallen, die Übungsintensität richtig zu dosieren.

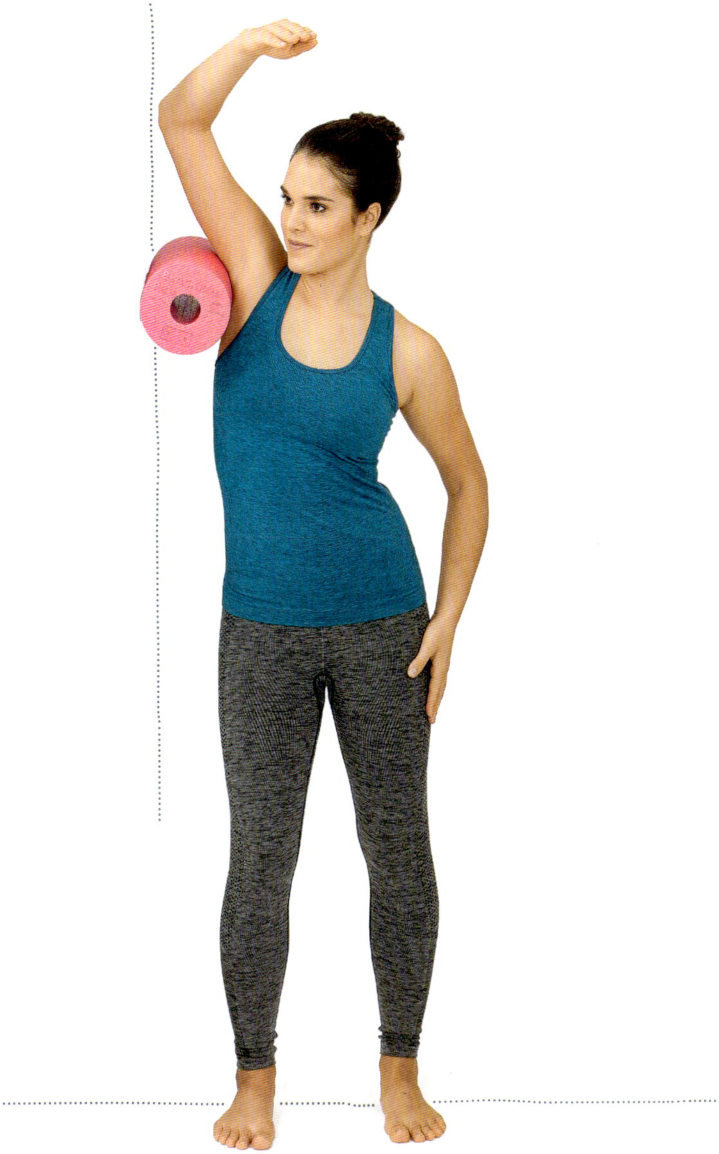

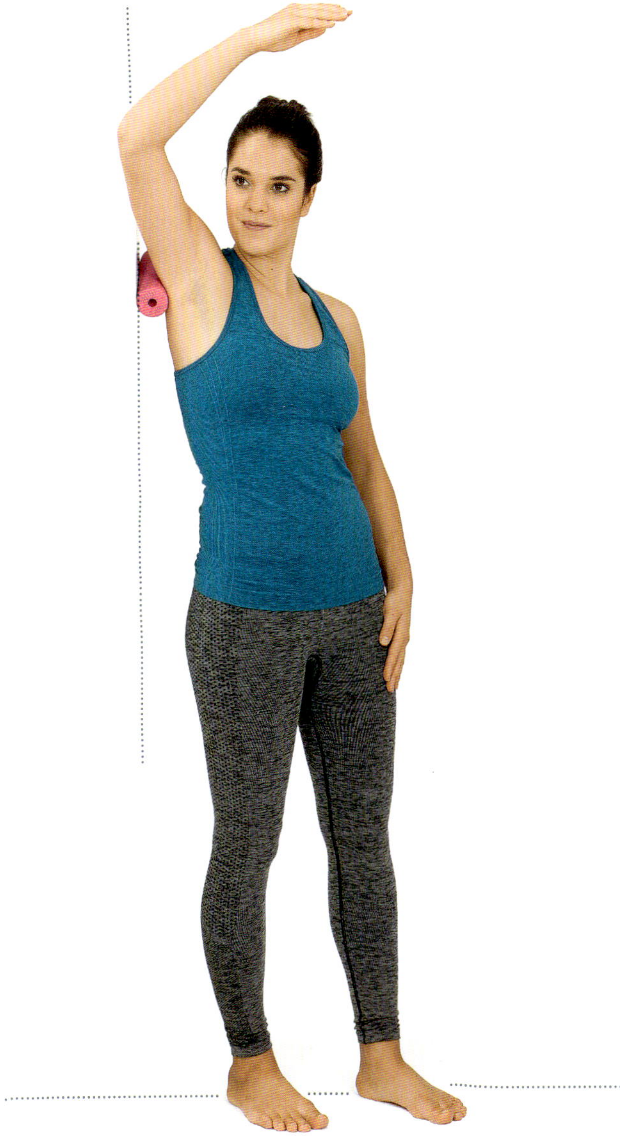

Verändern

Tennisarm wegrollen

ZIEL Durch die tägliche Arbeit werden unsere Strukturen am Unterarm stark beansprucht und benötigen besondere Pflege, um langfristig beweglich und beschwerdefrei zu bleiben. Auch Kribbelsymptomatiken von Arm und Hand können Sie ganz einfach positiv beeinflussen.

HILFSMITTEL Sie können die Selbstbehandlung mit einer großen oder einer kleinen Faszienrolle durchführen. Alternativ können Sie auch eine gefüllte Wasserflasche benutzen.

VORBEREITUNG Stellen Sie sich seitlich einen Schritt von der Wand weg, die Füße etwa hüftbreit auseinander.

Ausführung

1. Legen Sie den angewinkelten Arm mit der Außenseite auf die Rolle etwa in Kopfhöhe an die Wand. Mit der freien Hand können Sie zusätzlichen Druck auf den Unterarm ausüben, um die Intensität zu verstärken.

2. Nun rollen Sie langsam den gesamten Verlauf des Unterarmes ab. Sie können dabei auch gerne über das Handgelenk und den Ellenbogen gehen. Dabei werden Sie vielleicht feststellen, dass der äußere Ellenbogen besonders empfindlich reagiert. Dies wird aber nach 4–5 Eigenanwendungen deutlich nachlassen.

3. Wenn Sie druckempfindliche Stellen gefunden haben, arbeiten Sie mit Mikrobewegungen lokal auf dem Gewebe. Rollen sie mit sehr kleinen Bewegungen auf einer Zone.

4. Nach etwa 6–8 Bewegungen sollte der Druckschmerz allmählich nachlassen.

5. Die Verschieblichkeit der einzelnen Schichten im Gewebe verbessern Sie weiterhin, indem Sie bei schmerzhaften Zonen die Hand öffnen und wieder schließen, das Handgelenk beugen oder strecken.

Diese Übung kann auch hervorragend auf der Schreibtischplatte durchgeführt werden, insbesondere wenn Beschwerden im Schultergelenk vorliegen.

Richtig üben

Je mehr Sie am Schreibtisch arbeiten, desto regelmäßiger sollten Sie Ihre Arme behandeln. Falls Sie es nicht täglich schaffen, möchten wir Ihnen diese Übung mindestens 2-mal pro Woche empfehlen.

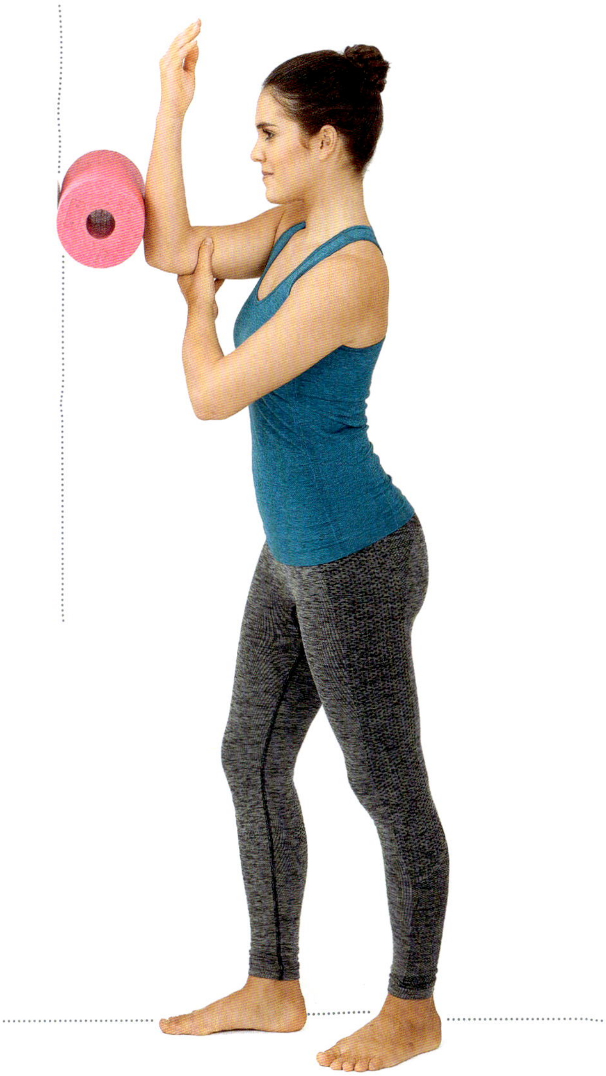

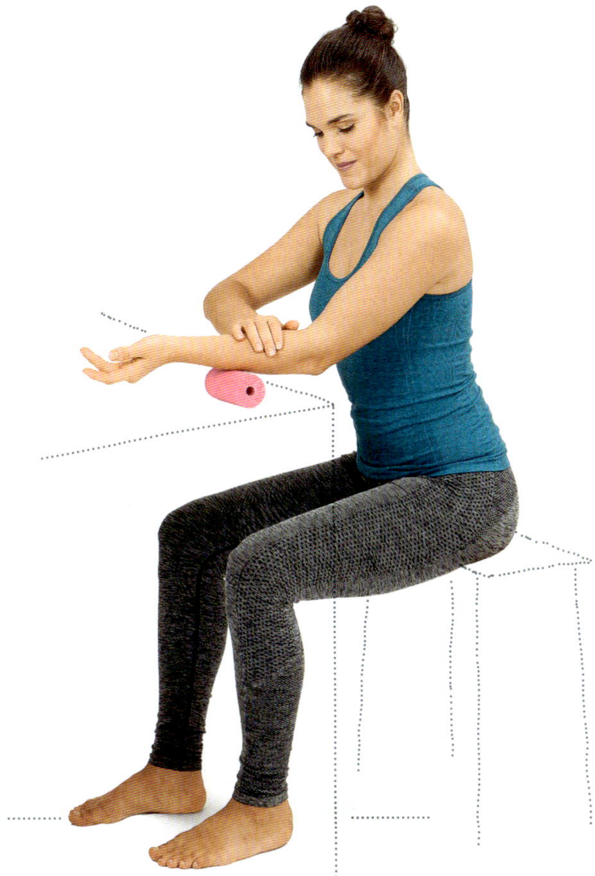

Verändern
Golfarm wegrollen

ZIEL Auch die Strukturen, die an der Beugebewegung des Unterarmes und der Hand beteiligt sind und täglich beansprucht werden, benötigen unsere Aufmerksamkeit. Sie wirken als Gegenspieler unserer Unterarmstrecker und ihre umhüllenden Faszien werden von langanhaltender Bürotätigkeit steif und unbeweglich.

HILFSMITTEL Um diese Fasziensteife wieder aufzulösen, eignet sich die Faszienrolle oder auch eine gefüllte Wasserflasche hervorragend.

VORBEREITUNG Setzen Sie sich entspannt an einen Tisch.

Ausführung

1. Legen Sie die Rolle auf eine Tischplatte und die Unterarminnenseite darauf.

2. Nun begeben Sie sich mit der Rolle auf die Suche nach schmerzempfindlichen Zonen. Lassen Sie sich Zeit beim Rollen, um zu spüren, wo genau Ihre persönlichen Schmerzzonen sind.

3. Mit der freien Hand können Sie Druck auf den Unterarm ausüben und somit die Intensität verstärken. Wenn Sie fündig geworden sind, halten Sie inne oder arbeiten Sie die Stelle mit sehr kleinen Bewegungen, um das Gewebe zu entspannen und Schmerzpunkte zum Schmelzen zu bringen.

4. Die Verschieblichkeit der einzelnen Gewebeschichten verbessern Sie, indem Sie die Hand öffnen und schließen oder das Handgelenk beugen und strecken.

Richtig üben

Auch die myofaszialen Strukturen an der Innenseite unserer Unterarme sollten regelmäßig 1- bis 2-mal entspannt werden. Besonders, wenn Sie viel mit der Computermaus arbeiten. Auf der Innenseite des Unterarms liegt ein Muskel, der sich oft verspannt, wenn die Hand auf eine Tastatur oder Maus gelegt werden muss. Etwa eine Handbreit unter der Ellenbeuge können Sie nach seinem Triggerpunkt suchen. Behandeln Sie ihn mit Druck Ihres rechten Daumens (siehe rechtes Bild). Währenddessen können die Finger der linken Hand feine Bewegungen durchführen als spielten Sie Klavier. Auch eine gleitende Selbstbehandlung (wie auf Seite 96 beschrieben) kann auf der Innenseite ausgeübt werden.

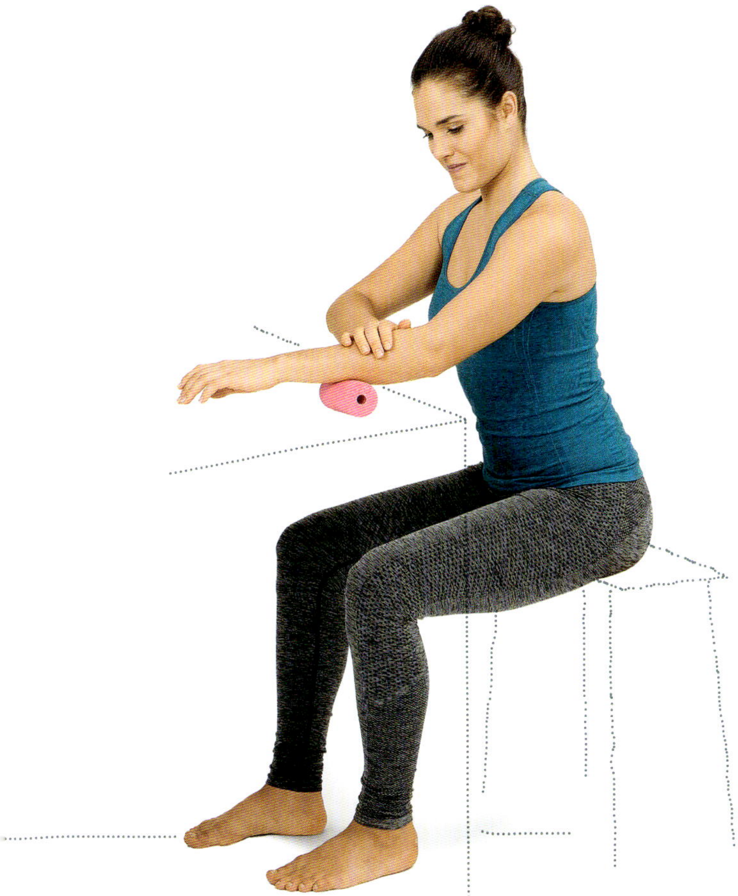

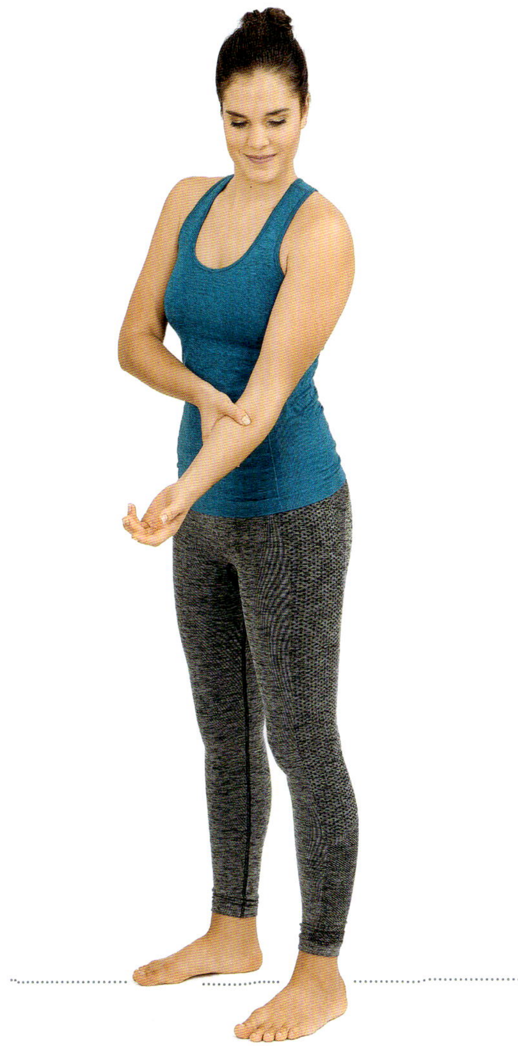

Verändern
Faszinierende Trennung

ZIEL Wenn die Faszien erst einmal steif und verfilzt sind, braucht es etwas Einsatz, diese wieder voneinander zu trennen. Wenn Sie die Finger Ihrer linken Hand auf die Oberseite des rechten Unterarms legen und nun die rechten Finger bewegen, spüren Sie das Muskelspiel. Um dieses Muskelspiel leisten zu können, müssen alle Strukturen (Muskeln, Bindegewebe und Faszien) aneinander vorbeigleiten können. Werden diese Strukturen nur sehr einseitig genutzt, können sie dieser Bewegung nicht mehr nachgeben und reagieren schon bei kleinen Bewegungen gereizt und schmerzhaft. Eine Türklinke zu bedienen oder einen Tee einzugießen können da schon zu einer Herausforderung werden.

VORBEREITUNG Sie können diesen Test im Stehen oder im Sitzen, am besten vor einem Spiegel, durchführen.

Ausführung

1. Wenn Sie nun durch die Fingeraktivität festgestellt haben, dass es sich um einige Muskelbündel handelt, versuchen Sie Ihre Fingerkuppen zwischen die Muskelbäuche zu schieben und entspannen Sie dann die Hand. Versuchen Sie doch einmal, die Finger zwischen den Muskeln vor- und zurück sowie hin- und herzuschieben.

2. Ist dies gut und schmerzfrei möglich, können Sie mit dem Druck etwas weiter in die Tiefe gehen und anschließend den gesamten Verlauf des Unterarmes überprüfen. Eine zusätzliche Bewegung über das Handgelenk verstärkt diesen Effekt.

3. Nach etwa 3–4 Wiederholungen lässt der Schmerz etwas nach. Wenn er zu stark ist oder nicht nachlässt, reduzieren Sie bitte die Intensität.

4. Als weitere Möglichkeit, diese myofaszialen Strukturen voneinander zu lösen, können Sie mit dem Daumen zwischen den Muskelbäuchen durchstreichen. Fangen Sie dafür auf Höhe des Ellenbogens an und arbeiten Sie sich dann Richtung Handgelenk vor.

Richtig üben

Führen Sie die Technik des Ausstreichens und Faszientrennens bitte sehr langsam aus. Versuchen Sie nicht schneller als 1 cm pro Atemzug zu arbeiten. Sie können die Zwischenräume 2- bis 4-mal durchstreichen, um einen guten Effekt zu erzielen. Wir empfehlen, diese Technik mindestens 2-mal pro Woche anzuwenden, bei langer Tätigkeit (am PC) gerne auch täglich. Der Schmerz wird erst nach etwa 4–6 Eigenanwendungen abnehmen und nicht unmittelbar unter der Behandlung.

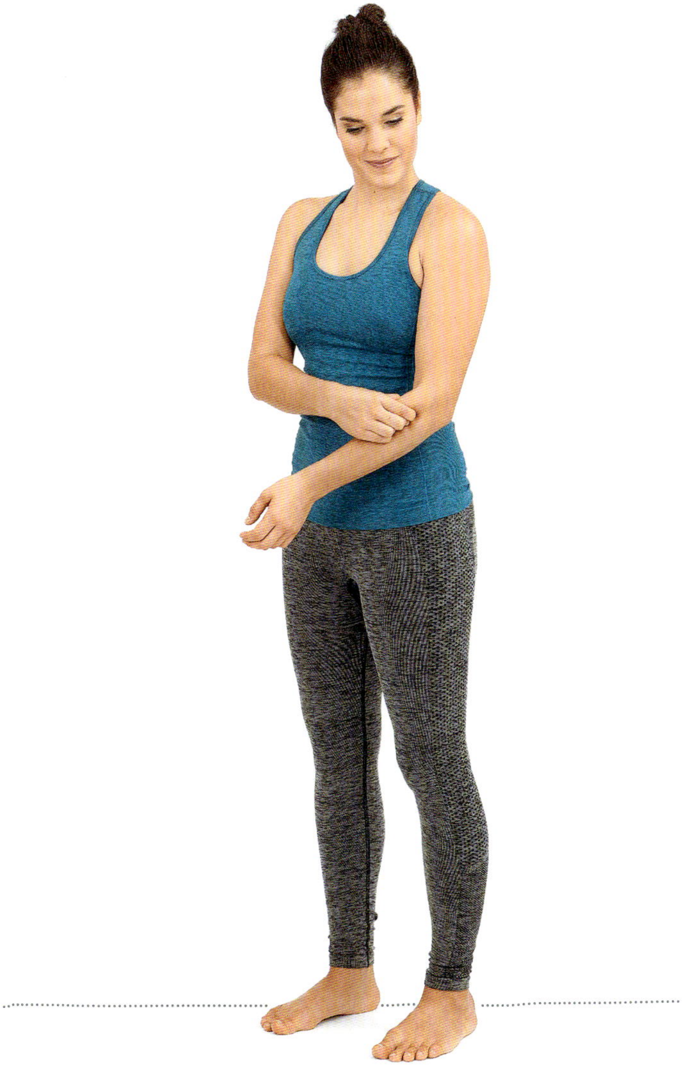

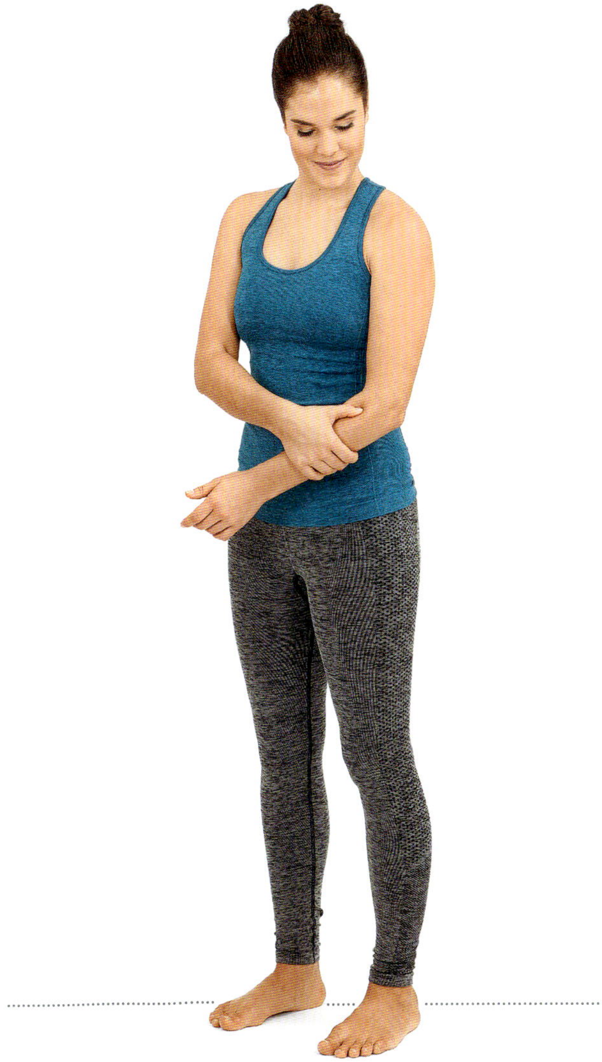

Verändern
Freier Daumen

ZIEL Unsere Hände leisten uns täglich gute Dienste und dennoch werden sie häufig vergessen und nicht ins Training miteinbezogen. Insbesondere unser Daumen ist bei nahezu jeder Aktivität der Hand beteiligt. Ein gut geschmeidiges Gewebe beugt myofaszialen Schmerzen und einer Arthrose in den Daumensattelgelenken vor.

VORBEREITUNG Stellen Sie sich aufrecht und entspannt hin.

Ausführung

1. Wenn Sie mit der Daumenkuppe der linken Hand den Daumenballen der rechten Hand drücken, werden Sie rasch auf schmerzhafte Triggerpunkte stoßen. Diese können Sie gezielt aufsuchen und mit kleinen kreisenden Bewegungen Ihrer linken Daumenkuppe sanft bearbeiten.

2. Halten Sie den Druck anfangs sehr sanft und oberflächlich und spüren Sie nach, wie die Spannung und der Druckschmerz sich langsam auflösen. Dies kann bei starken Verspannungen schon mal 1–2 Minuten dauern. Wenn der Schmerz nachlässt, können Sie die Intensität über einen stärkeren Druck erneut steigern.

Verändern
Entspannt zwischen Daumen und Hand

ZIEL Auch die myofaszialen Strukturen zwischen dem Daumen und dem Zeigefinger sind häufig in Aktion und durch permanente Überlastung steif und unbeweglich geworden. So können Sie diese lockern.

VORBEREITUNG Stellen Sie sich aufrecht und entspannt hin.

Ausführung

1. Zum Auffinden der richtigen Strukturen spreizen Sie den Daumen Ihrer rechten Hand um etwa 45 Grad ab und ertasten mit Daumen und Zeigefinger (Pinzettengriff) die Muskulatur. Der erste Zentimeter ist lockeres Bindegewebe, das muskuläre Dreieck zwischen rechtem Daumen und Zeigefinger liegt weiter in Richtung Handgelenk.

2. Hier können Sie mit dem Pinzettengriff die Triggerpunkte und die Faszienspannung ertasten und mit Massagen Verspannungen und Verfilzungen auflösen.

Richtig üben

Für diese Selbstbehandlung sollten Sie sich 2–3 Minuten Zeit nehmen und sie am besten täglich vornehmen. Besonders bei bereits vorgeschädigten Gelenken wie bei einer Daumensattelgelenksarthrose kann sie eine hervorragende Schmerzentlastung bieten.

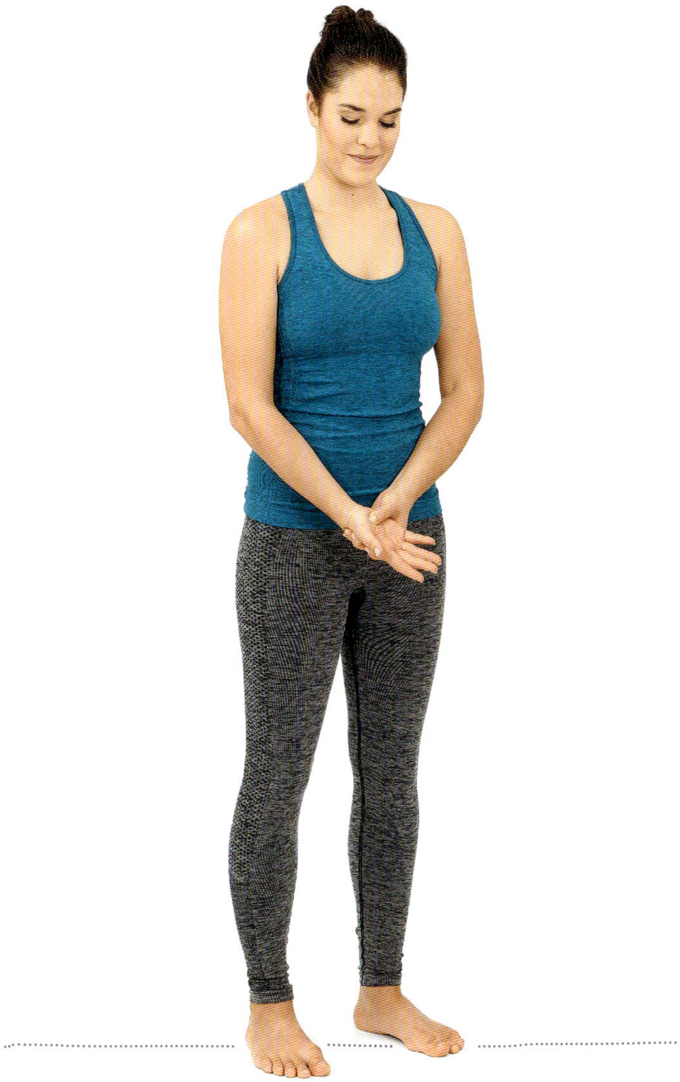

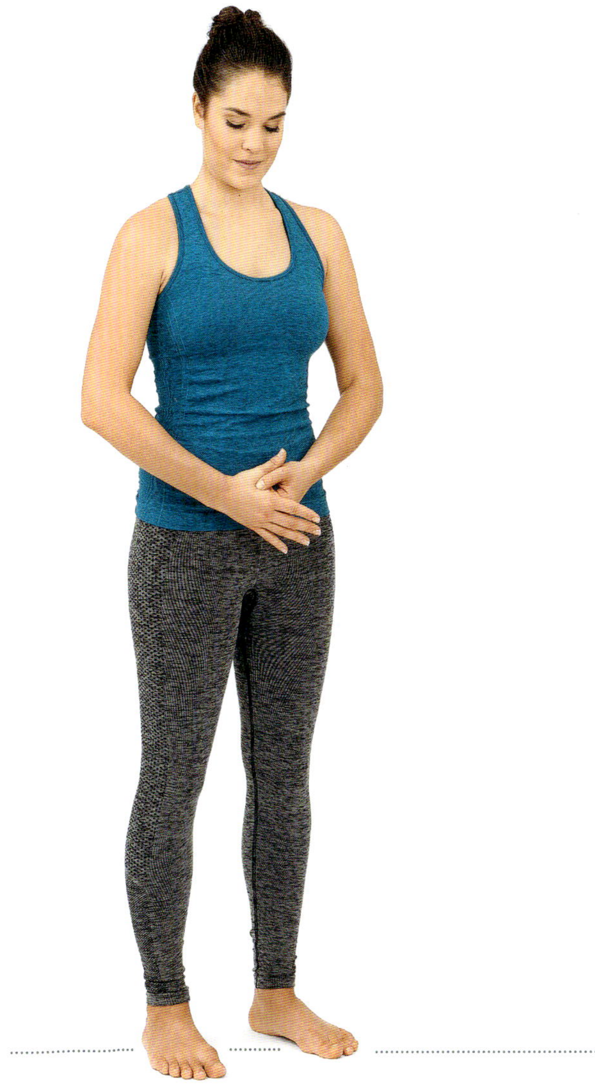

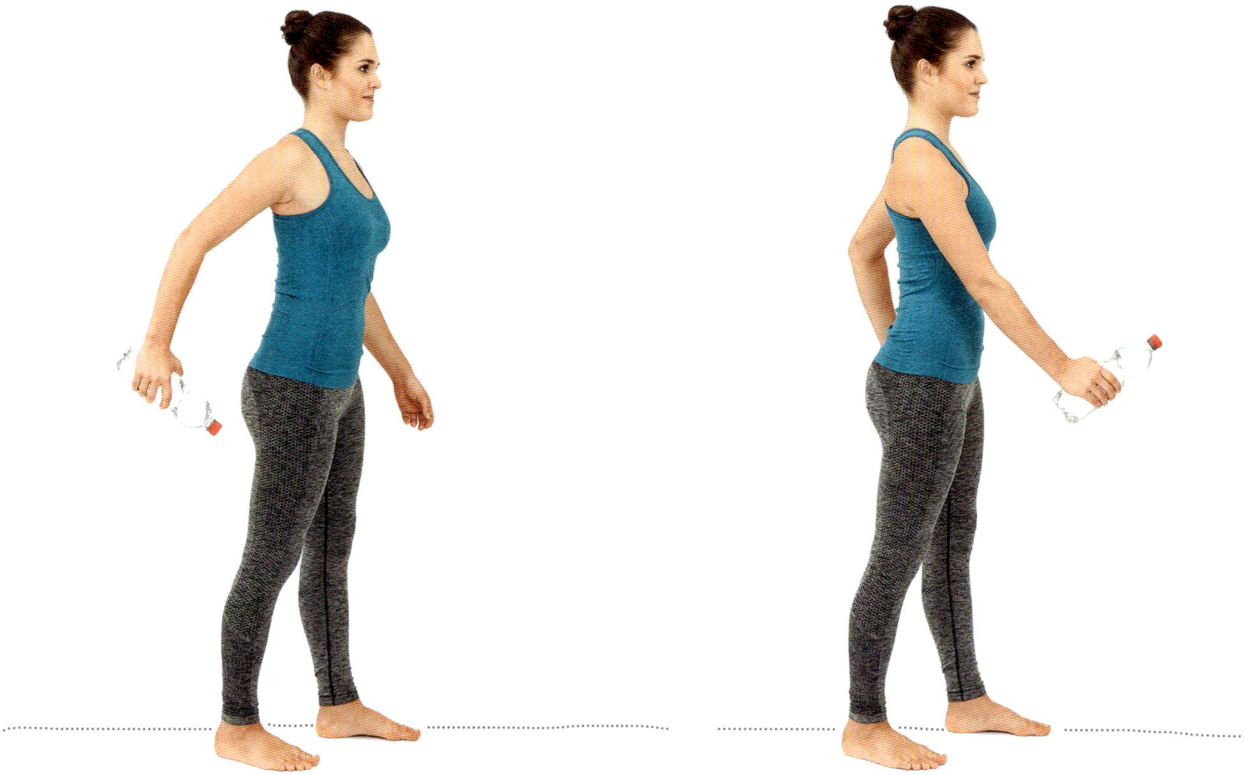

Integrieren
Beschwingte Schulter

ZIEL Um frei und beweglich zu bleiben, braucht eine Schulter Bewegung. Das Einfachste wäre, wenn Sie Ihre Einkaufstüten frei und möglichst hoch schwingend nach Hause trügen.

HILFSMITTEL Einen ähnlichen Effekt können Sie mit einer gefüllten Wasserflasche erreichen. Besonders gut eignet sich dafür eine taillierte Flasche.

VORBEREITUNG Stellen Sie sich in Ihrer Wohnung an einen Platz, an dem Sie eine gute Bewegungsfreiheit haben.

Ausführung

1. Schwingen Sie die Flasche locker vor und zurück und versuchen Sie, dabei nur mit Schwung und ohne Kraft vorzugehen. Falls Sie ab einem bestimmten Bewegungsradius Beschwerden verspüren, bleiben Sie mit Ihrer Bewegung bitte unterhalb dieser Grenze.

2. Fangen Sie mit kleinen Schwüngen an und steigern Sie diese nach und nach. Wenn es Ihnen gut gelingt und Sie keine Beschwerden mehr haben, werden die Faszien nach 1–2 Minuten weich und geschmeidig.

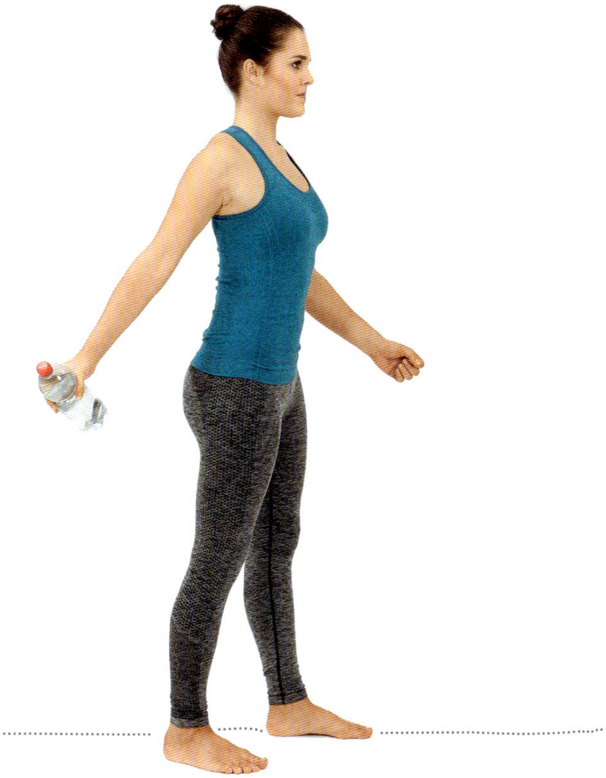

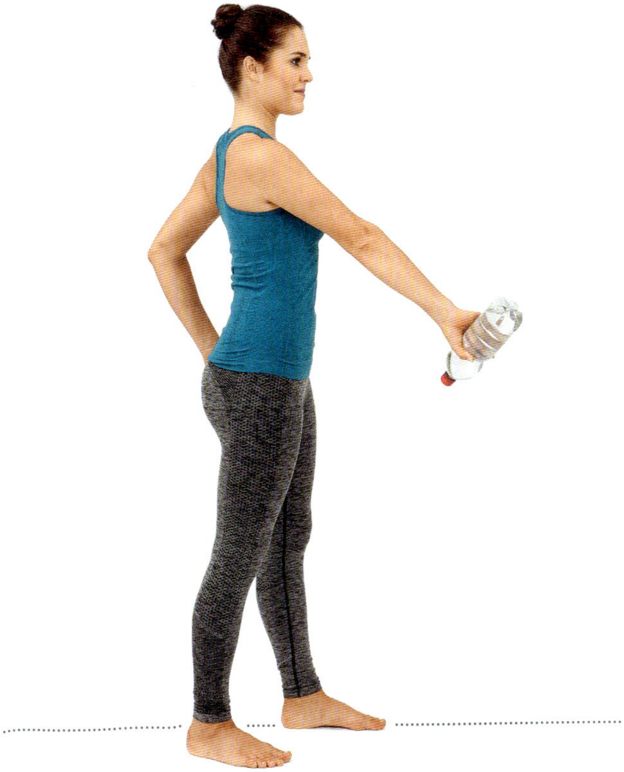

3. Dann können Sie auch kleine Winkelvariationen einbauen, indem Sie unter den Schwüngen den Arm leicht nach innen und nach außen drehen. Mit jedem weiteren Schwung wird Ihr Körper weitere Spannungen loslassen. So dürfte es Ihnen gelingen, die Bewegungen größer und vorsichtig etwas schwungvoller werden zu lassen.

Alternative
Beschwingt bis in die Zehenspitzen: Wenn es Ihnen möglich ist, diese Bewegungen schmerzfrei und beschwingt in unterschiedlichsten Winkeln durchzuführen, dürfen Sie den Schwung gerne in den Körper »überfließen« lassen. Beziehen Sie während der Übung nach und nach die nächsten Netzwerkpartner mit in die Bewegung ein. So kann der Schwung des Armes eine leichte Drehung des Brustkorbes auslösen, die sich dann über die Körpermitte bis zu den Hüften überträgt. Als Nächstes könnte eine sanfte Gewichtsverlagerung von einem Bein aufs andere stattfinden, bis sich die Füße im Wechsel leicht vom Boden lösen. Bei dieser Variation gibt es keine starren Regeln zu befolgen. Spüren Sie einfach, wie sich die beschwingte Bewegung der Arme über den gesamten Körper ausbreitet. Nun haben Sie einen Eindruck davon, wie nach einem Faszienkongress getanzt wird.

Richtig üben

Versuchen Sie bei dieser Übung »Haltung« zu bewahren. In dem Kapitel »Brustkorb« (Seite 38) finden Sie detaillierte Anleitungen dazu. Diese Übung sollte bei Beschwerden der Schultern täglich stattfinden, ansonsten empfehlen wir ein Training 2-mal pro Woche.

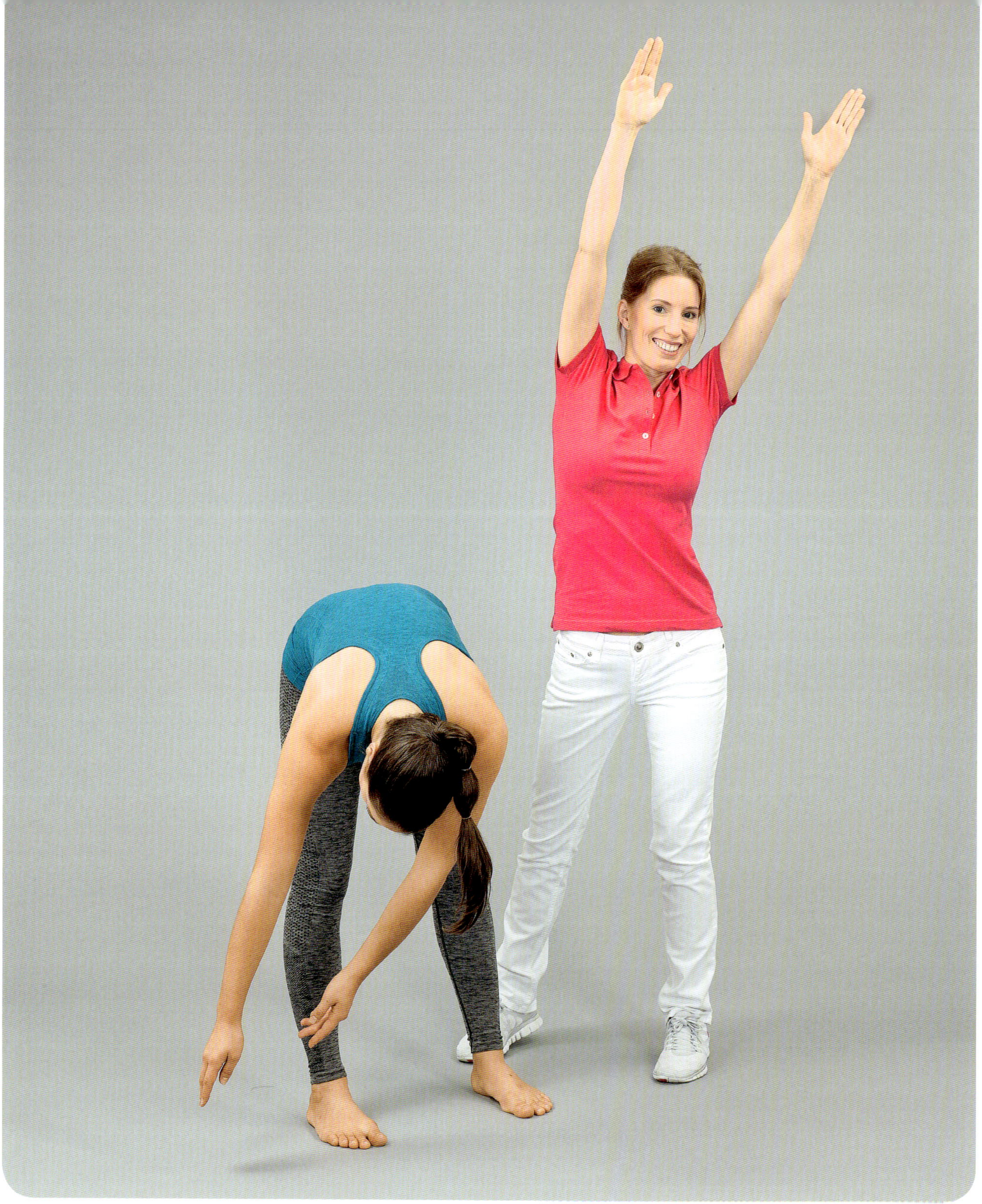

Die Lendenwirbelsäule – häufiger Brennpunkt

Rückenschmerzen gehören zu den am häufigsten genannten orthopädischen Problemen unserer Gesellschaft. Etwa 74 bis 85 Prozent der Deutschen leiden wenigstens einmal im Jahr unter Rückenschmerzen.

10 gute Gründe für eine bewegliche Lendenwirbelsäule

1– Sie schlafen entspannt. Ohne lästige »Durchbrechgefühle« wird die Nacht wieder ein Genuss.

2– Das morgendliche Aufstehen fällt Ihnen leichter, Sie starten entspannt und geschmeidig in den Tag.

3– Endlich haben Sie weniger Rückenschmerzen. Das verleiht Ihnen eine neue Bewegungsfreude und lässt Sie die Herausforderungen des Alltags dynamischer angehen.

4– Eine entspannte Rückenfaszie ermöglicht Ihnen, sich leichter zu bücken und aufzurichten.

5– Sie reduzieren unangenehme Spannungen, die störende Ausstrahlungen in die Beine provozieren können.

6– Sie können wieder längere Strecken schmerzfrei gehen. Ihrem schönen Stadtbummel oder einer Wanderung steht nichts mehr im Wege.

7– Beeindrucken Sie Ihre Umwelt, denn Ihre Haltung verbessert sich wie von selbst. Ihre Körpersprache wird eleganter und Sie hinterlassen bei Ihren Mitmenschen einen starken Eindruck.

8– Tätigkeiten in leicht vorgebeugter Haltung (Zähneputzen, Gemüseschneiden, Haarewaschen) werden Ihnen leichterfallen.

9– Sie können lange stehen, ohne dass Ihr Rücken schmerzt. Endlich können Sie mal wieder eine tolle Stehparty genießen oder eine interessante Ausstellung besuchen.

10– Ein geschmeidiger Rücken ermöglicht Ihnen auch eine bessere Beweglichkeit des Oberkörpers, des Beckens und der Beine. Ihr ganzes Körpernetzwerk profitiert.

Pflegen Sie die Lendenwirbelsäule

Die größte Zahl der Wirbelsäulenbeschwerden ist in der Region des unteren Rückens lokalisiert. Viele Menschen kennen das Gefühl eines »Hexenschusses«, fühlen sich »kreuzlahm« oder erleiden sogar einen Bandscheibenvorfall. Das gestörte Zusammenspiel der Lendenfaszien kann Blockierungen in unterschiedlichen Wirbelsäulenabschnitten oder der Kreuzdarmbeingelenke hervorrufen. Während bis vor einigen Jahren Ruhigstellung oder Operationen die Therapien der Wahl waren, geht man heute immer mehr dazu über, Rückenpatienten schnellstmöglich an ein gezieltes Training heranzuführen. Inzwischen ist bekannt, dass Bewegungstherapie operativen Eingriffen fast ebenbürtig ist.

Sensoren für Bewegung und Schmerz

Längst ist klar, dass nicht immer die hervorgewölbte Bandscheibe direkt die Ursache für Schmerzphänomene ist. Hier steht heute die große Lumbalfaszie (Fascia thoracolumbalis) als möglicher Entstehungsort für Schmerzen im Mittelpunkt des Interesses. Besondere Sensoren in den Faszien können Schmerz und Bewegung messen. Bleiben die Bewegungsreize aus, tendieren die Sensoren dazu, Schmerz zu melden. Bei Patienten mit Rückenschmerzen zeigt sich eine Verdickung der Faszien und eine verringerte Gleitfähigkeit. Durch die Übungen in diesem Kapitel lernen Sie, Ihre Rückenfaszien zu pflegen. Sie können sie wieder »gleiten lassen« und die Messfühler mit kostbaren Bewegungsreizen stimulieren. Bemerkenswert ist die enge Verbindung Ihrer Rückenstrecker und der Bauchmuskeln. Hier besteht eine Wechselwirkung, die erst durch myofasziale Verbindungen möglich wird.

Fernwirkungen

Die Lendenwirbelsäule ist auch ein wichtiger Kreuzungspunkt für diagonal verlaufende Muskelketten. Im normalen Gang finden feine Drehbewegungen in der gesamten Wirbelsäule statt. Spannungen in der Lumbalfaszie können Gang- oder Laufbilder massiv beeinflussen. Dreht die Wirbelsäule aufgrund von Spannungen nicht normal ein und aus, kann es sein, dass Sie einseitige Knieschmerzen empfinden oder ein lange stumm gebliebener Fersensporn sich schmerzhaft bemerkbar macht.

Wenn Sie einer sitzenden Tätigkeit nachgehen, könnte Ihr Rücken durch verspannte Hüftbeuger leiden. Diese Muskeln beginnen vorne an der Lendenwirbelsäule und laufen unter der Leiste hindurch an den Innenschenkel. Durch Verspannung komprimieren Sie Ihre Lendenwirbelsäule wie eine Schraubzwinge und ziehen diese nach vorne in eine verstärkte Lordose (Hohlkreuz). Je stärker dieser Zug nach vorne wirkt, desto stärker halten die myofaszialen Strukturen auf der Rückseite dagegen. Dauerhafte Spannungen in dieser Region lassen das Gewebe verkleben, verfilzen und dadurch schmerzhaft werden.

Im Kapitel »Das Becken als stabile Mitte« (Seite 127) werden Sie Möglichkeiten finden, diese Muskeln zu entspannen. Dabei tun Sie auch Ihren Nieren Gutes, denn deren Faszien stehen in enger Verbindung mit diesen Muskeln.

Störungen im Bereich der Lendenwirbelsäule

Die myofaszialen Strukturen der Lendenwirbelsäule sind den Anforderungen unseres Alltags oft nicht gewachsen, weil sie nicht ausreichend trainiert und gepflegt werden. Viel wird ihnen auch abverlangt, wenn wir lange in gebeugter Haltung z. B. bei der Gartenarbeit verharren und uns völlig überlastet wieder aufrichten. Daneben tragen wir oft zu schwere Lasten. Auch unsere Sorgen können schwer auf unserem Rücken lasten und sehr schmerzhaft werden.

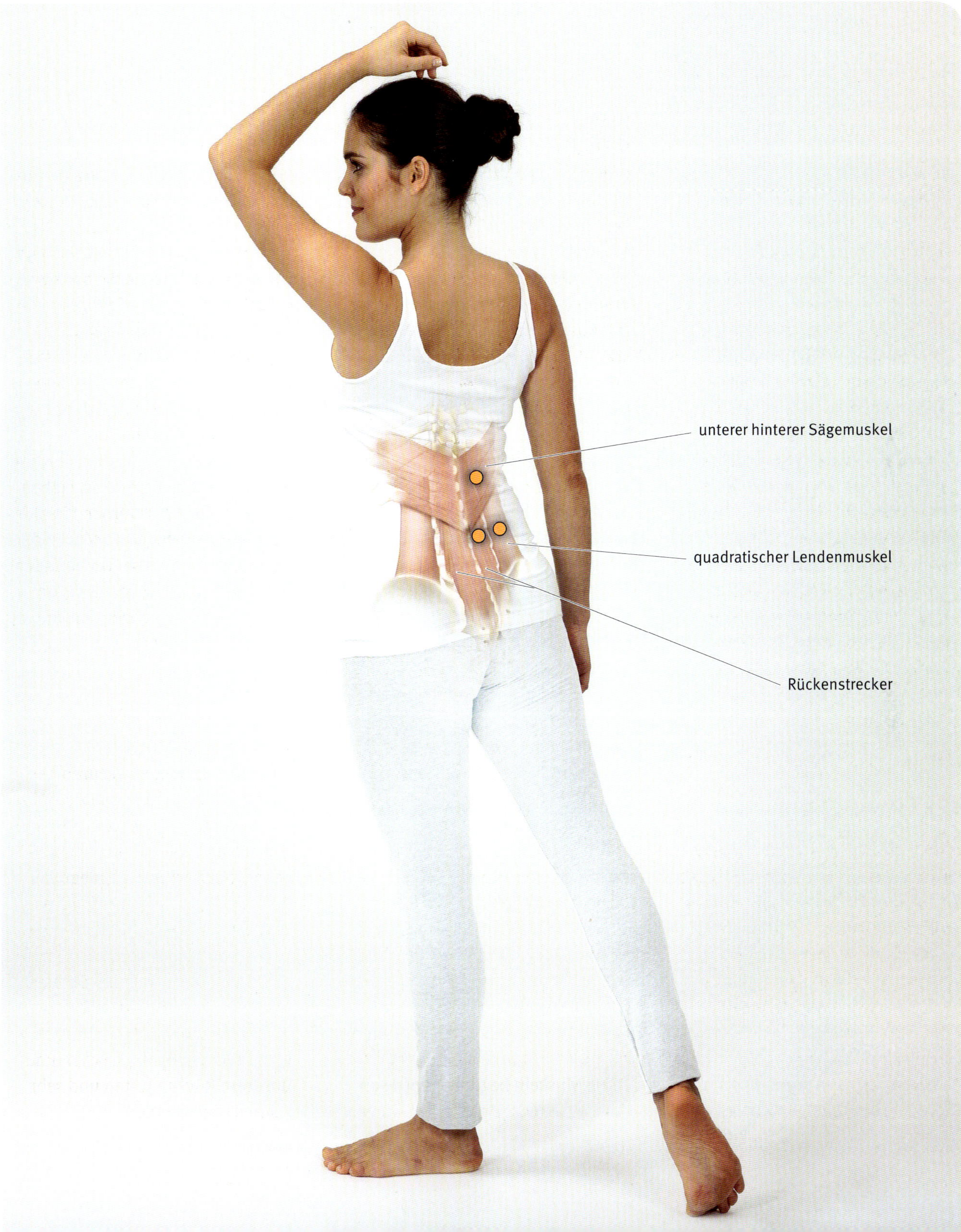
unterer hinterer Sägemuskel
quadratischer Lendenmuskel
Rückenstrecker

Folgende Beschwerden können auftreten:

- »Durchbrechungsgefühle« bei Arbeiten mit geneigtem Oberkörper
- Verspannungen der myofaszialen Strukturen
- Kopfschmerzen durch aufsteigende Verspannungen
- Schlafstörungen, da die richtige Schlafposition nicht gefunden wird oder das Umdrehen schmerzhaft ist
- ins Gesäß, die Leiste oder ins Bein ausstrahlende Schmerzen
- Kribbel- oder Taubheitsgefühle im Bein
- eingeschränkte oder schmerzhafte Beweglichkeit bei Dreh- oder Seitneigung
- eingeschränkte oder schmerzhafte Beweglichkeit beim Bücken und Aufrichten
- plötzlich auftretende Schmerzen

Anatomie der Rückenfaszien

Im Bereich der Lendenwirbelsäule bildet das fasziale System eine große Raute. Diese besteht aus aufeinanderliegenden Schichten und ist ein wichtiger Kreuzungsort verschiedener myofaszialer Ketten. Sie wird als Lumbalfaszie bezeichnet.

Diagonal verlaufende Verbindungen von einer Schulter zu der jeweils gegenüberliegenden Beckenhälfte werden von dem breiten Rückenmuskel (Musculus latissimus dorsi) und dem großen Gesäßmuskel gebildet. Diese Verbindungen kommen im Armpendel zum Ausdruck, während Sie gehen. Diese diagonalen Ketten sind auch an Wurfbewegungen beteiligt oder wenn jemand Staub saugt oder etwas zusammenfegt.

Auch die Rückenstrecker werden durch die Lumbalfaszie beeinflusst. Sie haben eine sehr wichtige Verbindung zum quer verlaufenden Bauchmuskel. Erst durch seine Aktivität können unsere Rückenmuskeln zielgerichtet arbeiten. Rechts und links neben der Lendenwirbelsäule liegt in der Tiefe der quadratische Rückenmuskel (Musculus quadratus lumborum). Er hat Kontakt mit der Lumbalfaszie, der Lendenwirbelsäule, der untersten Rippe und dem Beckenkamm.

Triggerpunkte der Lendenwirbelsäule

Triggerpunkte des breiten Rückenmuskels können in die Taillenregion, aber auch auf das Schulterblatt und bis in die Handregion ausstrahlen. Überkopfbewegungen, wie bei Ballsportarten (Volleyball, Tennis etc.), können genauso Auslöser von Beschwerden sein wie Arbeiten mit dem Staubsauger, einem Besen oder einem Laubrechen. Verhärtungen der Rückenstrecker erzeugen meist um sich herum ein aufflammendes Schmerzmuster und projizieren ihren Schmerz manchmal auf die Rumpfvorderseite. Teilweise können sie auch Schmerz im Verbindungsgelenk zwischen Beckenschaufel und Kreuzbein (Iliosakralgelenk, kurz: ISG) auslösen. Sollte Ihr ISG schon häufiger ohne nachhaltigen Erfolg eingerenkt worden sein, lohnt ein Blick auf die Triggerpunkte dieser Region. Punktuelle Verspannungen im quadratischen Lumbalmuskel können ins Gesäß und über die Seite bis in Ihr Bein ausstrahlen.

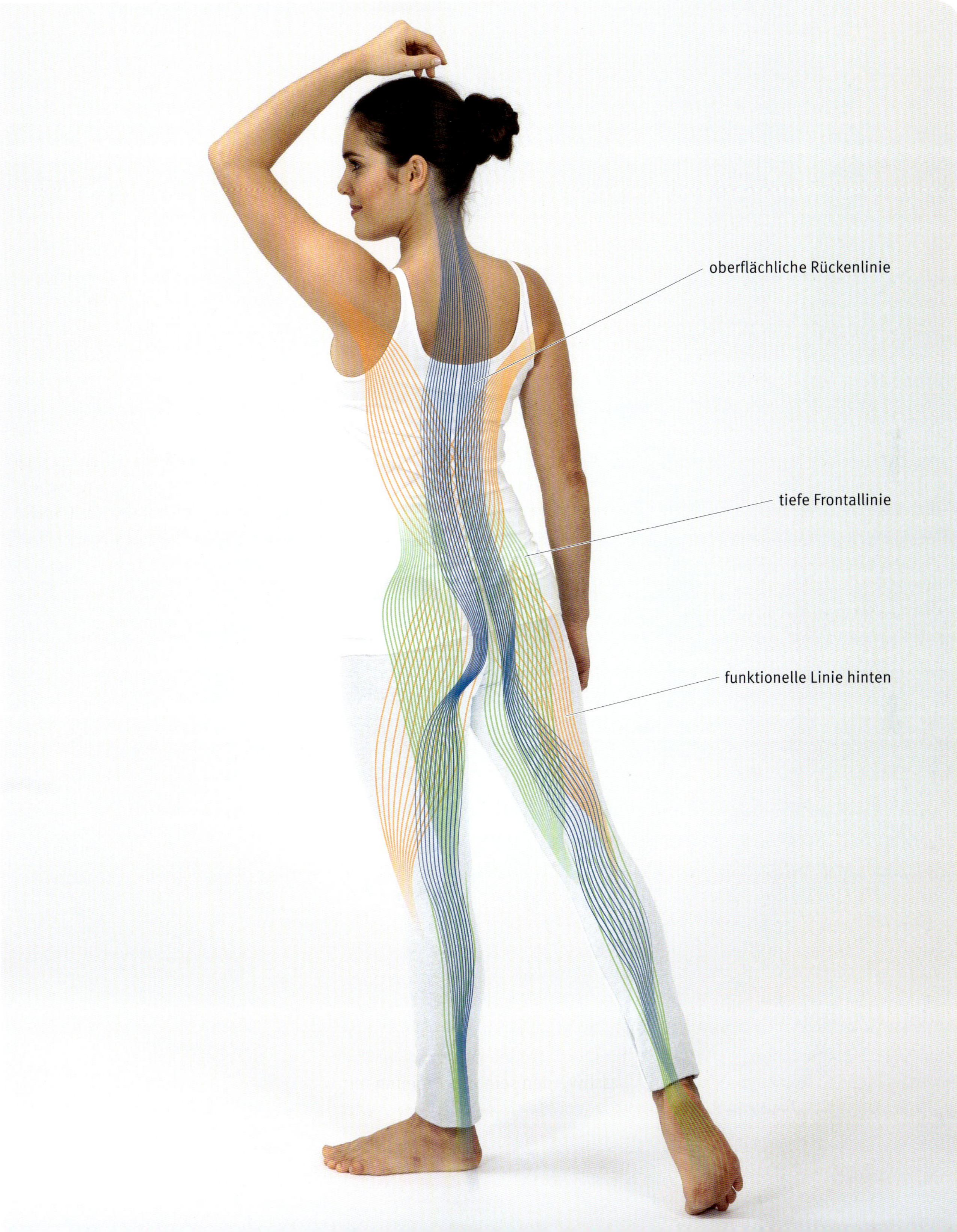
oberflächliche Rückenlinie
tiefe Frontallinie
funktionelle Linie hinten

Ein Dreamteam für Ihren Rücken

Durch gezieltes Training der Rücken-, Bauch- und Beckenbodenmuskulatur schützen Sie Ihre Wirbelsäule und schaffen ein solides Fundament für sichere Bewegungen des gesamten Körpers.

Wenn Sie schon einmal Pilates oder Feldenkrais praktiziert haben, sind Ihnen Begriffe wie »Powerhouse« oder »Powerengine« womöglich schon bekannt. Sie umschreiben eine zentrale Körperregion, deren Stabilität Rückenschmerzen lindern kann. Auch in der Physiotherapie und in Rückenschulkonzepten wird der Körpermitte besondere Aufmerksamkeit geschenkt. In diesem Teil des Körpers treffen und kreuzen sich viele Muskelketten. Kräfte aus den unterschiedlichsten Körperteilen werden hier aufgenommen oder in andere Areale weitergeleitet.

Der Muskel der stabilen Mitte

Grundlage für eine ausgewogene Spannung ist die Aktivität des querverlaufenden Bauchmuskels, des Musculus transversus abdominis. Er verläuft flächig um den Bauch bis in die große Lendenfaszie. Sie können ihn sich als muskuläres Korsett vorstellen. Richtig aktiviert, stabilisiert er die Lendenwirbelsäule und schützt sie. Das ist besonders wichtig, wenn Scherbelastungen auf Ihren Rücken einwirken. Dazu gehören Tätigkeiten, bei denen man sich vornüberbeugt wie z. B. Zähneputzen, Gartenarbeit oder Anheben von schweren Dingen. Ein weiterer positiver Aspekt ist, dass durch den verbesserten Halt der Bauchmuskulatur und der Faszie Ihre Lendenmuskulatur sich nicht mehr überlasten wird.

Um diesen Muskel zu trainieren, müssen Sie keine »Sit-ups« machen. Alleine durch das sanfte Einziehen des Bauches können Sie den Muskel aktivieren. Dabei müssen Sie nicht an Ihre Grenzen gehen. Wenn Sie während der Anspannung noch normal atmen oder sprechen können, machen Sie es genau richtig! Vielleicht probieren Sie es einmal während eines Gesprächs mit lieben Freunden aus.

Das Wechselspiel zwischen diesem Muskel und den Rückenmuskeln ist immer wieder Objekt interessanter Forschungsarbeit. Beim *Fascia Research Congress 2015* präsentierte Andry Vleeming Arbeiten, die nahelegen, wie eng die Verbindung des querverlaufenden Bauchmuskels und der Rückenstrecker ist. Durch fasziale Verbindungen zwischen Bauch- und Rückenmuskeln kommt es zu einem ausgeklügelten Zusammenspiel der Muskelgruppen. Wie bei einem Schiffsmast und seinem Segel, die perfekt ausgerichtet sein müssen, um die Kräfte des Windes in Bewegung umzusetzen, bedarf es gesunder Verbindungen zwischen

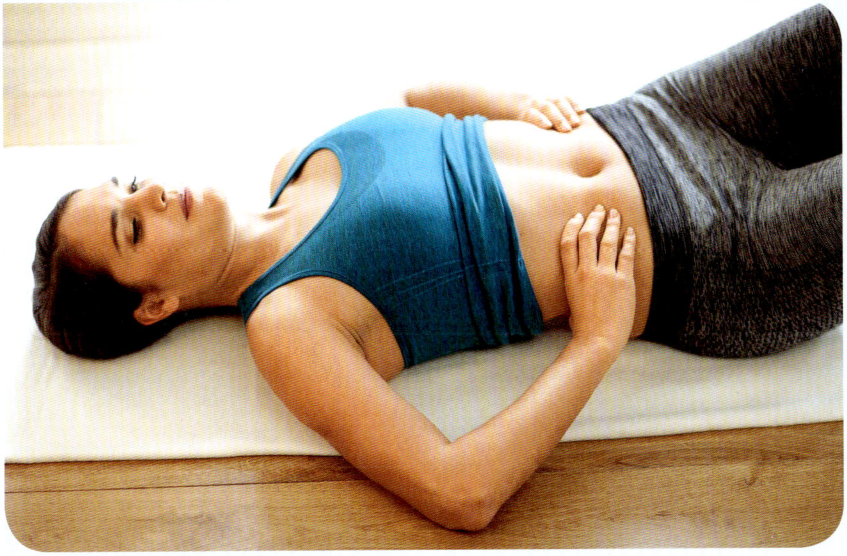

den vielen Muskeln dieser Region, um die Wirbelsäule vor Fehlbelastungen zu schützen. Danach kann Ihre große Lumbalfaszie wie ein perfekt getrimmtes Segel alle Kräfte des Körpers gut aufnehmen.

Aktivieren Sie den querverlaufenden Bauchmuskel

Wahrnehmen.
Legen Sie sich mit angestellten Beinen auf den Rücken. Wenn Sie nun mit Ihren Fingern seitlich das Becken abtasten, spüren Sie, wie vorne das Becken mit den Beckenkammspitzen endet. Dort spüren Sie den Übergang in die Bauchmuskeln. Zwischen den Beckenkammspitzen liegen die querverlaufenden Bauchmuskeln, den Sie gut ertasten können, wenn Sie sich räuspern. Testen Sie es bitte 2- bis 3-mal, dabei sollte Sie ein Anspannen der Muskeln unter Ihren Fingerspitzen spüren können.

Verändern.
Wenn Sie diesen Muskel nun bewusst aktivieren und die Spannung halten möchten, hilft Ihnen folgende Vorstellung:

Stellen Sie sich vor, Sie möchten in eine zu enge Hose schlüpfen. Den Reißverschluss können Sie gerade noch schließen, aber den Knopf nicht mehr. Nun versuchen Sie sich eine Wespentaille zu zaubern. Schieben Sie nicht den Bauch nach außen, Sie wollen doch schließlich den Knopf schließen! Wenn Sie nun dieselbe Muskelaktivität wie beim Räuspern spüren, machen Sie alles richtig.

Sie können die Aktivität sogar bis in die Rückenfaszie verfolgen. Legen Sie dafür Ihre Hände seitlich neben die Lendenwirbelsäule und spannen Sie mehrmals für einen kurzen Moment den Bauchmuskel an. Sie sollten hier nun ein kurzes Zucken spüren, die sogenannte Kokontraktion von Rückenmuskel und Faszie zu Ihrem Bauchmuskel. Die Muskeln kooperieren und verhelfen Ihnen so zu einer hervorragenden Stabilität.

Achten Sie bitte darauf, dass Sie ausschließlich den querverlaufenden Bauchmuskel aktivieren. Alles andere bleibt entspannt. Rollen Sie bitte nicht das Becken und heben Sie nicht den Brustkorb mit angehaltener Atmung an. Entspannen Sie sich und lockern Sie einmal die Schultern und versuchen Sie es erneut, bis Sie das Gefühl haben, den Bauch isoliert anzuspannen und währenddessen in den Bauch atmen zu können. Versuchen Sie, den Bauch über 5–6 Atemzüge zu halten und die Haltedauer nach und nach auszubauen.

Erst wenn Sie die Aktivität in der Rückenlage gut wahrnehmen und bewusst umsetzen können, wechseln Sie in den Sitz oder Stand. Überprüfen Sie dabei an der vorderen Beckenkammspitze, ob der Bauchmuskel aktiv ist. Je stärker Ihre körperliche Belastung ist, desto stärker sollten Sie den Muskel aktivieren! Wenn Sie gut geübt sind, wird es Ihnen schon bald möglich sein, diesen Bauchmuskel für mehrere Minuten angespannt zu halten.

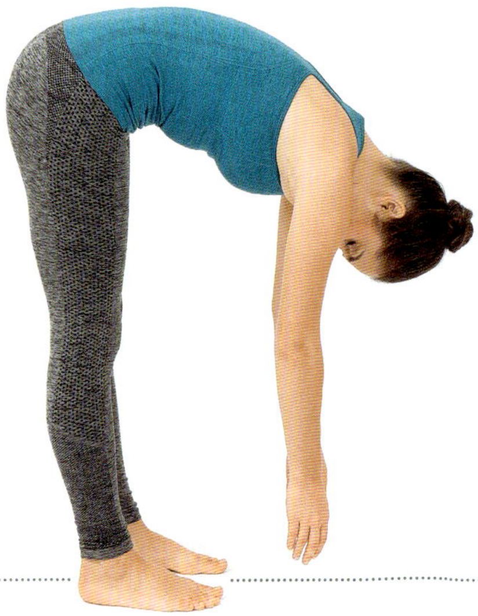

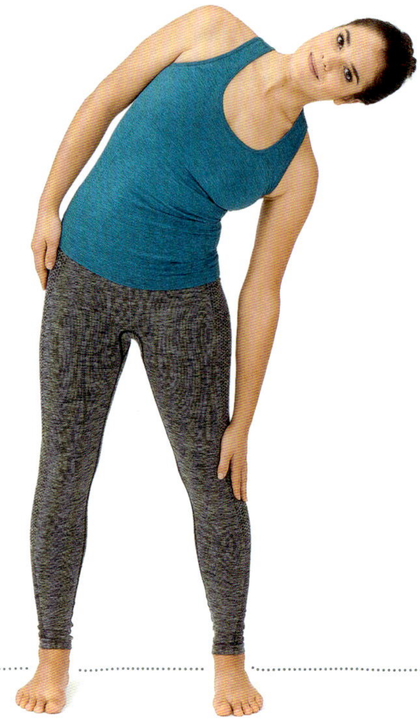

Wahrnehmen
LWS-Beugung

ZIEL Mit diesem Test können Sie überprüfen, wie beweglich Ihre Lendenwirbelsäule und wie nachgiebig Ihre Rückenfaszie ist. Dies ist sehr wichtig, denn nur eine entspannte und gleitfähige Struktur kann vollständig in ihrer Kraft aktiviert werden.

VORBEREITUNG Alle Testungen der Lendenwirbelsäule können im Stand durchgeführt werden. Achten Sie bitte darauf, nach Ihrer Selbstbehandlung in der gleichen Ausgangssituation zu testen, um Ihren Behandlungserfolg prüfen zu können. Für die Ausgangsstellung stellen Sie Ihre Füße bitte hüftbreit auseinander.

Ausführung

1. Gleiten Sie bitte mit Ihren Händen bei gestreckten Armen an den Beinen hinunter. Sobald Sie eine Dehnung spüren, stoppen Sie.

2. Wo nehmen Sie die Spannung wahr? Merken Sie sich den Bewegungsweg Ihrer Hände, um ihn nach der Selbstbehandlung erneut überprüfen zu können.

Alternative
Seitneigung:

Falls sie keinerlei Probleme beim Bücken, aber dennoch Rückenschmerzen haben, können Sie einmal die Seitneigung überprüfen.

1. Sie stehen mit Ihren Füßen wieder hüftbreit auseinander.

2. Nun gleiten Sie mit Ihrer Hand seitlich an Ihrem Bein entlang, bis Sie eine leichte Spannung oder Dehnung wahrnehmen.

3. Dort stoppen Sie die Bewegung und spüren einmal nach, wo es sich dehnt und was Ihre Fingerspitzen berühren. Dies kann nach einem erfolgreichen Training erneut überprüft werden.

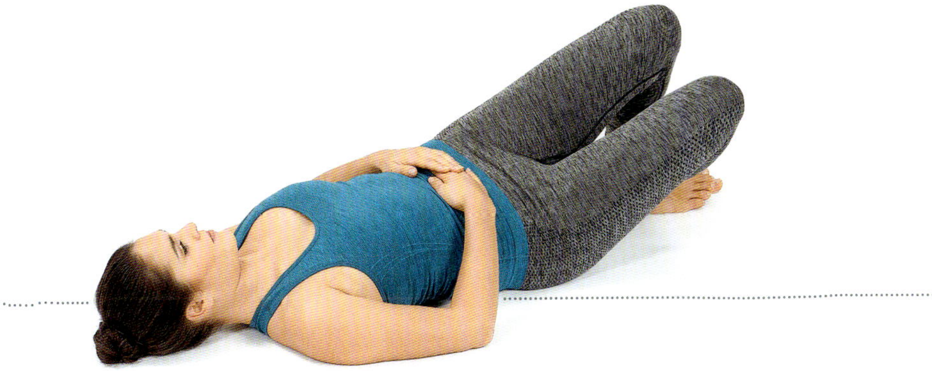

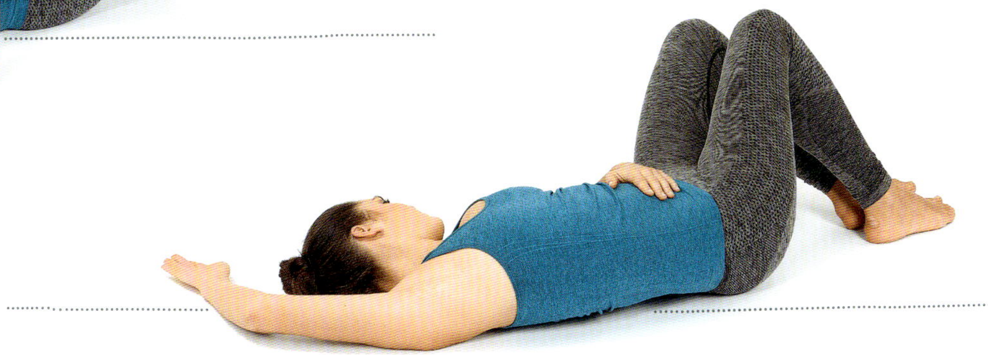

Wahrnehmen

LWS-Drehung in Rückenlage

ZIEL Sie überprüfen die myofaszialen Strukturen am Rücken auf ihre Drehfähigkeit. Dies ist besonders wichtig, da diese Drehfähigkeit einen Großteil der Beweglichkeit ausmacht und übernimmt. Anatomisch gesehen kann sich die Lendenwirbelsäule nur um 5 Grad drehen.

VORBEREITUNG Um die LWS-Beweglichkeit in Rotation wahrzunehmen, müssen Sie sich auf den Boden begeben. Legen Sie sich mit aufgestellten Beinen und entspannten Armen auf den Rücken.

Ausführung

1. Kippen Sie die angewinkelten Beine zur linken Seite. Führen Sie diese Bewegung langsam aus, um zu spüren, wann sich eine leichte Dehnung bemerkbar macht.
2. Schauen Sie bitte in Richtung Ihrer Beine und vergleichen Sie, wie weit die Knie sich dem Boden nähern. Merken Sie sich den Abstand zwischen Ihren Knien und dem Boden.

Alternative **Vordehnung:**

Wenn Sie eine endgradige LWS-Rotation ausführen können, ohne jegliche Dehnung zu spüren, können Sie diese verstärken, indem Sie die gesamte diagonale Faszienkette aufspannen.

Dafür wird, bevor Sie die Beine nach links ablegen, der rechte Arm lang ausgestreckt neben dem Körper abgelegt. Durch die vorgedehnte Position bewirken Sie nun eine frühere Dehnung.

Wenn Sie auch diesen Test spannungsfrei durchführen können, sind keine Probleme Ihrer diagonalen Strukturen zu erwarten.

Verändern
Rücken ausrollen

ZIEL Mit dieser Übung entspannen Sie die myofaszialen Strukturen, um diese wieder besser aktivieren zu können und Schmerzen zu reduzieren.

HILFSMITTEL Sie benötigen eine Faszienrolle und eine stabile Wand, einen Tennisball und einen Einkaufsbeutel.

VORBEREITUNG Stellen Sie sich entspannt an eine Wand.

Ausführung

1. Legen Sie die Rolle zwischen Ihren unteren Rücken und der Wand. Stellen Sie sich nun in Schrittstellung, um dem Druck besser regulieren zu können. Nehmen Sie sich Zeit, um nachspüren zu können, ob Sie die richtige Intensität gewählt haben.

2. Nun drehen Sie sich etwas um die eigene Körperachse, z. B. nach links, sodass der Druck nicht mehr auf der Wirbelsäule, sondern auf dem seitlichen Rücken lastet. Der Druckschmerz sollte im angenehmen Bereich bleiben.

3. Durch kleine Kniebeugen können Sie den seitlichen Rücken langsam abrollen. Versuchen Sie dabei, sich in die Zonen zu schmiegen, wo Sie Behandlungsbedarf verspüren, und arbeiten Sie diese mit Mikrobewegungen durch. Oder halten Sie an empfindlichen Zonen inne und lenken Sie Ihre Atmung in die Dehnung, um eine myofasziale Entspannung zu erwirken.

4. Sie können sich auch vorsichtig um Ihre eigene Körperachse nach rechts und links rollen. Dabei werden häufig ganz neue Schmerzzonen aufgedeckt.

5. Verstärken können Sie den Dehnungseffekt, indem Sie den Arm nach oben herausschieben und sich seitlich weiter aufdehnen, ohne dass sich dabei die Rolle bewegt. Überprüfen Sie immer wieder die Intensität, d. h., ob Sie sich noch im Wohlfühlschmerzbereich bewegen.

Alternative Triggerpunktbehandlung:

1. Nehmen Sie sich einen Tennisball, um einen Triggerpunkt gezielt behandeln zu können. Damit der Ball Ihnen nicht hinunterfällt, können Sie ihn in einen Einkaufsbeutel legen.

2. Gehen Sie vor wie oben bereits beschrieben.

Richtig üben

Das langsame flächige Rollen erfolgt 5- bis 8-mal pro Zone, genauso wie die Mikrobewegungen und das Abrollen nach rechts und links. Es spricht nichts dagegen, diese Übung täglich auszuführen. Es sein denn, nach der ersten Anwendung haben Sie das Gefühl von Muskelkater, dann warten Sie, bis sich das Gewebe wieder normal anfühlt.

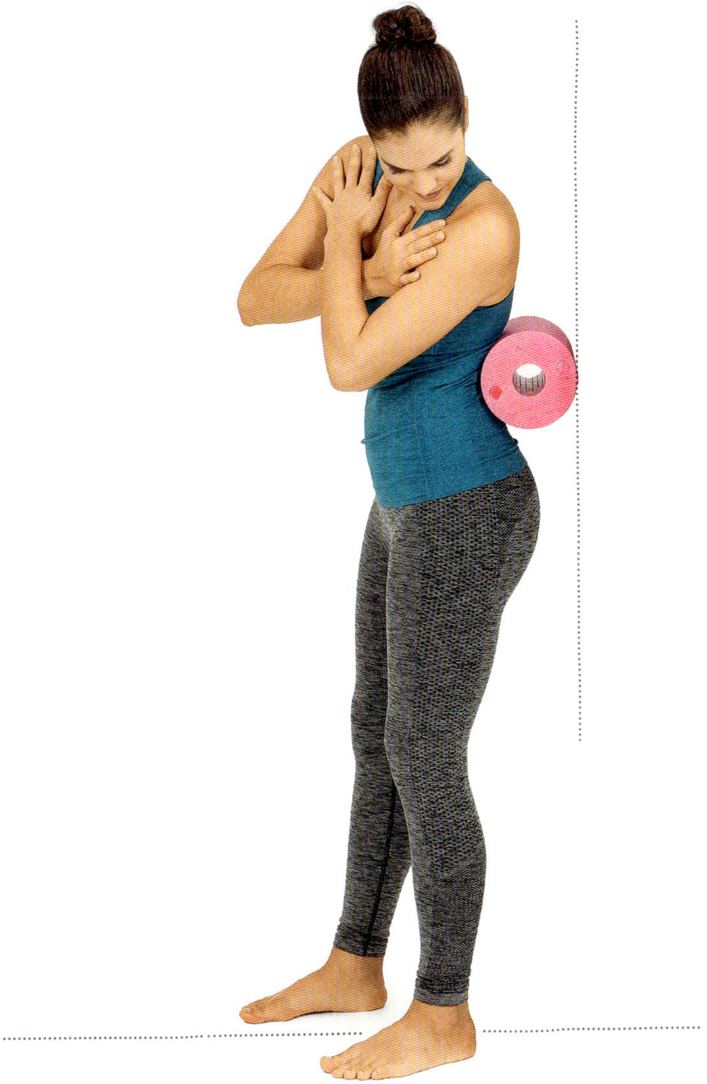

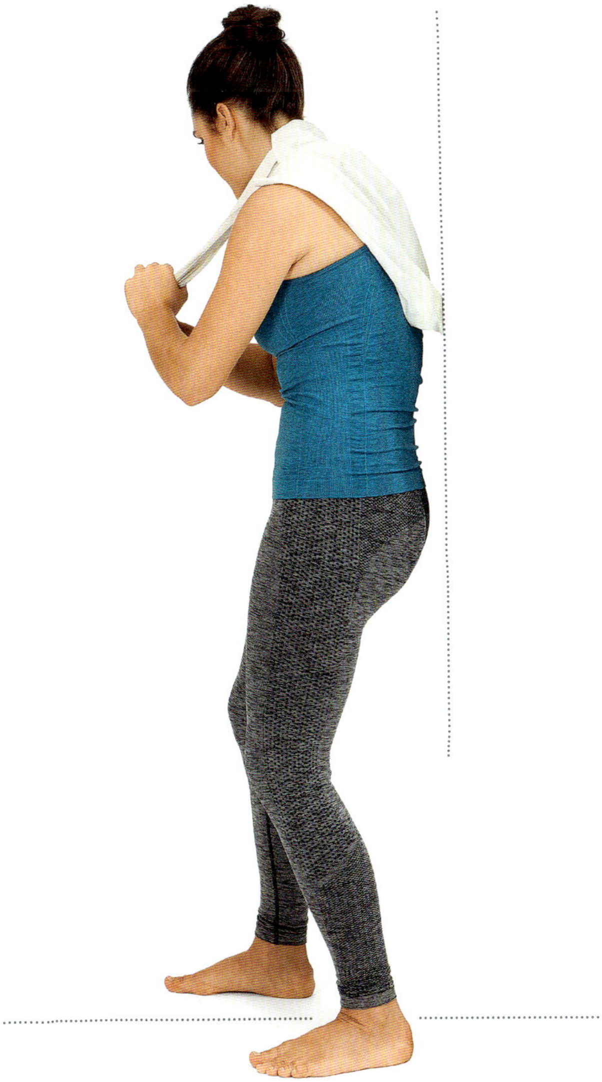

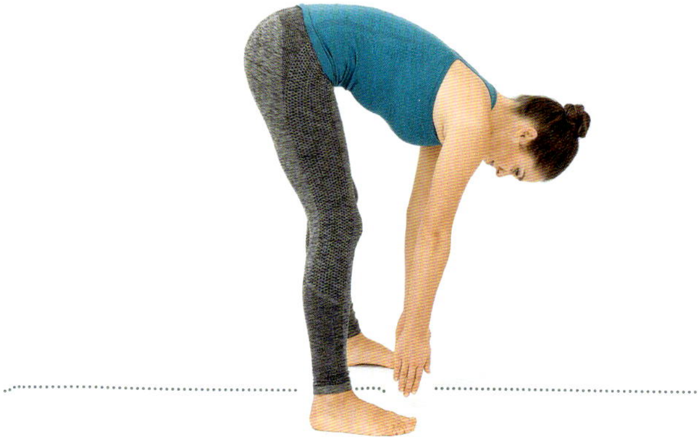

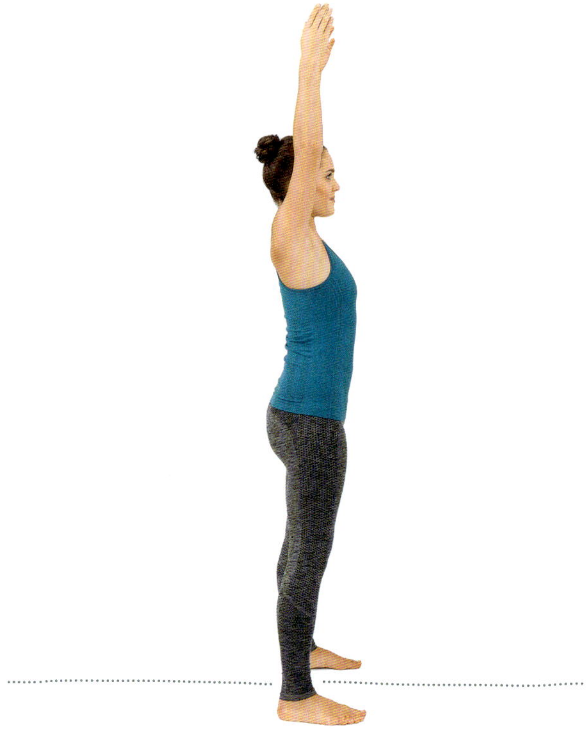

Verändern
Spannkraft nutzen

ZIEL Hier wird der Katapulteffekt der Lumbalfaszie trainiert, um die Spannkraft zu erhalten und aktiver nutzen zu können. Dies zu lernen, ist besonders wichtig, um es später in die alltäglichen Übungen zu integrieren.

VORBEREITUNG Stellen Sie sich mit hüftbreit auseinander gestellten Beinen hin.

Ausführung

1. Beugen Sie nun den Oberkörper nach unten. Die Arme hängen locker herab. Wenn Sie unten in einer Dehnung angekommen sind, federn Sie 2- bis 3-mal sanft hinein und nutzen die aufgebaute Spannung, um den Oberkörper wieder aufzurichten. Dadurch trainieren Sie den »Katapulteffekt« Ihrer hinteren Körperfaszien. Wiederholen Sie das 2- bis 3-mal, um ein Gefühl für die Bewegung zu bekommen.

2. Wenn Sie dies ohne zu zögern gut ausführen können, dann nehmen Sie die Arme als schwingendes Pendel mit dazu. Spüren Sie, dass die Bewegung leichter und flüssiger auszuführen ist und Ihre Arme den Schwung noch effektiver unterstützen? Dann machen Sie alles richtig!

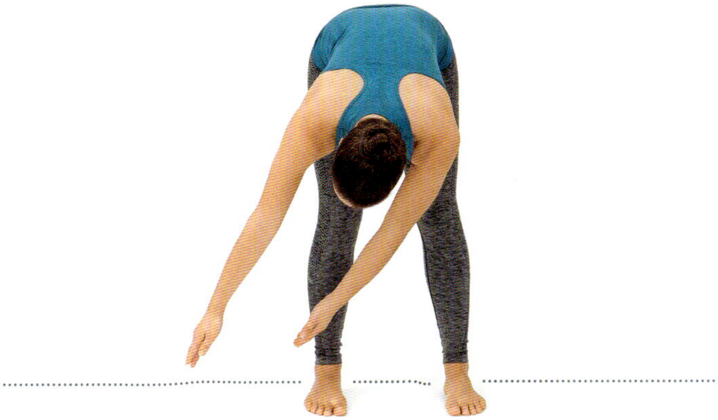

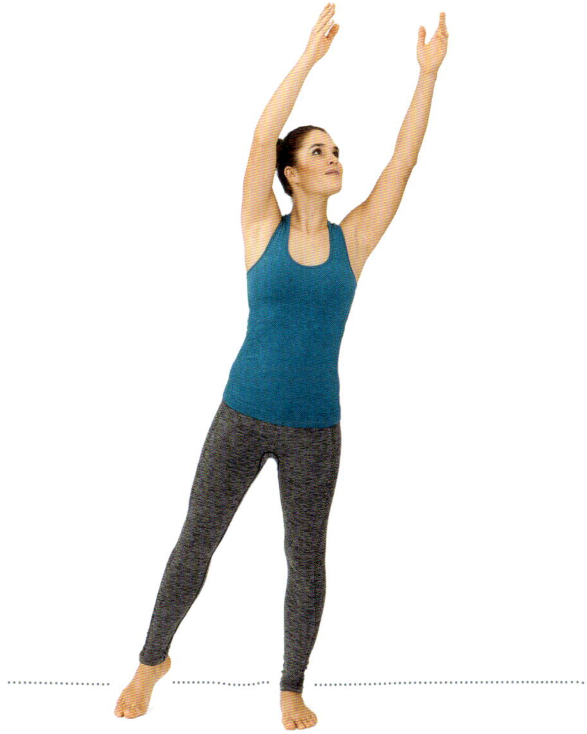

5–8 Wiederholungen wären unsere Empfehlung.

Alternative
Spannkraft diagonal:

1. Nutzen Sie verschiedene Winkel, um Ihre Lumbalfaszie zu aktivieren. Gleiten Sie bei der Beugebewegung mal an Ihrem rechten Bein entlang zu Ihrem Fuß. Wenn Sie die erste Dehnung spüren, federn Sie ganz sanft hinein und nutzen auch hier wieder die Rückstellkraft, um sich schwungvoll aufzurichten.

2. Auch hier können Sie Ihre Arme zusätzlich als Pendel einsetzen. Dadurch bekommen Sie mehr Schwung und verlängern den Hebel. Führen Sie die Übung 5- bis 8-mal durch und freuen Sie sich auf eine geschmeidige Lumbalfaszie.

Alternative
»Oben wie unten«:

Diese Variante eignet sich als Ergänzung für die beiden beschriebenen Übungen und hilft, die Spannkraft der vorderen myofaszialen Ketten zu trainieren.

Sie haben den »eintauchenden Initialstretch« schon am unteren Umkehrpunkt der Bewegung trainiert. Nun beginnen Sie dasselbe auch im oberen Teil der Bewegungsumkehr.

1. Führen Sie die Übung wie vorher beschrieben gerade oder diagonal aus und üben Sie in den ersten Wiederholungen den sanften Stretch für die Aufrichtung.

2. Nun führen Sie den gleichen Impuls in der gestreckten Haltung durch. Bei maximaler Streckung des Körpers geben Sie den Armen einen sanften Impuls nach hinten, dadurch spannen sich Ihre vorderen Körperfaszien. Nutzen Sie den Schwung, um wieder in die Abwärtsbewegung hineinzutauchen.

Richtig üben

Führen Sie diese Übung im vollen Umfang bitte nur dann aus, wenn Sie aktuell keine Beschwerden haben. Bei Spannungen oder leichten Beschwerden können Sie die Übungen auf ein Hinuntergleiten und leichtes Federn reduzieren. Dabei sollten Sie wahrnehmen können, dass die Beschwerden abnehmen. Ein Abbruchkriterium stellen Unbehagen und natürlich vor allem Schmerzen dar.

Verändern
Dehnung im Sitzen

ZIEL Erhalten Sie sich Ihre Rückenfaszien mobil und geschmeidig. Dabei können kleine Übungen schon so effektiv sein.

HILFSMITTEL Sie benötigen einen Stuhl.

VORBEREITUNG Setzen Sie sich auf einen Stuhl mit etwa hüftbreit auseinandergestellten Füßen.

Ausführung

1. Schieben Sie einen Arm nach vorne oben heraus, bis Sie eine seitliche Dehnung spüren. Dosieren Sie die Intensität so, dass es sich für Sie gut anfühlt, aber deutlich spürbar ist. Sinnvoll ist ein an Ihren Atemrhythmus angepasstes Gleiten. Beispielsweise können Sie mit der Einatmung den Arm herausschieben und mit der Ausatmung wieder etwas aus der Dehnung herausnehmen. Wiederholen Sie dies mindestens 3- bis 5-mal, danach sollte die Spannung schon abnehmen.

2. Wenn die Dehnung nachgelassen hat, suchen Sie sich eine neue Position, in der Sie die Dehnung spüren. Vielleicht müssen Sie den Arm noch weiter nach oben oder nach vorne herausschieben, um sie einzuleiten?

3. Versuchen Sie auch einmal unterschiedliche Netzwerkpartner mit einzubeziehen und ihre Einflussnahme zu überprüfen. Wie fühlt es sich an, wenn Sie unter der Dehnung den Arm ein- oder ausdrehen? Können Sie die Spannung beeinflussen? Oder wie ist es, wenn Sie die Seite noch weiter aufdehnen?

4. Gelingt es Ihnen, die Dehnung mit einer tiefen Einatmung zu verstärken? Lenken Sie die Atmung in die spürbare Spannung und versuchen Sie, diese wegzuatmen. Dadurch verstärken Sie nicht nur die Dehnung, sondern mobilisieren auch die myofaszialen Strukturen.

Alternative
Ankerlichten oder Tauziehen:

1. Sie sitzen in der oben beschriebenen Ausgangsstellung. Stellen Sie sich nun bitte vor, dass Sie mit wechselnden Händen an einem imaginären Tau ziehen oder einen Anker einholen.

2. Gerne dürfen Sie für diese Tätigkeit weit ausholen, denn je mehr Bewegung stattfindet, desto größer ist die Mobilisation aller Strukturen in der Schulter-, Oberkörper- und Rückenregion!

Besonders wirkungsvoll ist diese Übung, wenn das imaginäre Tau mal von vorne gezogen wird, mal vom Boden oder mal diagonal von der Decke kommt. Ihrer Fantasie sind dabei keine Grenzen gesetzt.

Richtig üben

Diese Übung können Sie gar nicht oft genug machen! Sie sollten sie aber mindestens 1- bis 2-mal täglich in Ihrem Alltag integrieren. Vielleicht gleich morgens im Bett zum Wachwerden? So starten Sie fit in den Tag, umgehen die Morgensteifigkeit und bringen alle Strukturen auf Betriebstemperatur.

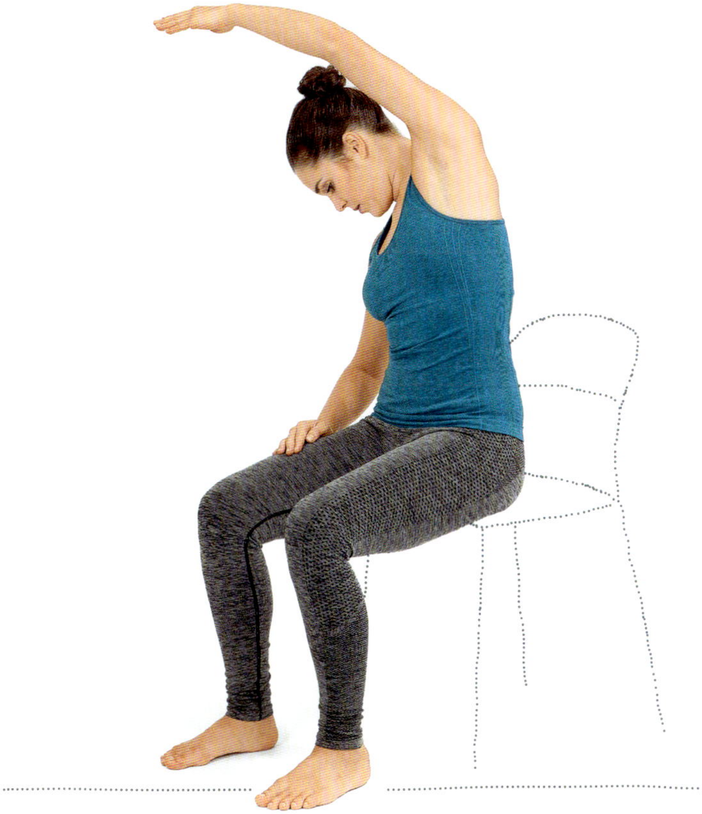

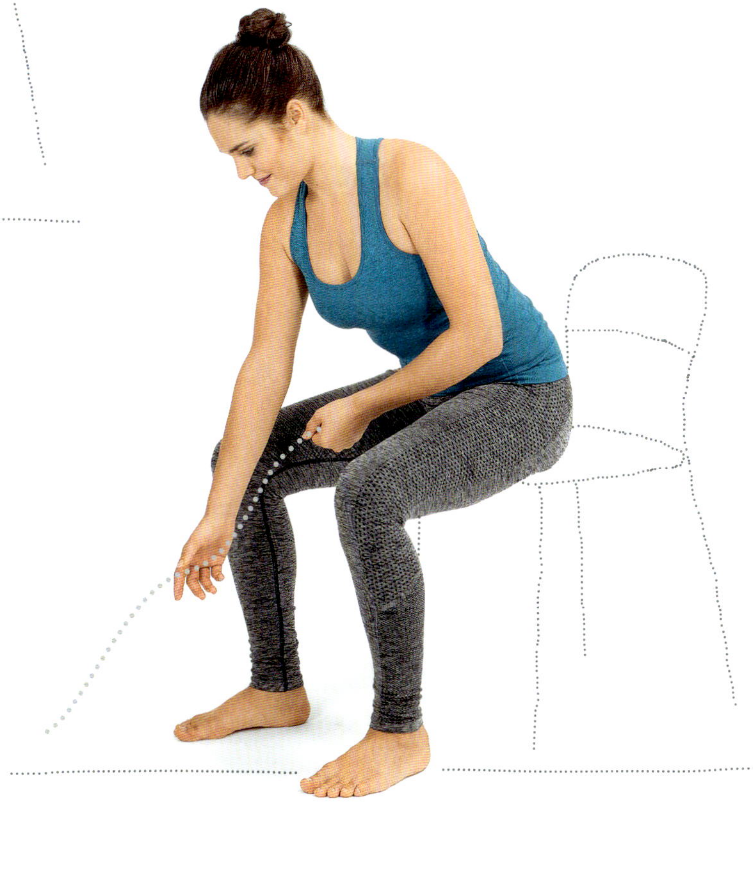

Verändern
Rückenstretching

ZIEL Sie mobilisieren die gesamte Rückenfaszie mit allen angrenzenden Strukturen, lösen Verspannungen und Verklebungen und beugen diesen vor. Dies dient auch Ihren angrenzenden Netzwerkpartnern, wie Ihrem Becken und der Schulter-Nacken-Region!

HILFSMITTEL Um diese Übung gut auszuführen, benötigen Sie etwas Stabiles zum Festhalten wie z. B. einen Türrahmen oder ein Treppengeländer.

VORBEREITUNG Stellen Sie sich in Schrittstellung vor den Türrahmen und halten Sie sich gut mit beiden Händen auf Augenhöhe fest.

Ausführung

1. Nun lehnen Sie sich sanft nach hinten und versuchen eine Dehnung zu erzeugen, indem Sie Ihre Brustwirbelsäule nach oben und die Schulterblätter zur Seite herausschieben. Räkeln Sie sich wohlig in diese Spannung hinein, je nachdem, wo Sie Ihr persönliches »Wohlweh« finden.

2. Zusätzlich können Sie Ihre Atmung in die Spannung lenken und versuchen, diese mit 3–4 großen Atemzügen »wegzuatmen«. Dann gehen Sie wieder in Ihren normalen Atemrhythmus über und versuchen, die Veränderung wahrzunehmen. Wenn die Dehnung noch deutlich zu spüren ist, wiederholen Sie diese Maßnahme noch 1- bis 2-mal.

3. Wenn Sie sich zwischen den Schulterblättern entspannt fühlen, können Sie den Rumpf C-förmig zu einer Seite aufdehnen. So erreichen Sie die seitlichen Rumpf- und Lumbalfaszien. Auch hier schmiegen und räkeln Sie sich wieder in die spürbare myofasziale Spannung hinein. Wenn Sie fündig geworden sind, können Sie diese Position halten und mit sanften Mikrostretches oder 3–4 tiefen Atemzügen bearbeiten.

4. Um verschiedene Anteile Ihres Fasziensystems zu erreichen, können Sie während der Übung mit den Händen weiter nach oben greifen oder über eine leichte Kniebeuge winkelvariierend arbeiten.

Richtig üben

Führen Sie diese Übung durch, wann immer Ihnen danach der Sinn steht. Das Räkeln und Stretchen der Lumbalfaszie lässt sich hervorragend in den Alltag einbetten. Nutzen Sie Ihren Türrahmen für ein tägliches Rückenstreching.

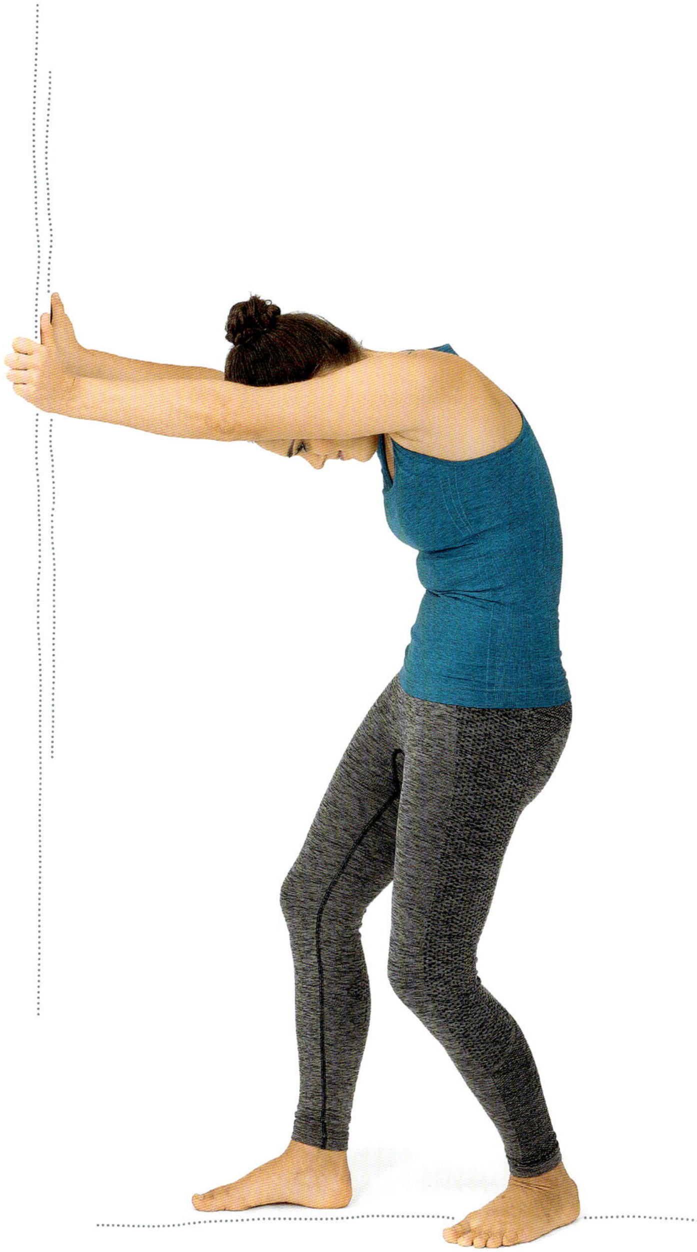

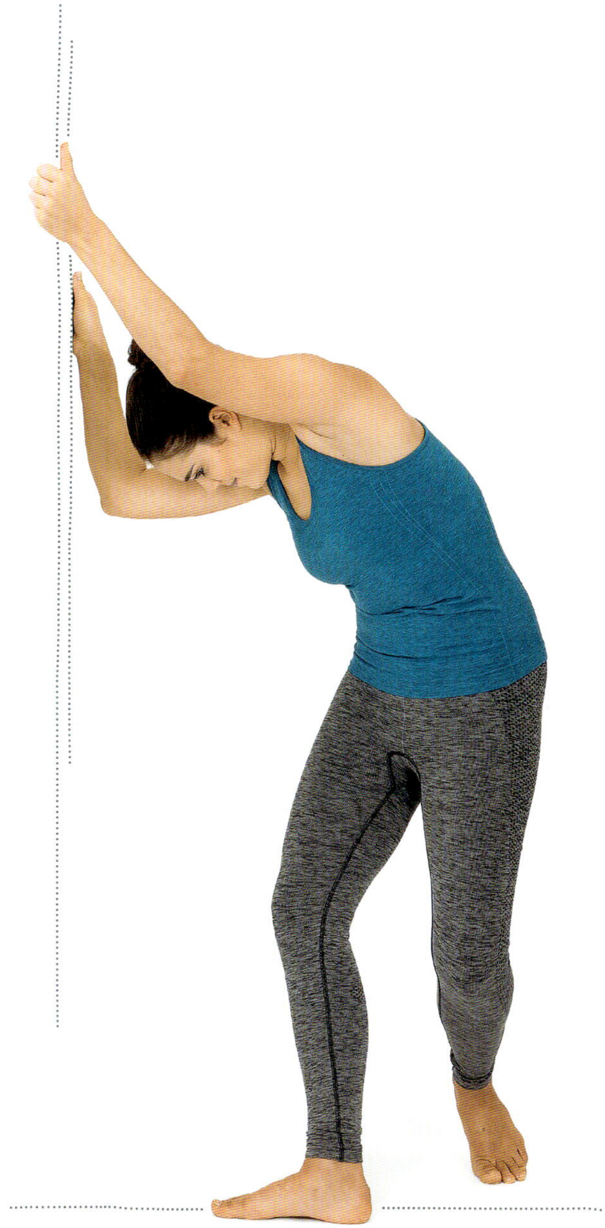

Verändern
Drehdehnlage

ZIEL In der Drehdehnlage mobilisieren Sie die großen Rumpf- und Rückenfaszien, die das Becken und den Oberkörper miteinander verbinden.

VORBEREITUNG Legen Sie sich in Rückenlage mit aufgestellten Beinen auf den Boden.

Ausführung

1. Nun lassen Sie die Beine so weit zu einer Seite kippen, z. B. nach links, bis Sie eine leichte Spannung in Ihrer rechten Seite spüren. Wie fühlt es sich für Sie an und an welcher Stelle nehmen Sie die stärkste Dehnung wahr? Versuchen Sie bitte, 3–4 Atemzüge in diese Spannung zu lenken und dadurch die verklebten myofaszialen Strukturen zueinander zu mobilisieren.

2. Falls Sie bisher keine ausreichende Spannung aufbauen konnten, nehmen Sie doch mal einen neuen Netzwerkpartner wie Ihren rechten Arm dazu. Legen Sie diesen ausgestreckt neben Ihrem Kopf ab und versuchen Sie damit eine stärkere Dehnung der rechten Rumpfseite einzuleiten. Manchmal ist es hilfreich, den Arm zusätzlich nach oben herauszuschieben, um den Effekt zu verstärken. Oder Sie schmiegen die rechte Rumpfseite in eine C-Form, um die Faszien seitlich am Brustkorb noch weiter aufzudehnen.

3. In dieser Position können Sie in Ihrem Atemrhythmus ein Fasziengleiten einleiten, indem Sie mit der Einatmung Ihren Arm herausschieben und mit der Ausatmung diese Spannung wieder reduzieren. Angepasst an Ihre normale Atmung können Sie dies etwa 5- bis 8-mal (oder, wenn es Ihnen guttut, auch länger) wiederholen. Danach legen Sie Ihren Arm neben Ihren Körper zurück und spüren einmal nach, wie sich nun Ihre rechte Seite anfühlt.

Alternative
Drehdehnlage intensiv:

1. Um den hinteren Teil Ihrer Lumbalfaszie zu erreichen, können Sie in der o. g. Ausgangstellung mit Ihrer linken Hand das rechte Bein etwas weiter an den Bauch heranziehen. Dadurch spannen sich der hintere Teil und der diagonal verlaufende Faszienteil auf.

2. Auch hier können Sie über verschiedene Netzwerkpartner, wie das Herausschieben des Armes oder die Atmung, mit Ihrer Dehnung spielen.

Richtig üben

Spüren Sie während der Übung immer wieder in sich hinein. Wo nehmen Sie die Dehnung wahr und wodurch lässt sie sich beeinflussen? Wie fühlt sich die gedehnte Seite nach der Übung an? Wenn Sie morgendliche Anlaufschmerzen haben, wäre das eine ideale Übung, um geschmeidig in den Tag zu starten! Oder vielleicht doch als kleine Einschlafhilfe, um nächtliche Rückenschmerzen zu umgehen? Neben diesen positiven Effekten verbessern Sie auch Ihre Atmung und »massieren« Ihre Oberbauchorgane.

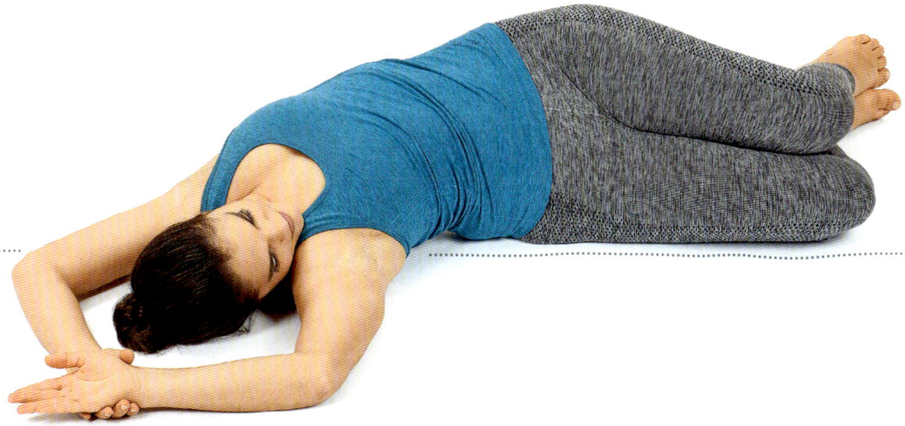

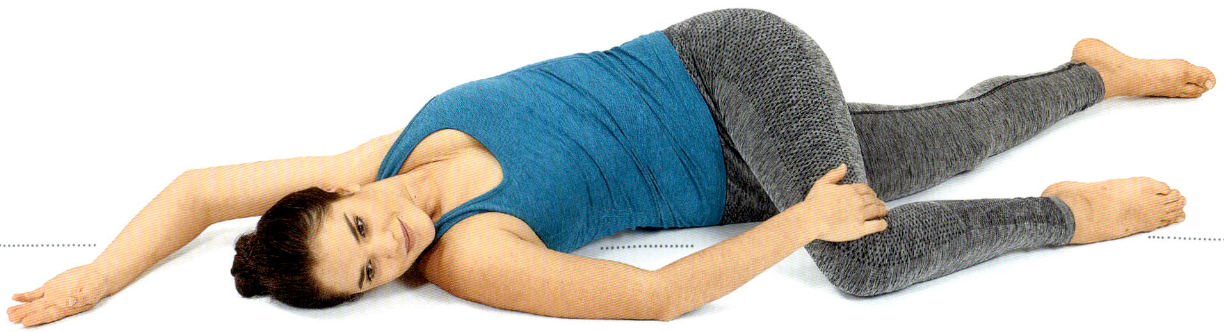

Integrieren
Federnd zum Boden

ZIEL Nutzen Sie die Kraftübertragung und den Rückstelleffekt Ihrer Faszien im Alltag. Sicher haben Sie schon davon gehört, wie wichtig ein rückengerechtes Bücken und Bewegen ist. Dabei wird empfohlen, mit geradem Rücken in die Knie zu gehen, um etwas aufzuheben. Das trifft auch zu, sobald es um das Anheben schwererer Lasten geht. Insbesondere gilt dies dann, wenn sich unsere myofaszialen Strukturen am Rücken in einem weniger guten Trainingszustand befinden.

Um unserer Lumbalfaszie gerecht zu werden, müssen wir sie nicht nur geschmeidig und beweglich halten, sondern auch in ihren kontraktilen Anteilen kräftigen, um unsere Rückenmuskulatur zu unterstützen. Daher ist es wichtig, Bück- und Beugebewegungen mit rundem Rücken anzubahnen und bei der Aufrichtung unsere Faszien zu benutzen. Die Lumbalfaszie ist für natürliche und dynamische Bewegungen konstruiert, keinesfalls für lange statische Haltearbeiten.

VORBEREITUNG Stellen Sie sich vor, Sie möchten Ihre Schuhe zubinden. Stellen Sie sich dafür in eine Schrittstellung und beugen Sie locker die Knie.

Ausführung

1. Nun gleiten Sie mit gebeugtem Rücken und gestreckten Armen soweit zu Ihrem Fuß hinunter, wie es Ihnen behaglich ist. Falls an dieser Stelle Beschwerden auftreten sollten, gehen Sie in Ihren persönlichen Komfortbereich zurück. Während der gesamten Übungsausführung sollten Sie sich beschwingt und schmerzfrei fühlen.

2. In dieser Position führen Sie nun kleine, sanfte Federbewegungen aus. Nach der 4. bis 5. Wiederholung nutzen Sie den leichten Schwung, um sich aufzurichten. Dies findet am tiefsten Punkt der Bewegung statt, die auch gerne durch einen kleinen Initialstretch betont werden darf. Sie werden überrascht sein, wie leicht Sie sich mithilfe Ihrer Faszien aufrichten können.

Nutzen Sie diese Möglichkeit, wann immer der Alltag sie Ihnen bietet, etwa beim Aufheben heruntergefallener Dinge, beim Hochkommen aus der tiefen Hocke oder nach dem Schuheanziehen.

Richtig üben

Binden Sie diese neue Methode der Bewegung in Ihren Alltag mit ein.

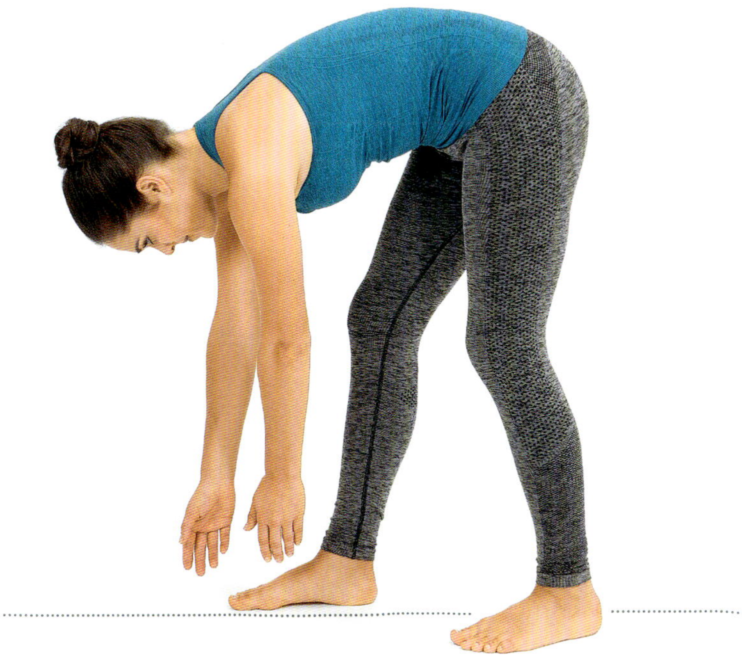

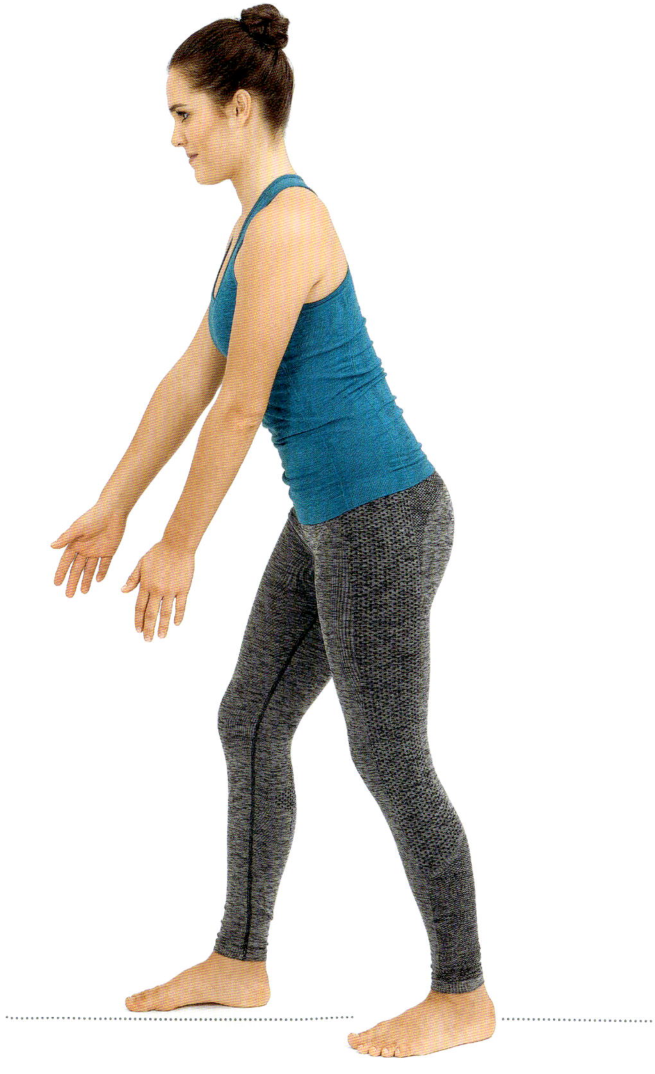

Integrieren
Freier Sitz

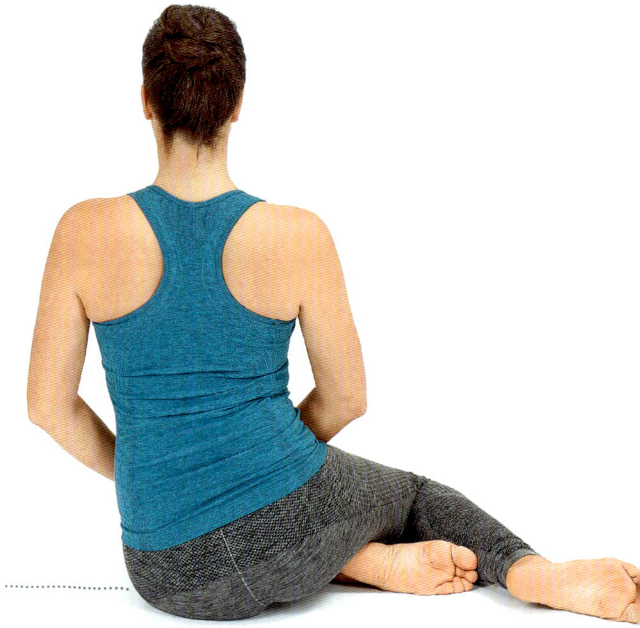

ZIEL Sie lernen, Ihre Rückenfaszien ganz entspannt nebenbei im Sitzen zu trainieren. Und lernen nebenbei, wie wichtig ein ständiger physiologischer Positionswechsel ist. Für dieses Training brauchen Sie nur das Wissen, dass Sie ohne Zeitaufwand beim Entspannen wie z. B. beim Fernsehen, Musikhören oder bei einer Unterhaltung Ihre Faszien trainieren können. Durch das Einnehmen unterschiedlicher Sitzhaltungen mobilisieren Sie unbewusst Ihre Gelenke und myofaszialen Strukturen. Anfangs werden Sie zufällig Positionen wählen und einnehmen, die Ihnen besonders gut liegen. Später sollte es auf Haltungen ausgeweitet werden, die Ihnen anfangs etwas unbequemer erscheinen.

VORBEREITUNG Setzen Sie sich auf den Boden, ein harter Untergrund eignet sich am besten zur Wahrnehmung. Sie können auch gerne auf dem Teppichboden anfangen.

Ausführung

1. Begeben Sie sich in den dargestellten Seitsitz. Suchen Sie sich spontan eine Seite aus, mit der Sie zuerst beginnen möchten. Gerne können Sie sich zu einer Seite abstützen. Schon nach einiger Zeit werden Sie feststellen, dass Sie die Position am liebsten verändern möchten. Geben Sie diesem Wunsch nach. Vielleicht möchten Sie das Gewicht etwas verlagern oder sich anders abstützen? Tun Sie es! Unser Körper liebt Bewegung und ist nicht für stundenlanges Verharren in gleichbleibender Position geschaffen.

2. Nun wechseln Sie die Seite. Wie fühlt sie sich für Sie im Vergleich zu Ihrer anderen Seite an? Ist die Beweglichkeit die gleiche und genauso geschmeidig? Wenn Sie wieder das Bedürfnis verspüren, etwas zu verändern, dann tun Sie es. Wird es Ihnen zu unangenehm oder schlafen Ihre Beine ein, wird es Zeit aufzustehen. Im Übrigen hat man immer eine »Schokoladenseite«, die besser geht.

Ich möchte Ihnen hierfür keine direkte Zeitvorgabe geben. Gehen Sie hierbei bitte nach Ihrem eigenen Gefühl für das, was Ihnen guttut!

Alternative Kobra:

1. Diese Position eignet sich hervorragend, um die vordere Seite zu aktivieren. Hierbei liegen Sie auf dem Bauch und die Unterarme sind abgestützt. Hängen Sie sich nicht in die Schultergelenke, sondern achten darauf, sich etwas herauszustützen. Dazu drücken Sie Ihre Unterarme oder Ellenbogen in den Boden. Vielleicht haben Sie mal das Bedürfnis, sich kurzzeitig auf die gestreckten Arme zu stützen und den Nacken in Beugung zu dehnen oder den Kopf in den Nacken zu legen?

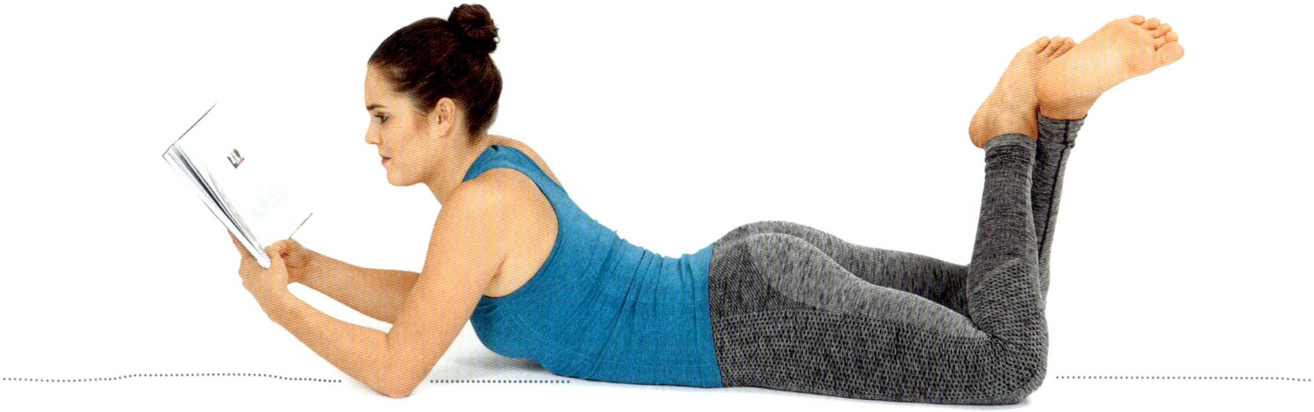

2. Beziehen Sie auch andere Netzwerkpartner mit ein. Wie fühlt es sich an, wenn Sie Ihre Beine beugen, sanfte Bewegungen mit den Füßen machen oder Ihren Kopf weiter in den Nacken legen? Nutzen Sie auch Ihre Atmung, um Spannungen aufzuspüren. Alles ist erlaubt, solange bei zunehmenden Unbehagen die Position gewechselt wird.

Weitere Möglichkeiten der natürlichen Haltung sind z. B. der Schneidersitz und der Langsitz. Gerne dürfen Sie Ihre eigenen Ideen ausprobieren und Ihr persönliches Spektrum erweitern.

Richtig üben

Bei diesem Training wird deutlich aufgezeigt, dass wir auf Bewegung ausgerichtet sind. Langes Ausharren in der gleichen Position tut uns nicht gut. Wenn Sie regelmäßig (gerne täglich) trainieren, werden Sie feststellen, dass sich schon nach wenigen Wochen die Beweglichkeit des gesamten Körpers verbessert. Unser myofasziales System wird in alle Richtungen mobilisiert und aktiviert.

Der direkte Kontakt zum festen Untergrund wird Ihnen kostbare Informationen liefern, die Sie in einem weichen Sitzmöbel nicht so schnell erhalten. Die Geschmeidigkeit Ihres Körpers wird trainiert, denn hier muss *er* sich anpassen und nicht das Polster eines Sofas. Spannungsunterschiede in der rechten und linken Körperhälfte werden Sie anfangs sehr deutlich spüren und deshalb die Haltung häufiger ändern. Nach einiger Zeit in freier Bodenhaltung werden Sie spüren, wie Ihr gesamter Körper von dieser Übung profitiert.

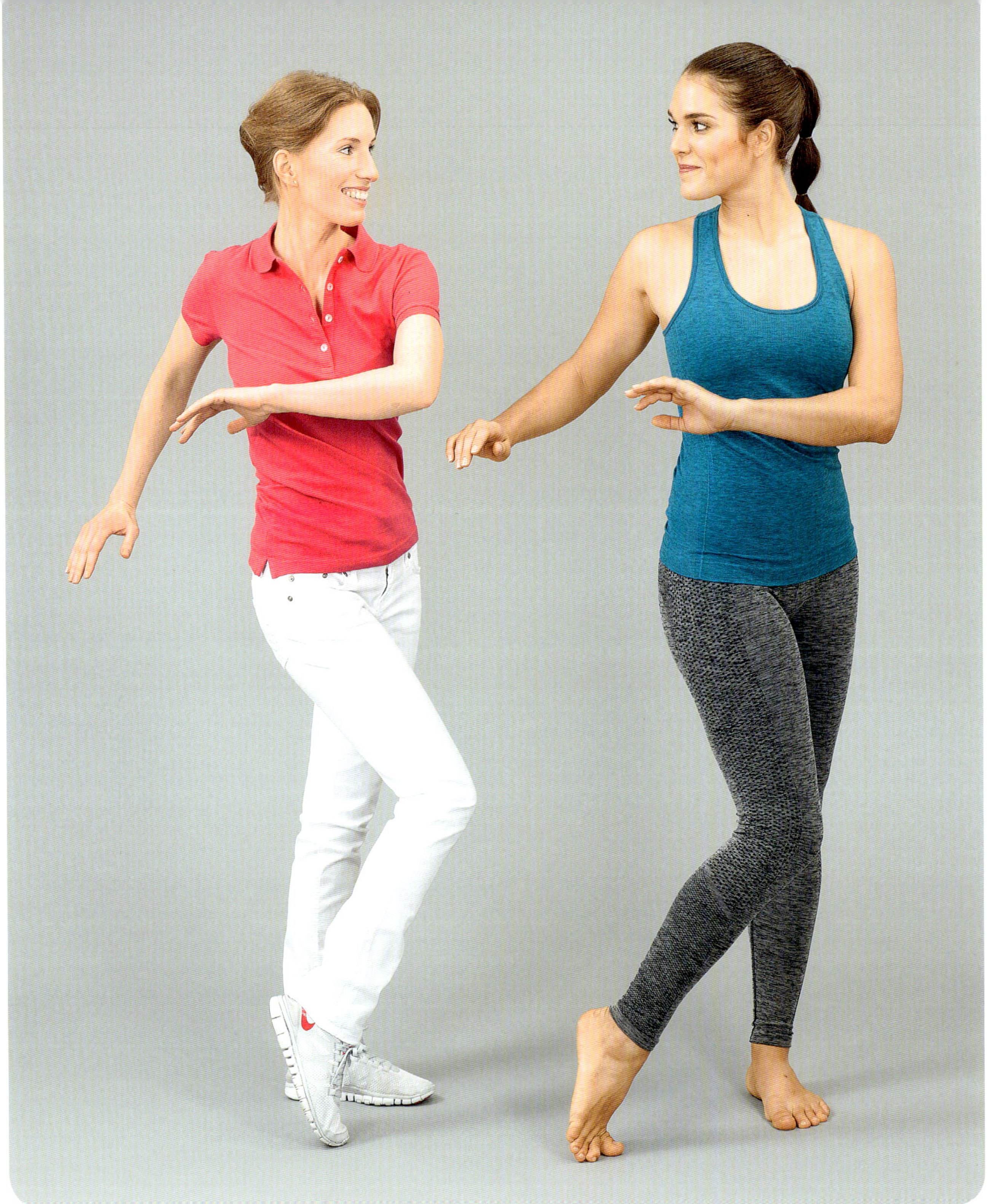

Das Becken als stabile Mitte

Unser Becken ist das Fundament, auf dem unsere Wirbelsäule balanciert. Ein gut aufgerichtetes Becken gewährleistet optimale Beweglichkeit der Hüften und der Wirbelsäule, aber auch die Kraftentfaltung von Muskeln und Faszien.

10 gute Gründe für ein bewegliches Becken

1– Sie werden durch eine bewusste Beckenhaltung und Beweglichkeit wieder geschmeidig durch den Alltag gehen.

2– Setzen Sie schmerzfrei einen Schritt vor den anderen und genießen Sie endlich mal wieder eine Ausstellung, eine Shoppingtour oder eine Wanderung.

3– Lassen Sie die Slipper im Schuhschrank verschwinden. Sie können bald wieder Schnürschuhe tragen! Sie verbessern Ihre Beweglichkeit beim Schuheanziehen und Hinunterneigen zum Fußboden.

4– Faszienfitness Schritt für Schritt: Nutzen Sie die Treppe als Trainingsgerät und Sie erhalten ganz nebenbei ein straffes Gewebe an Ihren Beinen.

5– So lassen sich Ischiasbeschwerden wie Kribbeln und Schmerzen in den Füßen vermeiden.

6– Das Becken ist das Fundament der Wirbelsäule. Gut ausgerichtet und spannungsfrei schont es den unteren Rücken. Kreuzschmerzen lassen nach.

7– Endlich können Sie wieder eine unbeschwerte Seitenlage genießen. Quälende Schleimbeutelentzündungen am seitlichen Becken sollten Sie nicht mehr belasten.

8– Ein gut bewegliches Becken reduziert Leistenschmerzen und Spannungen im Unterbauch.

9– Das Zusammenspiel der Beine und des unteren Rückens verbessert sich. Ausgelassen zu tanzen oder mal wieder ein richtig schönes Tennismatch zu spielen sollte wieder möglich sein.

10– Dinge vom Boden aufzuheben fällt mit beweglichen Hüften leichter. Der Rücken wird geschont. Das kann auch vor lästigem Hexenschuss schützen.

Das Becken nicht überlasten

Das Becken nimmt viele Kräfte aus den Beinen auf und leitet sie in den Rumpf weiter. Wenn Sie eine Spielsportart mit vielen schnellen Richtungswechseln betreiben, werden neben den Knochen die Muskeln und Faszien aufs Äußerste belastet. Bei Überbeanspruchungen kann es zu Leistenproblemen, Beckenblockierungen und schmerzhaften Triggerpunkten in der Gesäßmuskulatur kommen.

Durch das gestörte Zusammenspiel Ihrer Faszien mit anderen Körperabschnitten könnten Sie Blockierungen zwischen Beckenschaufel und Kreuzbein erleiden. Dann spricht der Arzt von der ISG-Blockierung (ISG = Iliosakralgelenk). Diese ist nicht nur mit Bewegungseinschränkungen verbunden, sondern häufig äußerst schmerzhaft.

Während einer Schwangerschaft wird in Vorbereitung auf die Geburt der Bandapparat des Beckens elastischer. Verspannungen und Blockierungen können in dieser Zeit zunehmen.

Schonen Sie den Rollhügel

Wenn Sie mit Ihren Händen von den seitlichen Beckenkämmen hinabstreichen, können Sie nach einigen Zentimetern eine kräftige knöcherne Struktur tasten. Es handelt sich um den großen Rollhügel (Trochanter major), einen wichtigen Ansatzort für viele myofasziale Strukturen Ihres Beckens. In diesem Bereich kann es zu schmerzhaften Ansatzreizungen oder einer Schleimbeutelentzündung kommen. Bei solchen Beschwerden kann es Ihnen unangenehm sein, länger auf der betroffenen Seite zu liegen, und der Schlaf kann empfindlich gestört werden. Sparen Sie am Anfang diesen Knochenvorsprung beim Training mit der Rolle oder dem Ball aus und konzentrieren Sie sich lieber auf die unmittelbare Nachbarschaft.

Triggerpunkte der Beckenregion strahlen ins Gesäß oder ins Bein und können so ähnliche Beschwerden wie ein Bandscheibenproblem verursachen. Myofasziale Verspannungen können auf Nerven drücken und Taubheits- oder Kribbelgefühle auslösen.

Mit Übungen aus dem folgenden Kapitel sollte es Ihnen gelingen, Beschwerden des Beckens zu lindern und wieder für eine gesunde Kraftverteilung auf angrenzende Netzwerkpartner zu sorgen.

Störungen des Beckens

Die häufigsten Gründe für eine gestörte und dadurch oft schmerzhafte Beckenregion sind myofasziale Verspannungen. Ein verspanntes und unelastisches System hemmt die freie Beweglichkeit und die volle Kraftentfaltung. So können verklebte Strukturen und Triggerpunkte nicht nur die Hüftbeweglichkeit reduzieren, sondern auch zu ausstrahlenden Schmerzen führen. Blockierte Gelenke und Schleimbeutelentzündungen können ein Resultat langanhaltender Spannungen sein.

In dieser Region finden Sie häufig:

- Schmerzen bei spontanen Drehbewegungen oder Ausfallschritten
- Ischiasbeschwerden
- Einschränkung der Beweglichkeit der Beine
- Schmerzen beim Schuheanziehen
- ein sporadisch auftretendes »Giving-way-Phänomen«, ein plötzliches Wegsacken des Beines
- ausstrahlende Schmerzen in Leiste, Gesäß oder Bein
- Kopf- oder Rückenschmerzen durch aufsteigende Verspannungen
- häufig wiederkehrende Blockierungen des Kreuzdarmbeingelenkes
- Mühe, die richtige Schlafposition zu finden
- Schleimbeutelentzündungen, besonders die seitlich am Becken
- Knieschmerzen durch myofasziale Verbindungen zum Becken

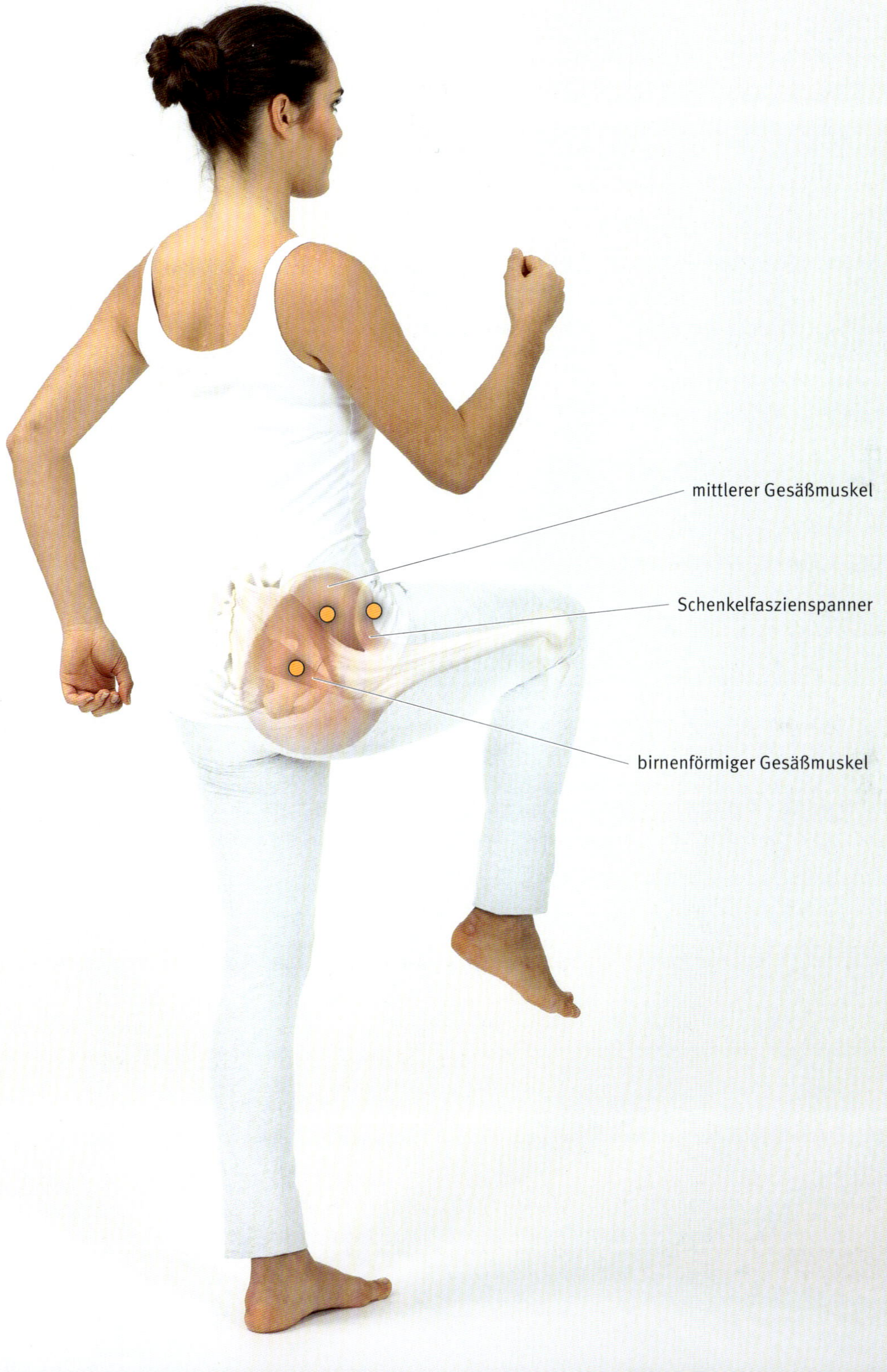
mittlerer Gesäßmuskel
Schenkelfaszienspanner
birnenförmiger Gesäßmuskel

Das Becken – Bindeglied zwischen Rumpf und Beinen

Diese Region stellt eine wichtige Verbindung zwischen dem Rumpf und den Beinen dar. Der große Lendenmuskel (Musculus psoas major) und seine Muskelfaszie stellen eine Verbindung zwischen dem Zwerchfell, der vorderen Lendenwirbelsäule und dem Oberschenkel her. Der Muskel verkürzt sich, wenn Sie viel sitzen müssen. Dann fällt es Ihnen schwer, längere Zeit zu stehen, weil der angespannte Muskel ein Durchbrechgefühl im unteren Rücken auslöst. Im folgenden Praxisteil lernen Sie, wie Sie den Muskel wieder entspannen.

Die Lumbalfaszie findet ihre Fortsetzung über die großen Gesäßmuskeln und in die Schenkelfaszie, die seitlich deutlich verstärkte Faserzüge besitzt. Diese äußere Verstärkung wird auch iliotibiales Band bezeichnet, weil sie vom Ilium (Beckenschaufel) zur Tibia (Schienbein) läuft. Sie entwickelt sich erst durch die mechanischen Belastungen unseres aufrechten Gangs. Diese verspannen durch manche Sportarten (intensives Laufen oder Radfahren) oder durch Bewegungsmangel so stark, dass sie Probleme im Bereich des Knies auslösen können. Auch solchen Spannungen können Sie entgegenwirken.

Die Faszien der Bauchmuskeln finden über die Leiste ihre Fortsetzung in den Oberschenkeln. Vorne seitlich am Becken liegt ein kleiner Muskel, der direkt in die Schenkelfaszie einstrahlt und ihre Spannung beeinflusst. Wenn er sich verspannt oder Triggerpunkte entwickelt, können Schmerzen am seitlichen Oberschenkel hinabstrahlen.

Triggerpunkte im Becken

Die Triggerpunkte in den Gesäßmuskeln erzeugen Schmerzen, die in die Beine ausstrahlen. Diese Schmerzen können hinten oder seitlich am Bein entlangziehen und bis in die Knöchelregion ausstrahlen. Die schmerzhaften Verspannungen können bei einem Sturz entstehen. Auch wenn es Ihnen gerade noch gelingt, einen Sturz zu vermeiden, können Sie sich dabei die myofaszialen Strukturen zerren und unangehme Triggerpunkte entstehen lassen. Sie beseitigen diese Triggerpunkte am Becken am besten durch die Selbstbehandlungen mit der Rolle (Seite 136) oder dem Tennisball.

Beschwerden können sowohl durch intensives Laufen mit schnellen Richtungswechseln als auch durch berufsbedingte, eintönige Haltungen wie langes Sitzen oder Stehen ausgelöst werden. Die Übungen im »Bärenstand« (Seite 140) geben der hinteren Beinmuskulatur ihre alte Geschmeidigkeit zurück.

Wussten Sie, dass das bloße Sitzen auf einem festen Untergrund (z. B. dem Wohn- oder Kinderzimmerboden) Ihre Faszien geschmeidiger macht und geeignet ist, um Triggerpunkte am Gesäß zu beseitigen? Auf der Seite 124 lernen Sie die Übung »Freier Sitz« und können den positiven Effekt am eigenen Körper erfahren.

Einige der Muskeln, mit denen Sie Ihre Beine nach außen drehen, die sogenannten Hüftrotatoren, stehen über ihre Faszien mit den Organen des kleinen Beckens in Verbindung. Das sind Blase, Scheide, Gebärmutter und Enddarm. Operations- oder Entzündungsnarben und Verletzungen, die im Rahmen von Geburten entstehen, können Spannungen in den Organaufhängungen auslösen und so diese Hüftrotatoren verspannen. Nach Absprache mit dem Arzt könnte hier auch zusätzlich eine osteopathische Behandlung der Organe hilfreich sein.

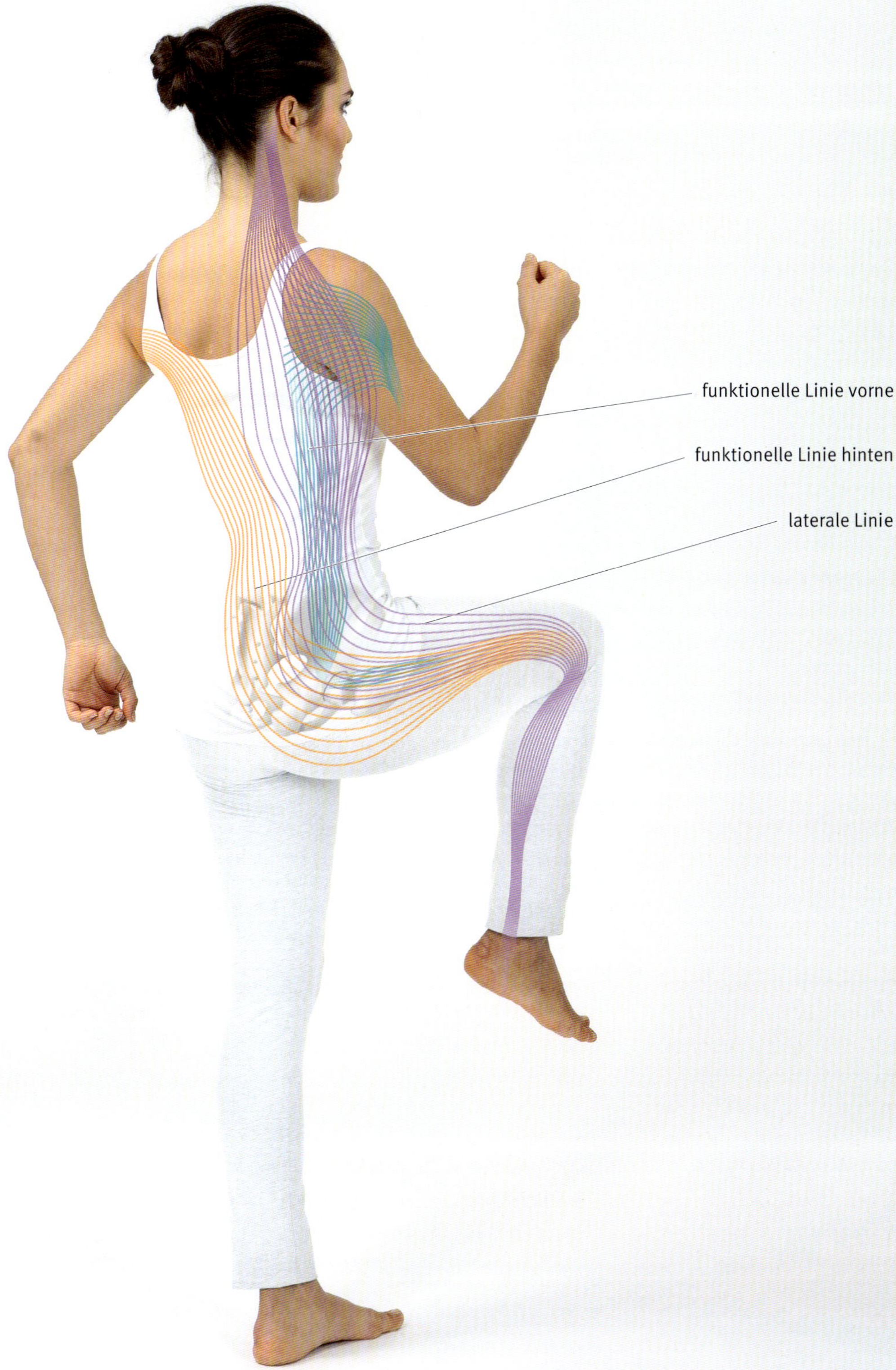
funktionelle Linie vorne
funktionelle Linie hinten
laterale Linie

Wahrnehmen
Gestreckte Hüfte

ZIEL Häufig sind myofasziale Spannungen unbemerkter Auslöser für eingeschränkte oder schmerzende Hüften, die sehr häufig ins Bein ausstrahlende Schmerzen zur Folge haben. Mit diesem Test prüfen Sie die Beweglichkeit Ihrer Hüfte.

HILFSMITTEL Ein Spiegel erleichtert die Selbstkontrolle im Stand.

VORBEREITUNG Für diesen Test müssen Sie die Rückenlage einnehmen, idealerweise auf einem harten Untergrund. Sollte Ihnen das zu unangenehm sein, ist der Teppichboden eine gute Alternative.

Ausführung

1. Wenn Sie nun Ihre rechte Hüfte testen wollen, lassen Sie das rechte Bein ausgestreckt liegen. Die rechte Kniekehle sollte guten Kontakt mit dem Boden halten. Das linke Bein wird an gebeugt und Richtung Bauch gezogen. Bis zu einem maximal möglichen Heranziehen des rechten Beines sollte das andere Bein gestreckt am Boden liegen bleiben können. Dann verfügen Sie über eine volle Hüftstreckung der linken Seite.

2. Gleichzeitig testen Sie auch die Beugung Ihrer linken Hüfte. Wie weit können Sie das Knie zum Bauch ziehen? Spüren Sie Spannung oder Schmerz in der Leiste oder im Gesäß?

3. Nun wechseln Sie das Bein. Nehmen Sie sich die Zeit, nachzuspüren, ob sich eine Hüfte freier und leichter bewegen lässt oder sogar ein Bein vorzeitig den Kontakt mit dem Boden verliert.

Alternative Ausfallschritt:

Für den Fall, dass Sie sich nicht auf den Boden legen können oder möchten, bieten wir Ihnen den Ausfallschritt im Stand an.

1. Um Ihre rechte Hüftstreckung zu testen, müssen Sie Ihren rechten Fuß etwa 2–3 Fußlängen zurückstellen.

2. Halten Sie Ihr Becken gut in der Mitte fixiert, indem Sie Ihr Schambein zur Nase ziehen.

Eine Testung vor einem langen Spiegel ermöglicht es Ihnen, unerwünschte Ausweichbewegungen und die Streckmöglichkeit Ihrer Hüfte wahrzunehmen.

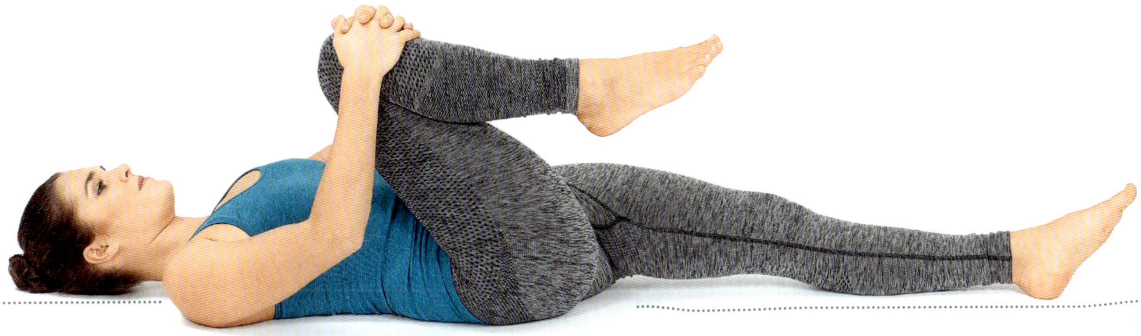

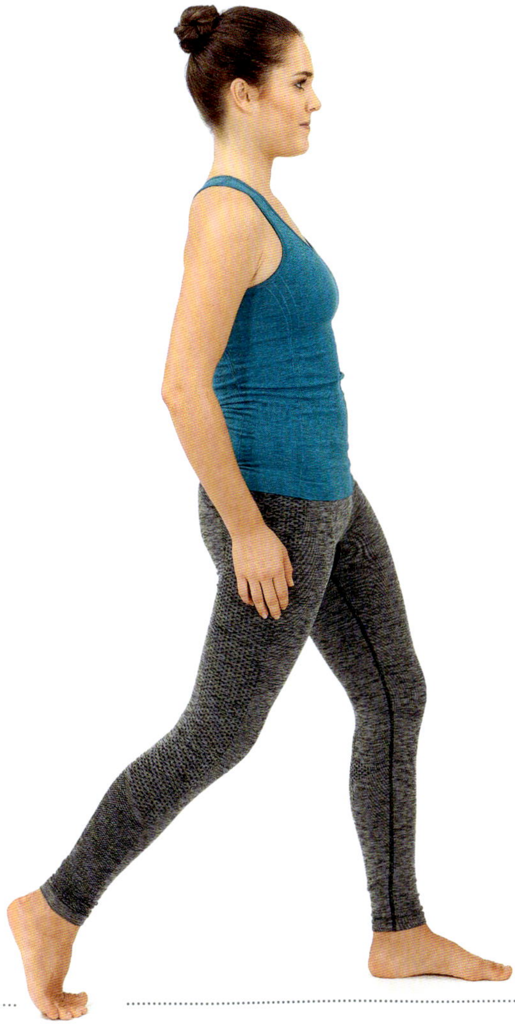

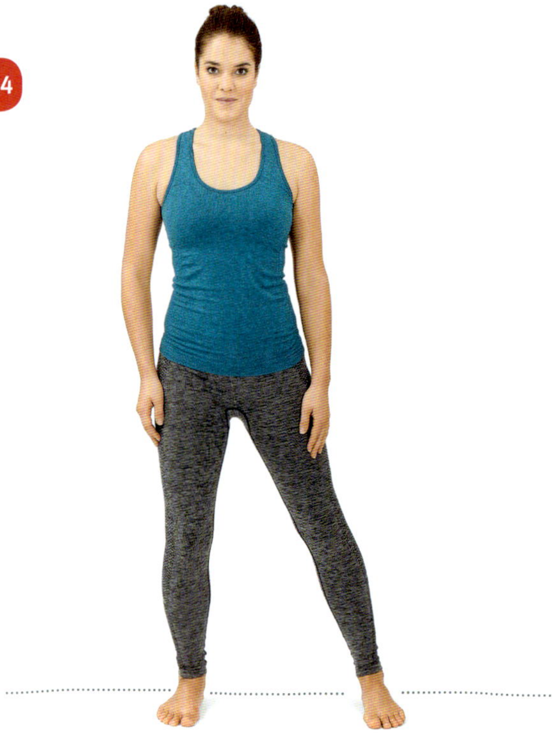

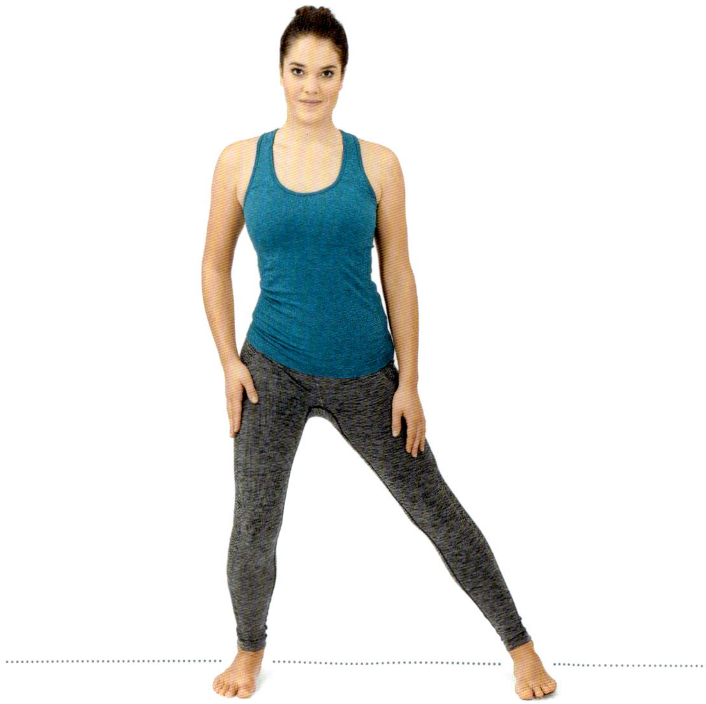

Wahrnehmen

Ausfallschritt zur Seite

ZIEL Mit diesem Test können Sie Ihre Hüftbeweglichkeit in Abspreizung überprüfen.

HILFSMITTEL Ein Spiegel erleichtert die Selbstkontrolle.

VORBEREITUNG Um die Abspreizbewegung Ihrer Hüften zu testen, stellen Sie Ihre Füße bitte etwas mehr als hüftbreit auseinander. Die Fußspitzen zeigen dabei nach vorne. Wenn Sie den Test vor einem Spiegel durchführen, können Sie das Bewegungsausmaß beider Seiten miteinander vergleichen.

Ausführung

1. Testen Sie nun Ihre rechte Seite, indem Sie Ihr Körpergewicht auf das linke, leicht gebeugte Bein verlagern. Das rechte Bein sollte für den Test gestreckt bleiben.

2. Beugen Sie nun das linke Bein so weit, wie es die Hüftbeweglichkeit oder die Spannung auf der Innenseite des rechten Beines zulassen.

3. Testen Sie nun die linke Seite.

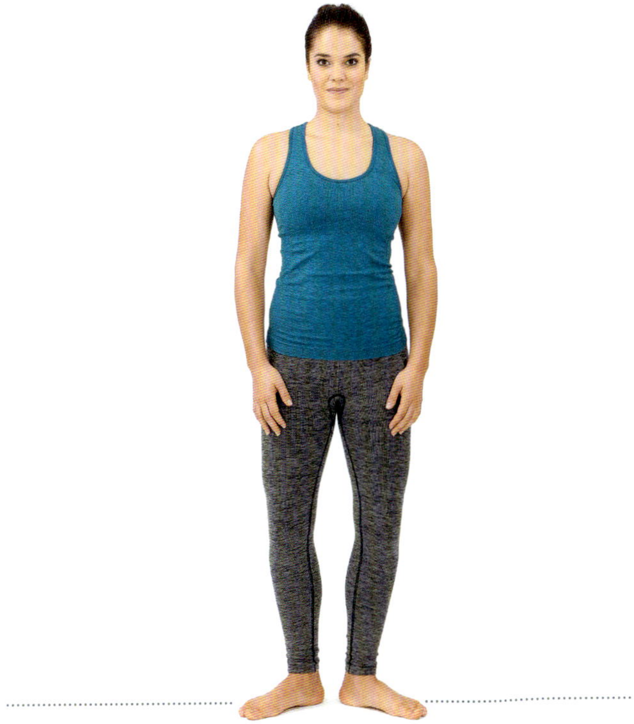

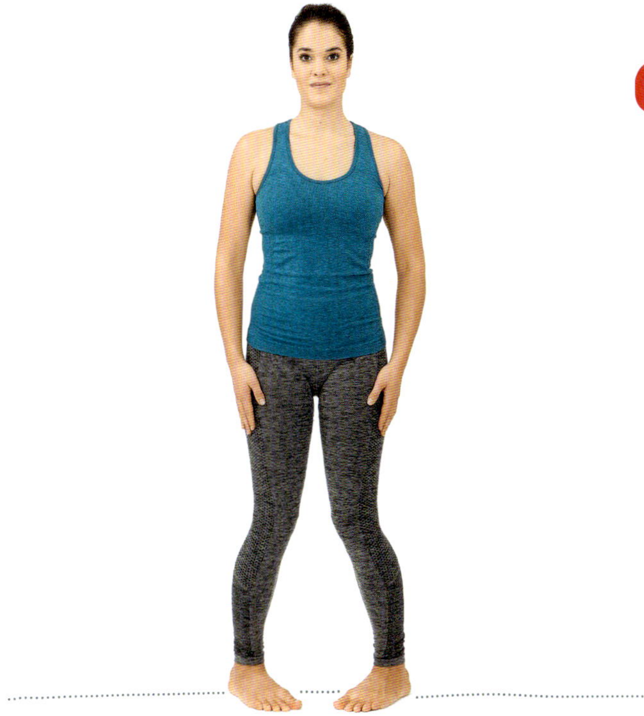

Wahrnehmen

Hüft-Twist

ZIEL In diesem Test überprüfen Sie die Beweglichkeit Ihrer Hüftrotation. Diese wird bei sehr vielen täglichen Aktivitäten benötigt, wie z. B. dem Sockenanziehen.

HILFSMITTEL Ein Spiegel erleichtert die Selbstkontrolle.

VORBEREITUNG Stellen Sie sich bitte gerade mit hüftbreit auseinander gestellten Füßen vor einen Spiegel.

Ausführung

1. Für den Test der Hüftaußenrotation drehen Sie beide Füße so weit wie es geht nach außen. Beachten Sie bitte dabei, dass Sie nicht in einen Schmerz gehen. Wenn Sie die endgradige Position erreicht haben, vergleichen Sie bitte die Stellung der Füße zueinander. Stehen beide Füße gleich weit ausgedreht und fühlen sich beide Seiten gleich gut an? Nun testen Sie bitte die Hüftinnenrotation, indem Sie die Füße so weit, wie Sie können, nach innen drehen. Auch bei diesem Twisten spüren Sie nach, wie sich die Bewegung für Sie anfühlt und wie weit sie durchführbar ist. Überprüfen Sie bitte auch Ihre angrenzenden Netzwerkpartner. Was verändert sich, wenn Sie sich unter der Hüftdrehung in der Hüfte einbeugen und den Oberkörper nach vorne neigen? Oder wenn Sie in der Hüfte gestreckt sind? Vielleicht haben aber auch Ihre Knie einen Einfluss, wenn Sie sie unter der Testung beugen oder strecken? Behandeln Sie diese Netzwerkpartner mit, wenn sie einen Einfluss spüren!

2. Falls die Ausführung auf beiden Füßen Schwierigkeiten bereitet, können Sie die Hüften auch einzeln nacheinander testen.

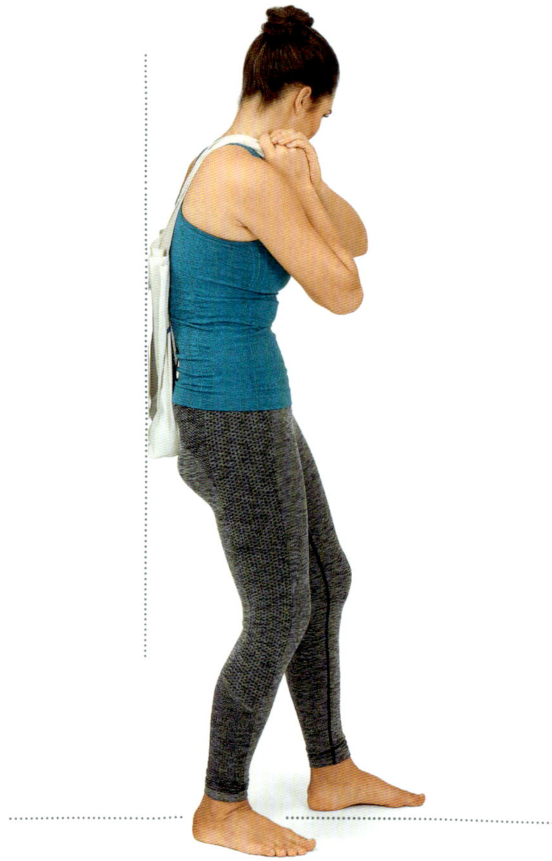

Verändern
Triggerpunkte am Becken

ZIEL Lösen Sie Ihre Triggerpunkte, die möglicherweise Ihr Gangbild stören, Rückenschmerzen verursachen oder auf den Ischiasnerv drücken.

HILFSMITTEL Sie benötigen einen harten Ball und einen Einkaufsbeutel und/oder eine Faszienrolle. Damit Ihnen der Ball während des Trainings nicht wegrollt, können Sie ihn in einen Einkaufsbeutel legen und über die Henkel optimal positionieren.

VORBEREITUNG Stellen Sie sich in Schrittstellung an die Wand. So haben Sie die Möglichkeit, über die Gewichtsverlagerung die Intensität zu regulieren.

Ausführung

1. Nun legen Sie den Ball zwischen die Wand und Ihr Gesäß und bauen sanften Druck auf. Wenn Sie sich z. B. für Ihre rechte Beckenseite entschieden haben, können Sie über eine leichte Drehung des Rumpfes nach rechts die Muskeln, die neben dem Kreuzbein liegen, besser behandeln.

2. Nun suchen Sie mit dem Ball nach Triggerpunkten, indem Sie ihn langsam durch das Gewebe rollen. Sie erkennen diese daran, dass sie besonders empfindlich und schmerzhaft sind. Wenn Sie fündig geworden sind, dosieren Sie den Druck auf diese Stelle so, dass Sie sich noch wohl fühlen. Über kleine Kniebeugen oder Rechts-links-Bewegungen mit dem Becken können Sie die Triggerpunkte langsam bearbeiten und zum Schmelzen bringen. Meistens benötigen Sie 5–8 kleine Rollbewegungen, um das Gewebe zu lösen.

3. Hat sich der punktuelle Schmerz schon aufgelöst? Dann versuchen Sie, durch ein Anschmiegen an den Ball oder ein seitliches Aufdehnen des Rumpfes, indem Sie den Arm nach oben herausschieben und die Seite verlängern, den Triggerpunkt seitlich zu erwischen.

4. Sie können auch Ihre angrenzenden Netzwerkpartner mit einbeziehen. Wie fühlt es sich an, wenn Sie das Bein etwas nach innen oder außen drehen oder den Arm lang herausschieben und Ihre Rumpfseite aufspannen? Spüren Sie einen Unterschied in der Intensität? Verstärken Sie den Druckschmerz durch vermehrtes Verlagern Ihres Körpergewichtes auf den Ball erst, wenn dieser vorher deutlich nachgelassen hat oder gar nicht mehr zu spüren ist.

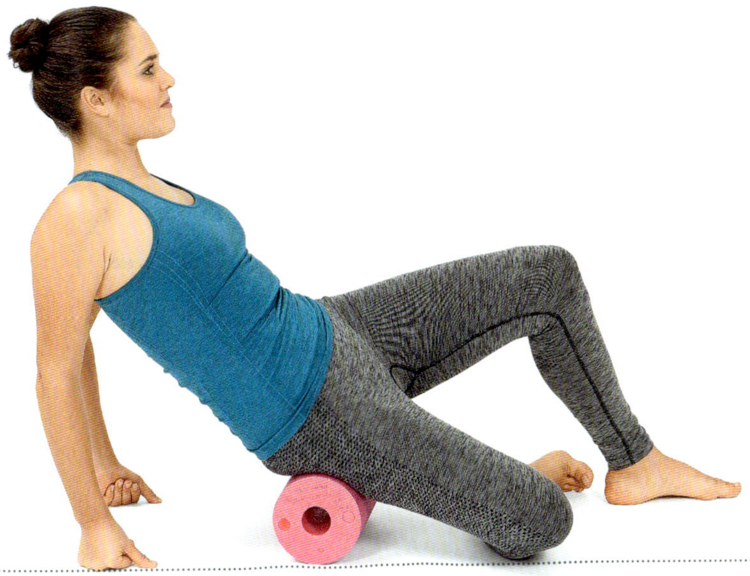

Alternative

Einsatz der Faszienrolle:

Falls Ihnen der punktuelle Druck des Balles zu stark erscheint, können Sie mit einer Faszienrolle den flächigeren Druck ausüben.

1. Dafür setzen Sie sich mit aufgestellten Beinen auf die Rolle und stützen sich mit den Händen (bei leicht gebeugten Ellenbogen) oder den Unterarmen auf dem Boden ab. Durch das Eindrehen um die Körperachse erreichen Sie die myofaszialen Strukturen neben Ihrem Kreuzbein besonders gut, die meistens sehr empfindlich sind.

2. Arbeiten Sie langsam die Strukturen durch. Versuchen Sie, eine lokale Stelle etwa 5- bis 8-mal und mit einem Tempo von etwa 1 cm pro Atemzug auszurollen, bevor Sie sich der nächsten Zone widmen. Wenn die Spannung deutlich nachgelassen hat, können Sie mit Winkelvariationen, indem sie ein Knie zur Seite kippen oder ein Bein ausstrecken, die Spannung wieder verstärken und neu behandeln.

Richtig üben

Besonders die Gesäßmuskulatur und deren Faszien neigen zu Verspannungen, diese sind aber lokal eher selten zu spüren. Falls Sie nach der ersten Behandlung eine stärkere Druckempfindlichkeit im Gewebe, etwa vergleichbar mit einem blauen Fleck oder Muskelkater, spüren, warten Sie bitte mit dem nächsten Training, bis sich das Gewebe wieder normal anfühlt. Haben Sie etwas Geduld mit der Wirkung, häufig sind 3–5 Eigenanwendungen nötig, um ausstrahlende Beschwerden zu lindern. Fortgeschrittene können während der Übung das rechte Bein über das linke legen. So wird die Selbstbehandlung deutlich intensiver.

Verändern

Geschmeidiges Becken

ZIEL Diese Übung entspannt die seitlichen Beckenstrukturen, die wichtig für ein gutes Gangbild und sicheren Halt sind. Diese Strukturen stellen die direkte Verbindung zwischen dem Becken und dem Bein dar. Zudem bekommen Sie Ihre Schleimbeutelentzündungen langfristig in den Griff.

HILFSMITTEL Sie benötigen ein Händehandtuch. Das Handtuch wird zunächst der Länge nach doppelt gelegt und dann zu einer straffen Rolle aufgerollt. Je fester und dicker Sie es rollen, desto stärker ist der Reiz, den Sie setzen. Fangen Sie lieber etwas sanfter an und steigern Sie erst dann die Intensität, wenn sich der Druckschmerz auf den Muskeln reduziert hat.

VORBEREITUNG Wenn Sie seitlich an Ihrem Becken langstreichen, spüren Sie in Ihrer Taille die Beckenschaufel. Etwa eine Hand unterhalb der Beckenschaufel liegt Ihre Behandlungszone für diese Übung. Unter der Behandlungszone spüren Sie einen prominenten Beinknochen, den Trochanter major, der häufig besonders empfindlich und schmerzhaft ist.

Legen Sie sich seitlich auf den Boden, die Handtuchrolle sollte nun in Ihrer Behandlungszone zwischen Becken und Boden liegen.

Ausführung

1. Wenn Sie nun das untere Bein anbeugen und das obere anstellen, können Sie den Druck und dadurch die Intensität deutlich reduzieren. Der Oberkörper befindet sich in einem Seitstütz oder ist komplett abgelegt. Sicher werden Sie überrascht sein, wie unangenehm der Druck auf diese Zone ist.

2. Bleiben Sie erst einmal in dieser Position, ohne sich zu bewegen, und versuchen Sie, sich zu entspannen und dem Gewebe die Zeit zum Nachzugeben zu lassen. Lässt der Druckschmerz nicht in den nächsten 8–10 Atemzügen nach, ist die Intensität möglicherweise zu stark und Sie müssen den Umfang der Rolle reduzieren.

3. Erst wenn sich der Druckschmerz verflüchtigt hat, fangen Sie an, sich sanft auf der Rolle vor- und zurückzuwälzen. Machen Sie nur ganz kleine Bewegungen, um einen erneuten Druckschmerz zu provozieren. Falls Sie nicht fündig werden, nutzen Sie als Netzwerkpartner das Bein und prüfen Sie, ob ein Strecken oder Drehen Einfluss hat.

4. Wenn Sie den Eindruck haben, dass diese Zone genug bearbeitet wurde, können Sie die Rolle ein Stück (etwa 2–5 cm) tiefer legen. So können Sie sich das gesamte Bein bis zum Knie hinunterarbeiten.

Zu Anfang würde ich Ihnen empfehlen, den Trochanter major auszulassen. Zu einem späteren Zeitpunkt, wenn der Druckschmerz im seitlichen Bein deutlich nachgelassen hat, können Sie ihn gerne mitbehandeln.

Alternative
Entspannte Schenkelfaszie

Wenn Sie mit der oben beschriebenen Behandlungszone auf der Handtuchrolle liegen, können Sie sich etwas weiter nach vorne rollen, um die Strukturen des Musculus tensor fasciae latae zu erreichen.

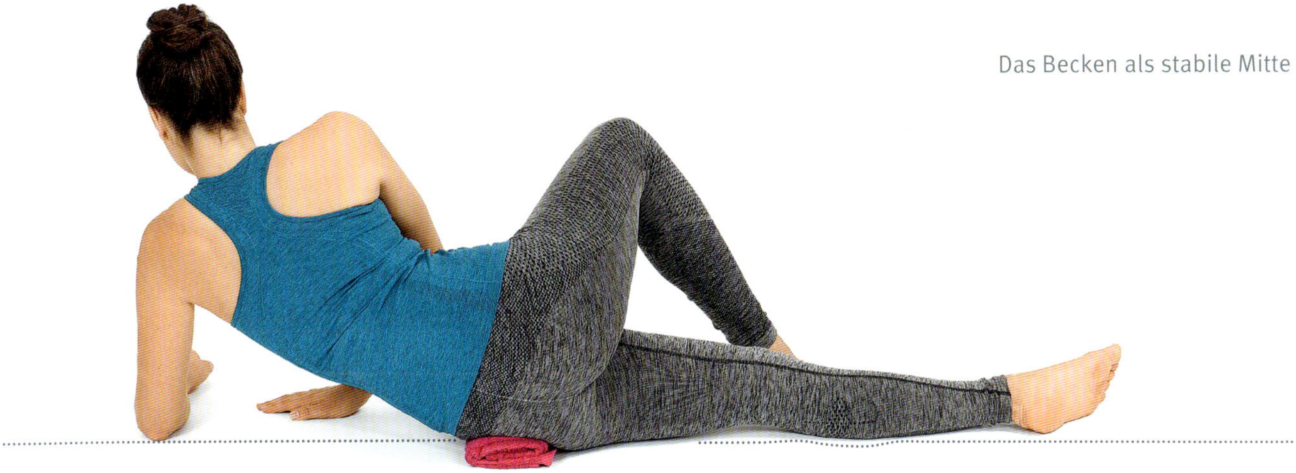

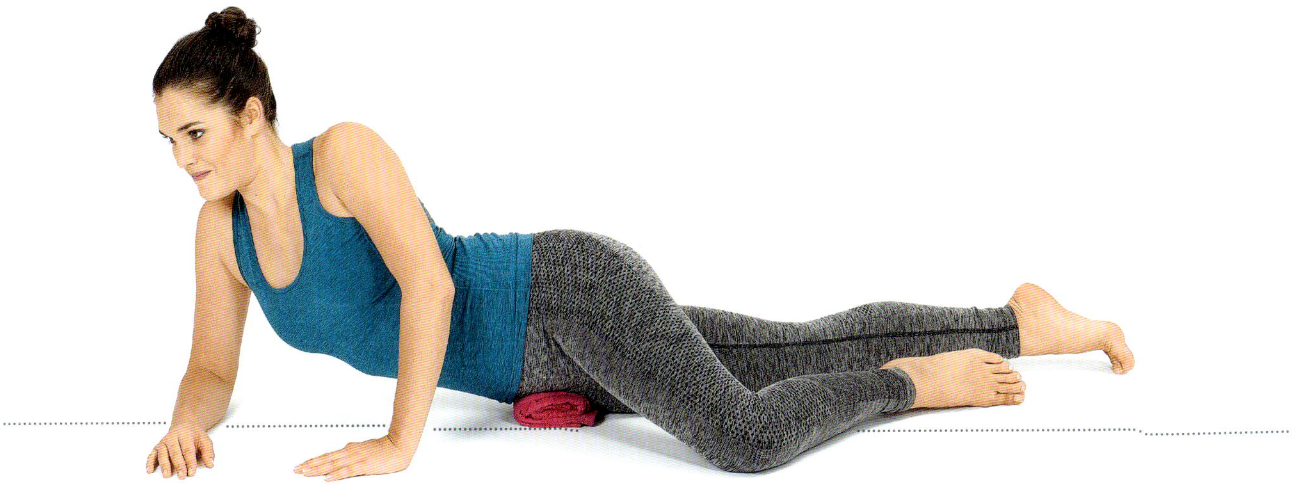

Das ist ein wichtiger Muskel, der die Schenkelfaszie spannt.

1. Sie liegen etwa wie in der stabilen Seitenlage eingedreht. Das untere Bein ist gestreckt und das obere gebeugt. Nun rollen Sie aus der Seitlage etwas nach vorne, sodass Sie etwa auf dem vorderen Drittel des Oberschenkels liegen. Durch sanftes Vor- und Zurückrollen können Sie spüren, wo dieser Muskel und seine umhüllenden Faszien besonders empfindlich sind.

2. Wenn Sie eine empfindliche Stelle gefunden haben, halten Sie inne, bis sich die schmerzhafte Spannung löst. Erst dann beginnen Sie, die angrenzenden Netzwerkpartner einzubeziehen, z. B. durch Bewegung Ihres Kniegelenks. Lassen Sie sich bitte Zeit, um genau zu spüren, welche Bewegung Einfluss nimmt und wann die Gewebsspannung nachlässt. Der Druckschmerz sollte nach etwa 5–8 kleinen Bewegungen nachlassen. Wenn dies nicht zutrifft, sollten Sie die Intensität reduzieren, indem Sie weniger Gewicht auf die betroffene Stelle verlagern.

Richtig üben

Es ist empfehlenswert, besonders bei lang anhaltender stehender oder sitzender Tätigkeit diese Dehnung 1- bis 2-mal pro Woche durchzuführen. Auch Sportler profitieren enorm davon und können damit Verletzungen vorbeugen.

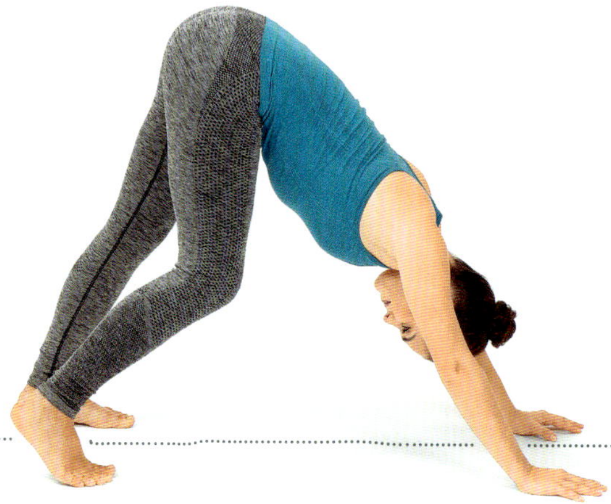

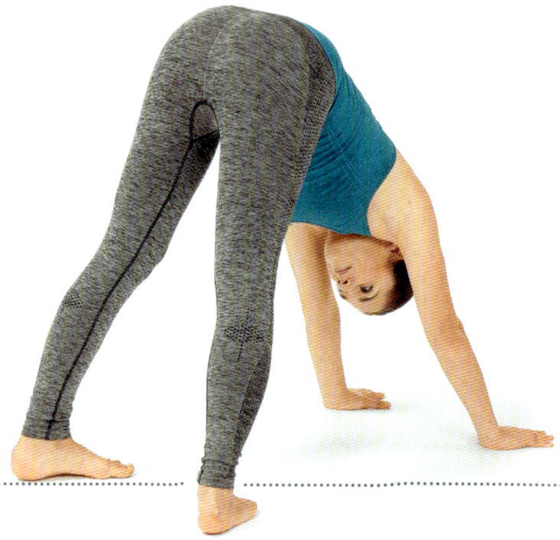

Verändern
Bärenstand

ZIEL Mit dieser Übung können Sie alle rückwärtigen Strukturen und Ihre Hüftgelenke mobilisieren, die Sie für ein schmerzfreies Gangbild und alltägliche Beweglichkeit benötigen.

VORBEREITUNG Sie begeben sich in den Vierfüßlerstand. Die Füße stehen etwa hüftbreit auseinander. Versuchen Sie, die Beine so weit es geht durchzustrecken. Falls Sie einen Grund haben, diese Position nicht einzunehmen, können Sie sich mit den Händen auf einem Stuhl abstützen. Achten Sie bitte darauf, dass Ihre Ellenbogen immer leicht gebeugt sind.

Ausführung

1. Jetzt starten Sie einen kleinen Dauerlauf auf der Stelle, wobei die Bewegungen in Zeitlupe ausgeführt werden und Ihre Füße nicht den Bodenkontakt verlieren sollten.

2. Versuchen Sie, die Bewegungen bewusst auszuführen und gehen Sie mit dem Becken in der Bewegung mit. Spüren Sie möglicherweise eine Spannung im gestreckten Bein? Diese sollte nach 6–8 Wiederholungen allmählich nachlassen.

Alternativen
Bären-Twist:

Für den Bären-Twist bleiben Sie im Bärenstand oder alternativ auf dem Stuhl abgestützt.

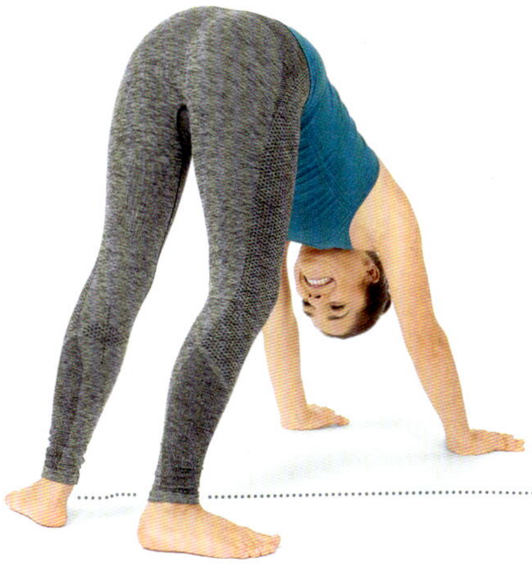

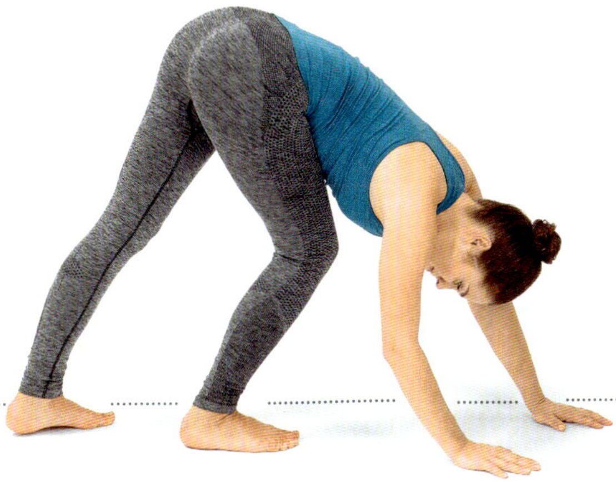

1. Aus dieser Position heraus twisten Sie Ihre Hüftgelenke nach innen und außen. Die Bewegung findet wahlweise auf dem Vorfuß oder der Ferse statt. Führen Sie die Rotation langsam und mit Bewusstsein für die Bewegung aus.

2. Vergleichen Sie bitte Ihre Hüften. Fühlen sich beide Seiten gleich geschmeidig an?

»Bärensprünge«:
Genauso wie der Ninja liebt der Bär die Kunst der lautlosen Fortbewegung. Selbst wenn er vor Freude hüpft, achtet er auf leise Landungen.

1. Beginnen Sie damit, Ihre Fersen gleichzeitig vom Boden zu lösen, anfangs sanft und federnd. Dann verstärken Sie die Bewegungen von Mal zu Mal, bis sich die Fußspitzen vom Boden lösen. Bedenken Sie aber bitte, dass Bärensprünge am besten lautlos sein sollten.

2. Gut gelaunte Bären verbinden Ihre extrem leisen Sprünge gerne mit der Twistbewegung oder hüpfen auch mal etwas mehr nach rechts und nach links.

Richtig üben

Diese Übung würde ich Ihnen etwa 2-mal in der Woche empfehlen. Da sie unkompliziert ist und wenig Zeit in Anspruch nimmt, können Sie es gerne auch öfters durchführen. Die Wiederholungen der einzelnen Übungssequenzen richten sich nach Ihrem Trainingsstatus. Da hier die rotatorisch arbeitenden Muskeln trainiert werden, werden Sie anfangs ein schnelleres Ermüden der Gesäßmuskulatur spüren. Hören Sie auf und machen Sie eine kleine Pause. Wiederholen Sie die Übung insgesamt 2- bis 3-mal.

Verändern
Stretching der Hüften

ZIEL Mit dieser Übung können Sie alle rückwertigen und seitlichen Strukturen Ihres Hüftgelenks mobilisieren und genau nachspüren, wo Sie noch vermehrte Gewebsspannung aufweisen.

HILFSMITTEL Sie benötigen ein Stretch-Strap oder z. B. den Gürtel Ihres Bademantels. Diese Hilfsmittel ermöglichen Ihnen, bei der Dehnung im Oberkörper entspannt zu bleiben.

VORBEREITUNG Falls Sie mit einem Tau oder Bademantelgürtel arbeiten, binden Sie am Ende eine Schlaufe. Legen Sie sich bitte in Rückenlage auf den Boden. Falls Ihnen der Boden zu hart erscheint, können Sie sich auch alternativ auf einen Teppich legen.

Ausführung

1. Wenn Sie Ihr rechtes Bein behandeln möchten, bleibt das linke Bein ausgestreckt auf dem Boden liegen. Führen Sie nun die Schlaufe Ihres Bandes über den Fuß.

2. Das rechte Bein wird locker angewinkelt und mit dem Stretch-Strap sanft in Richtung Bauch gezogen. Nun begeben Sie sich auf die Suche nach Ihren ganz persönlichen Spannungs- und Dehnungszonen. Wie weit müssen Sie das Bein zum Bauch ziehen, um eine Dehnung zu erzeugen? Wo tritt diese auf, möglicherweise in Ihrer Gesäßregion? Lassen Sie sich hierbei so viel Zeit wie Sie benötigen.

3. Falls beim geraden Heranziehen keine Dehnung erzeugt werden kann, versuchen Sie, Ihr rechtes Knie etwas diagonal zu Ihrer linken Schulter zu dehnen. Spüren Sie jetzt vielleicht etwas seitlich am Gesäß? Wenn Sie fündig geworden sind, dosieren Sie die Spannung bitte so, dass Sie sich in Ihrem Wohlfühlschmerzbereich befinden.

4. Versuchen Sie, die Dehnung nicht starr zu halten, sondern sie mit sanften Gleitbewegungen ihrem Atemrhythmus anzupassen. Mit der Einatmung ziehen Sie den Fuß sanft an und mit der Ausatmung geben Sie der Spannung wieder etwas nach.

5. Nach etwa 5–8 Atemzügen sollte sich die Dehnung deutlich verflüchtigen und Sie können das Bein wieder etwas weiter zu sich heranziehen, um die Dehnung erneut zu steigern.

6. Bitte beachten Sie auch wieder Ihre angrenzenden Netzwerkpartner. Wie fühlt es sich für Sie an, wenn Sie den Fuß auf und ab bewegen – verändert sich die Spannung

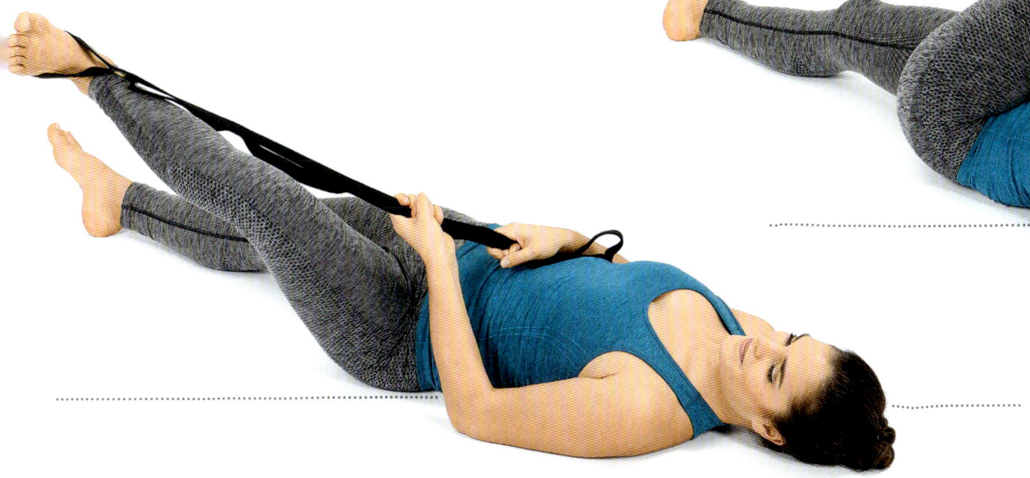

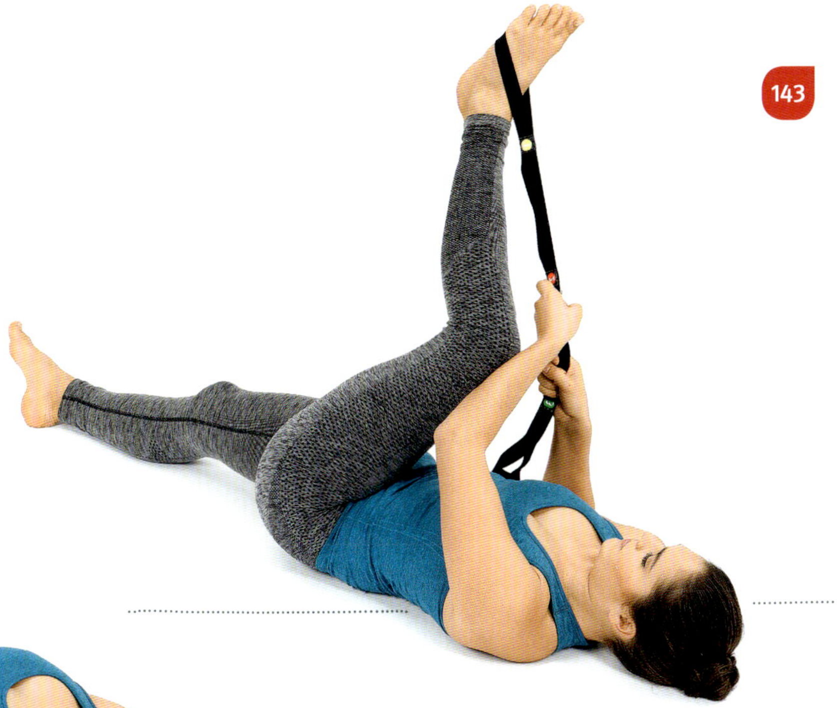

in Ihrem Gesäß? Oder können Sie eine Spannungsänderung möglicherweise durch ein Ein- und Ausdrehen des Beines erwirken? Fangen Sie bitte mit ganz kleinen Bewegungen an und vergrößern Sie das Ausmaß erst, wenn die Spannung nachgelassen hat. Nach etwa 5–8 Bewegungen sollten Sie wahrnehmen, dass sich die Spannung reduziert.

7. So können Sie auch das Stretching der Schenkelinnenseiten durchführen. Ihr Fuß befindet sich weiterhin in der Schlaufe und Ihr Bein ist locker angewinkelt. Nun führen Sie es nach außen und suchen nach beginnender Dehnung. Diese könnte an der Innenseite Ihres Beines oder der Leiste zu spüren sein. Arbeiten Sie auch hier wieder mit sanften Gleitbewegungen.

Richtig üben

Achten Sie bitte während der gesamten Übung darauf, dass Ihr Oberkörper und Ihre Schulter ganz entspannt sind und locker auf dem Boden liegen.

Leiden Sie unter ständigen Beschwerden der Hüft-Becken-Region oder sind bereits Veränderungen an Ihrem Hüftgelenk festgestellt worden? Dann empfehle ich Ihnen ein tägliches Training. In diesem Fall ist es besonders wichtig, auf die Sanftheit der Übungen zu achten. Auf keinen Fall sollten sich die Schmerzen verstärken, die Ihnen bekannt sind. Muskelkaterähnliche Gefühle, besonders in angrenzenden Körperabschnitten, deuten auf eine sich verändernde Körperstatik hin. Um diese Region einfach nur entspannt und beweglich zu erhalten, reicht ein Training von 1- bis 2-mal pro Woche aus.

Integrieren
Ursprüngliche Haltungen

ZIEL So halten Sie Ihre Hüften im Alltag mobil und Ihre myofaszialen Strukturen aktiv! Während Sie entspannen, können Sie einfach, aber zugleich zielgerichtet trainieren.

VORBEREITUNG Diese Übung sollten Sie auf dem Fußboden durchführen. Wenn Ihnen das schwerfällt, setzen Sie sich auf einen Teppich oder eine dünne Turnmatte.

Ausführung

1. Setzen Sie sich in den Langsitz. Wenn Sie dies schon länger nicht mehr gemacht haben, werden Sie es anfangs als ziemlich unbequem empfinden. Versuchen Sie, die Beine gestreckt und den Oberkörper ohne Abstützen gerade zu halten. Wenn dies zu anstrengend wird, können Sie sich gern kurzzeitig abstützen.

2. Wenn es die Spannung in den Beinen nicht zulässt, ist es auch völlig in Ordnung, diese leicht gebeugt zu halten. Dann wird es Ihnen direkt leichter fallen, das Becken aufzurichten und den Rücken gerade zu halten. Versuchen Sie bitte, diese Position für 1–2 Minuten zu halten. Wenn die Haltung Ihnen zu starr und unbequem erscheint, können Sie über eine Gewichts- oder Oberkörperverlagerung etwas Dynamik hineinbringen. Sie werden feststellen, dass ein regelmäßiges Training das Halten der Positionen erleichtert.

Alternative
Halber Schneidersitz:

1. Um die Beuge- und Rotationsfähigkeit Ihrer Hüften zu verbessern, ziehen Sie in der Position des Langsitzes ein Bein an. Sie sitzen nun in einem halbgeöffneten Schneidersitz.

2. Passen Sie den Winkel des angezogenen Beines so an, dass Sie nur ein Dehnungsgefühl und keine Schmerzen in der Hüft-Becken-Region spüren. Sie können die Intensität der Dehnung steuern, indem Sie den Oberkörper nach vorne beugen. Auch hier ist es empfehlenswert, mit sanften Gleitbewegungen zu arbeiten und nicht starr auszuharren.

3. Nach 6–8 langsamen und bewussten Atemzügen sollte die Spannung nachlassen. Tut sie das nicht, ist Ihre Dehnung möglicherweise zu stark eingestellt und Sie sollten sie reduzieren.

Richtig üben

Versuchen Sie, diese Übung in Ihren Alltag miteinzubauen. Sie brauchen sich dafür nicht extra Zeit einzurichten, es werden sich ausreichend Gelegenheiten anbieten, z. B. beim Telefonieren, Fernsehen oder Lesen. Um bei dieser Übung die volle Wirkung zu entfalten, ist es wichtig, dass Sie sich mit Ihrem Oberkörper nicht anlehnen können.

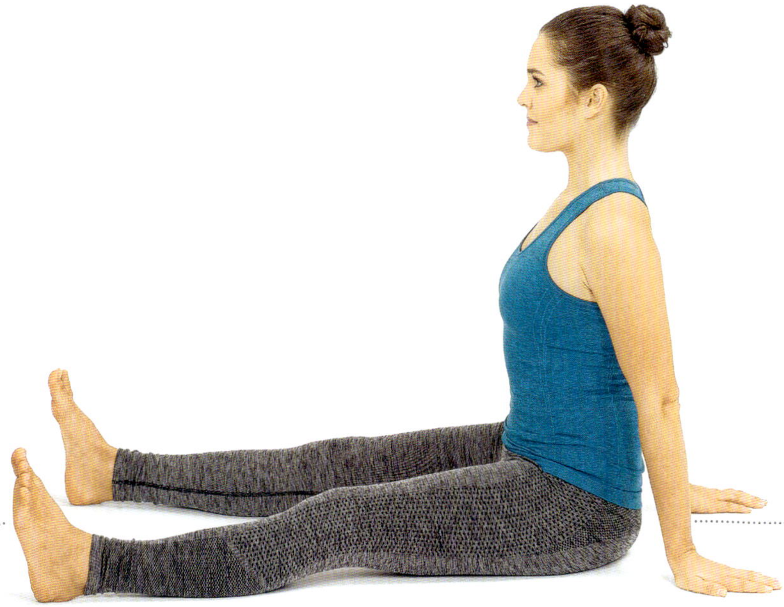

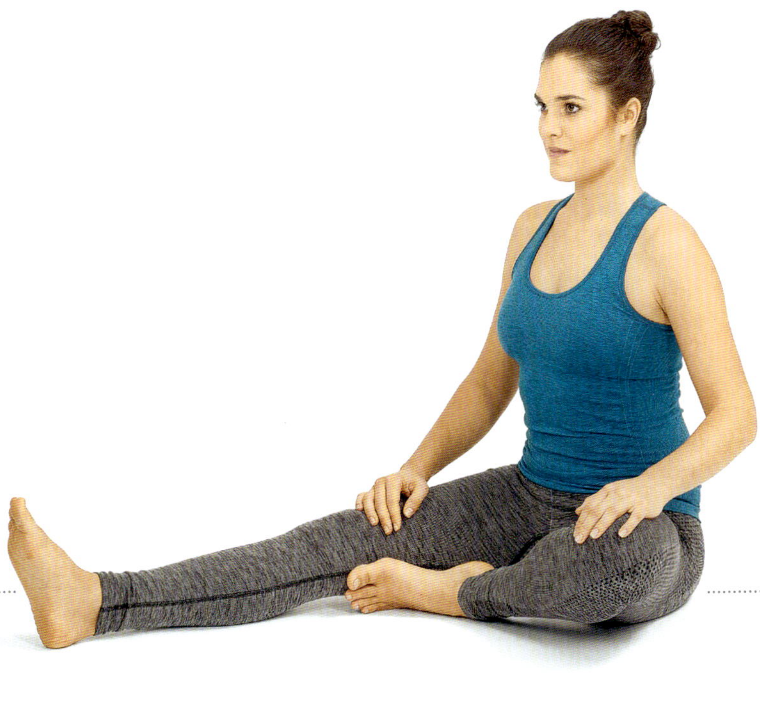

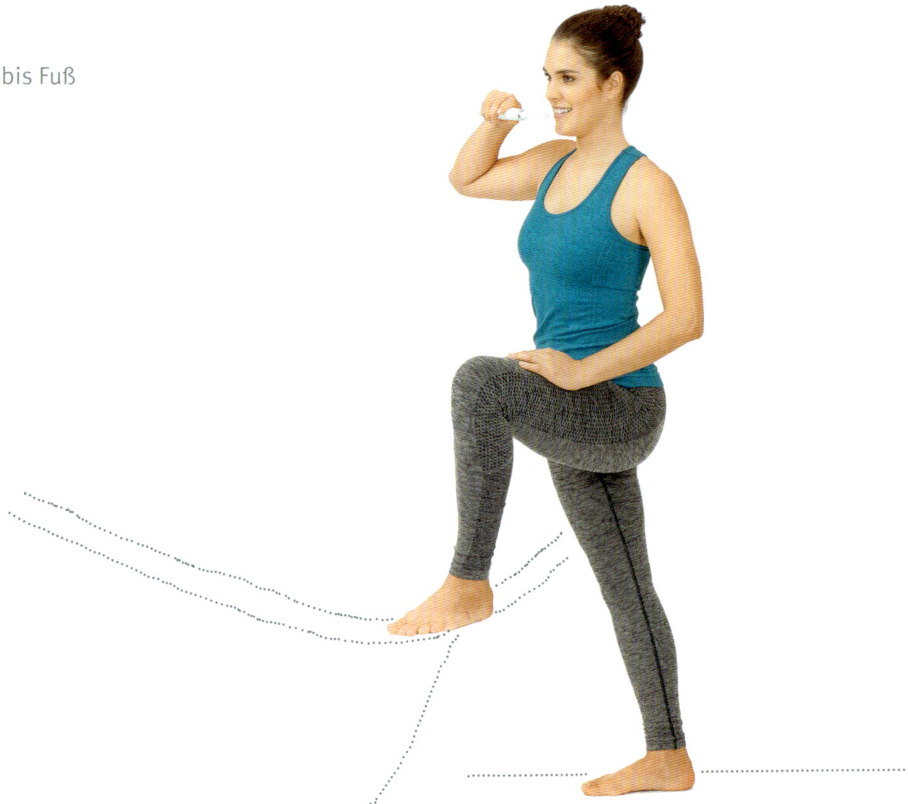

Integrieren

Mobil im Bad

ZIEL Sie hatten den ganzen Tag noch keine Zeit, etwas für sich zu tun? Kein Problem, denn diese Übung ist ideal beim Zähneputzen durchzuführen. So können Sie mit wenig Zeit Ihre Hüftbeweglichkeit und Ihre rückwärtigen myofaszialen Strukturen trainieren.

VORBEREITUNG Stellen Sie einen Fuß auf Ihrem Badewannenrand oder dem Toilettendeckel ab.

Ausführung

1. Durch ein Vorneigen Ihres gestreckten Oberkörpers dehnen Sie nun die rückwertigen myofaszialen Strukturen des Gesäßes und Ihres Rückens auf. Durch sanftes Vor- und Zurückneigen des Oberkörpers optimieren Sie das Gleitverhalten zwischen den Strukturen. Das ist besonders wichtig, wenn Sie einer sitzenden Tätigkeit nachgehen.

2. Wenn Sie nach 6–8 Wiederholungen spüren, dass die Spannung nachgelassen hat, können Sie die Seite wechseln.

3. Wenn Sie die Dehnung nicht mehr spüren, können Sie über ein sanftes nach-außen-Schwenken des Knies oder Rotieren des Beines weiter spannungsregulierend arbeiten.

Richtig üben

Falls Sie Leistenschmerzen haben, sollte Sie die Hüftbeugung nicht in den Schmerz bringen, sondern kurz davor bleiben. Häufig wird sie schon während der Übung deutlich geschmeidiger. Dieses Training können Sie auch in tägliche Alltagssituationen wie Schuheanziehen oder -zubinden miteinbeziehen.

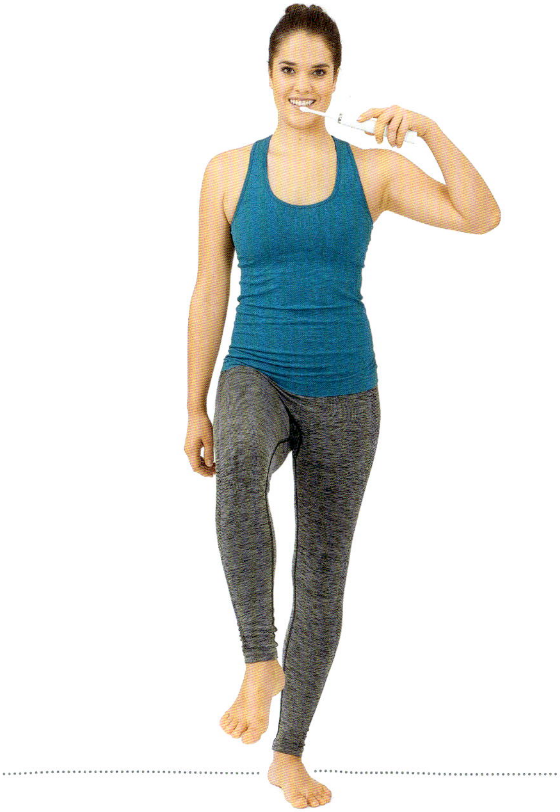

Integrieren

Stabil im Bad

ZIEL Auch für diese Übung können Sie die Zeit des Zähneputzens nutzen. Hier lernen Sie, kurze Momente für eine stabile Beinachse zu nutzen.

HILFSMITTEL Diese Übung sollten Sie bitte wenigstens einmal vor einem Spiegel ausführen, um Sicherheit in der Anwendung zu bekommen.

Ausführung

1. Während Sie die Zähne putzen, stellen Sie sich auf das rechte Bein. Achten Sie bitte darauf, dass Ihr großer und der kleine Zeh sowie die äußere Fersenkante Bodenkontakt haben und das Körpergewicht übernehmen. Ihr Kniegelenk sollte so eingestellt sein, dass Ihre Kniescheibe nach vorne zeigt. Damit ist eine korrekte Beinachse gewährleistet. Zudem sollte Ihr Becken stabil und gerade bleiben, ohne dass Sie in der Taille einknicken. Das können Sie prima an dem geraden Verlauf Ihres Hosenbündchens sehen.

2. Das Spielbein, in diesem Fall das linke Bein, wird leicht angehoben. Wenn Sie etwas wackeln, sollten Sie den linken Fuß etwas hinter der Körperachse halten, nach vorne gehalten wird es deutlich schwerer. Nun bleiben Sie in dieser Position gut zehn Sekunden stehen, gerne auch länger, wenn Sie es schaffen. Spätestens, wenn Sie anfangen zu wackeln oder die seitliche Gesäßmuskulatur ermüdet, sollten Sie die Seite wechseln.

3. Wenn Sie sich in der Durchführung sicher sind und sie ohne Spiegel beherrschen, sind Sie bereit, diese Übung weiter in den Alltag zu integrieren.

Richtig üben

Wann haben Sie das letzte Mal balanciert? Können Sie sich daran noch gut erinnern? Viele Menschen, mit denen wir in der täglichen Praxis zusammenarbeiten, können dies nicht. Die anfänglichen Schwierigkeiten können aber durch wenige Trainingseinheiten erstaunlich schnell behoben und sogar Gangunsicherheiten deutlich verringert werden. Versuchen Sie diese Übung möglichst täglich durchzuführen.

Integrieren

Kick auf der Treppe

ZIEL So bekommen Sie Ihre schmerzende Hüfte wieder mobil. Denn mit geschmeidigen Hüften verfügen Sie nicht nur über ein größeres Bewegungsausmaß, sondern haben auch weniger Anlaufschmerzen nach sitzender Tätigkeit.

HILFSMITTEL Für dieses Training benötigen Sie eine Treppe oder eine kleine Erhöhung, auf die Sie sich stellen können. Ein Telefonbuch eignet sich hervorragend für diese Zwecke.

VORBEREITUNG Stellen Sie sich auf die unterste Treppenstufe oder eine andere kleine Erhöhung und suchen Sie sich gegebenenfalls einen festen Halt. Ihr rechter Fuß steht nah an der Kante und das linke, gestreckte Bein hängt über.

Ausführung

1. Nun pendeln Sie mit dem linken Bein vor und zurück und achten dabei darauf, in einem angenehmen Bewegungsausmaß zu bleiben. Das rechte Standbein ist im Kniegelenk leicht gebeugt und das Becken gerade gestellt. Das können Sie auch gut an Ihrem waagerecht verlaufenden Hosenbündchen überprüfen.

2. Sie führen das Pendeln so lange durch, wie es Ihnen angenehm erscheint. Spätestens, wenn Ihr Standbein ermüdet, wird es Zeit, die Seite zu wechseln. Gerne können Sie auch leichte Rotationskomponenten mit hineinbringen, um unterschiedlich verlaufende Faszienzüge zu erreichen. Wie fühlt es sich für Sie an, wenn Sie den Fuß etwas nach innen oder nach außen drehen?

Alternative
»Der unsichtbare Ball«:

In dieser Variation soll sich Ihre Aufmerksamkeit auf ein lockerleichtes Nach-Vorne-Schwingen des Unterschenkels richten.

1. Beginnen Sie damit, die Übung, wie vorhergehend beschrieben, auszuführen.

2. Stellen Sie sich nun vor, Sie wollten einen sehr leichten Ball sanft nach vorne kicken. Dafür müssen Ihr Knie nach hinten beugen und nach vorne strecken. Versuchen Sie, den unsichtbaren Ball einmal mit dem Spann und einmal der Innenseite Ihrer Ferse zu treffen.

Richtig üben

Nehmen Sie sich für den gesamten Durchgang etwa 3–4 Minuten Zeit. Sie können Sie zur Erhaltung der Beweglichkeit und Entlastung 1- bis 2-mal pro Woche durchführen.

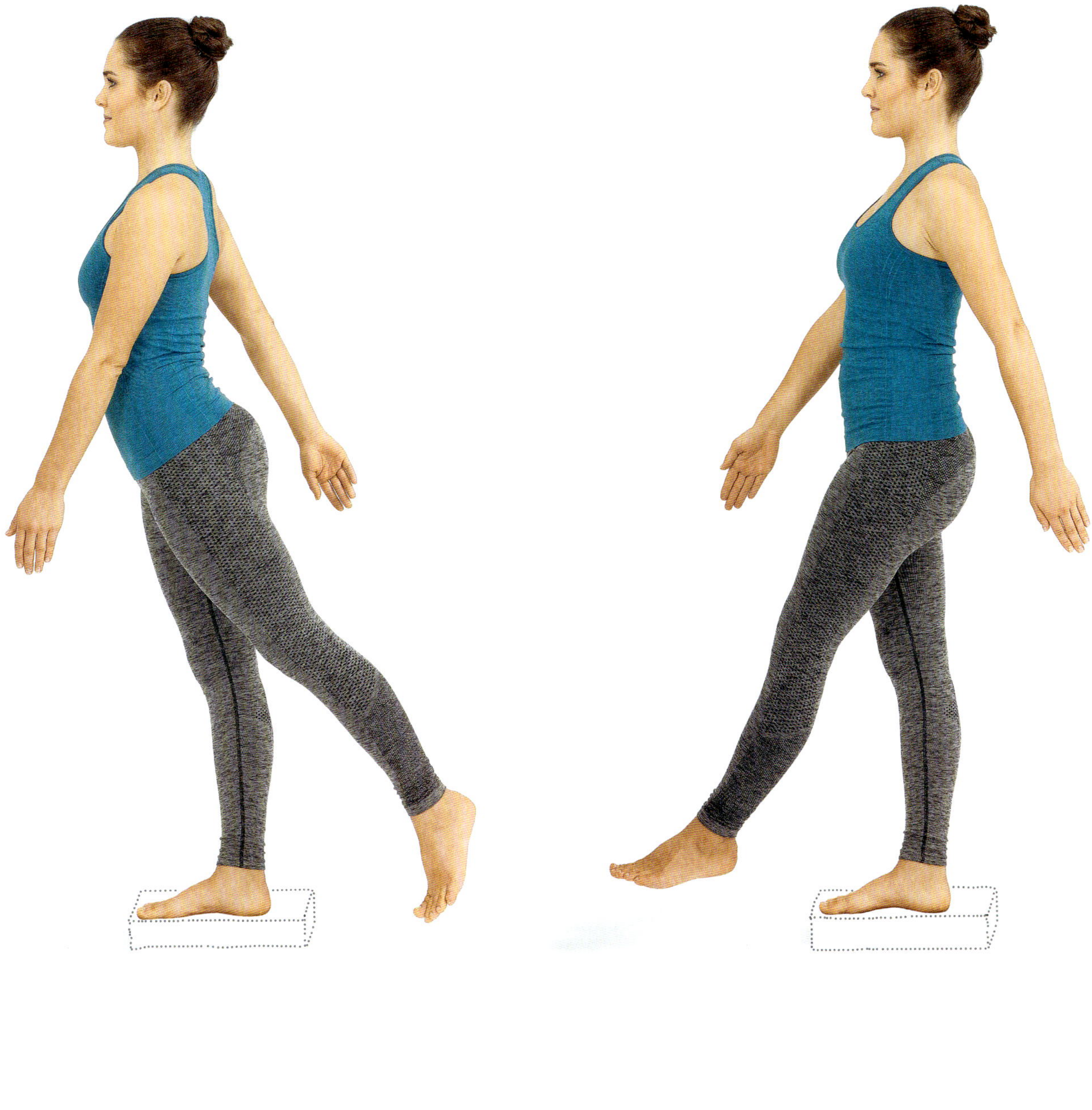

Integrieren

Hüft-Twist im Stand

ZIEL So mobilisieren Sie die Drehbeweglichkeit Ihrer Hüften und aller angrenzenden myofaszialen Strukturen Ihres Gesäßes.

VORBEREITUNG Stellen Sie sich entspannt hin.

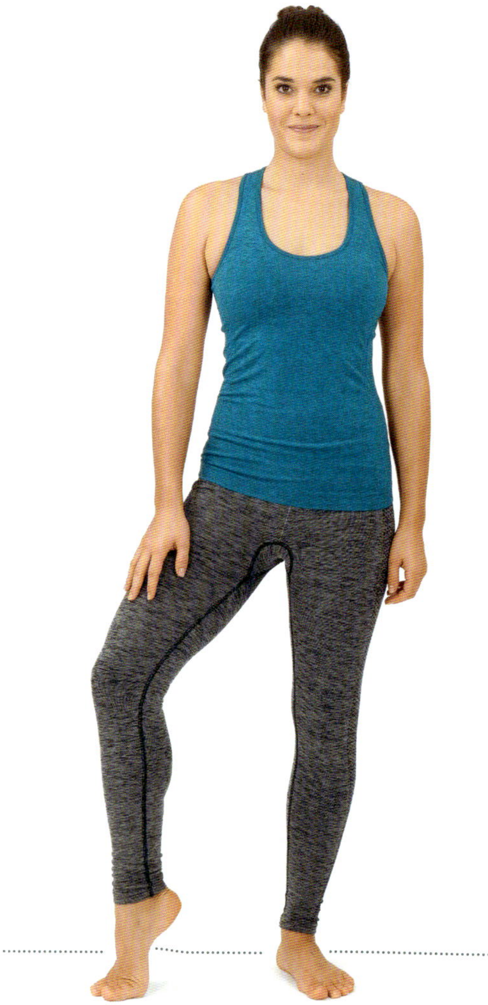

Ausführung

1. Sie verlagern Ihr Körpergewicht auf das linke, leicht gebeugte Bein und stellen Sie Ihren rechten Fuß auf die Zehenspitze. Nun drehen Sie auf Ihrer Fußspitze Ihr Bein nach innen und außen, ohne den Bodenkontakt zu verlieren. Fangen Sie mit kleinen Bewegungen an, die Sie, soweit es Ihnen guttut, größer werden lassen. Nach etwa 8–10 Drehbewegungen werden Sie eine Ermüdung Ihrer Gesäßmuskulatur und der Faszien wahrnehmen. Dann wird es Zeit, die Seite zu wechseln. Twisten Sie jede Seite 3-mal.

2. Dasselbe können Sie selbstverständlich auch auf der Ferse durchführen. Durch kleine Winkelvariationen erreichen Sie sofort neue Faszienanteile, die Sie prima mobilisieren können. Spüren Sie, dass sich die Spannung etwas anders anfühlt und durch einige Wiederholungen lösen lässt?

Richtig üben

Heute schon getwistet? Damit Ihnen Ihre Hüftbeweglichkeit lange erhalten bleibt, würde ich Ihnen diese Übung täglich empfehlen.

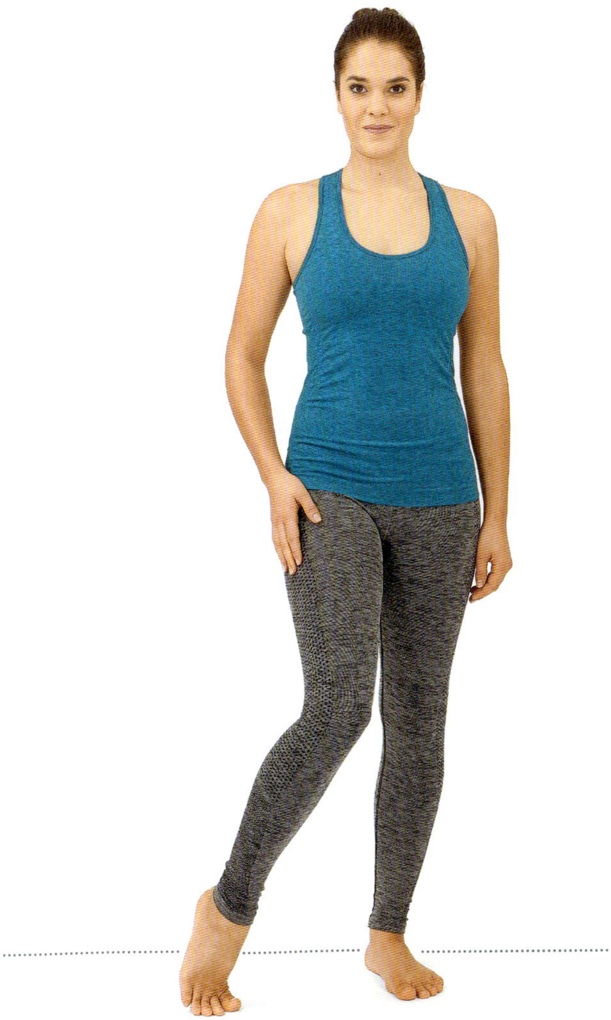

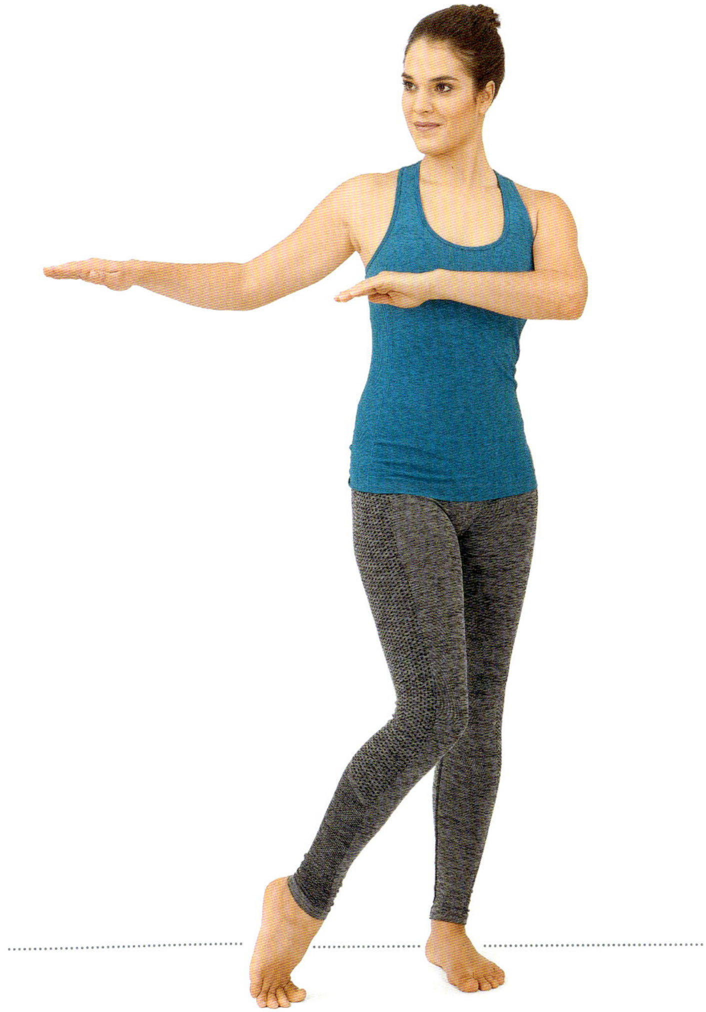

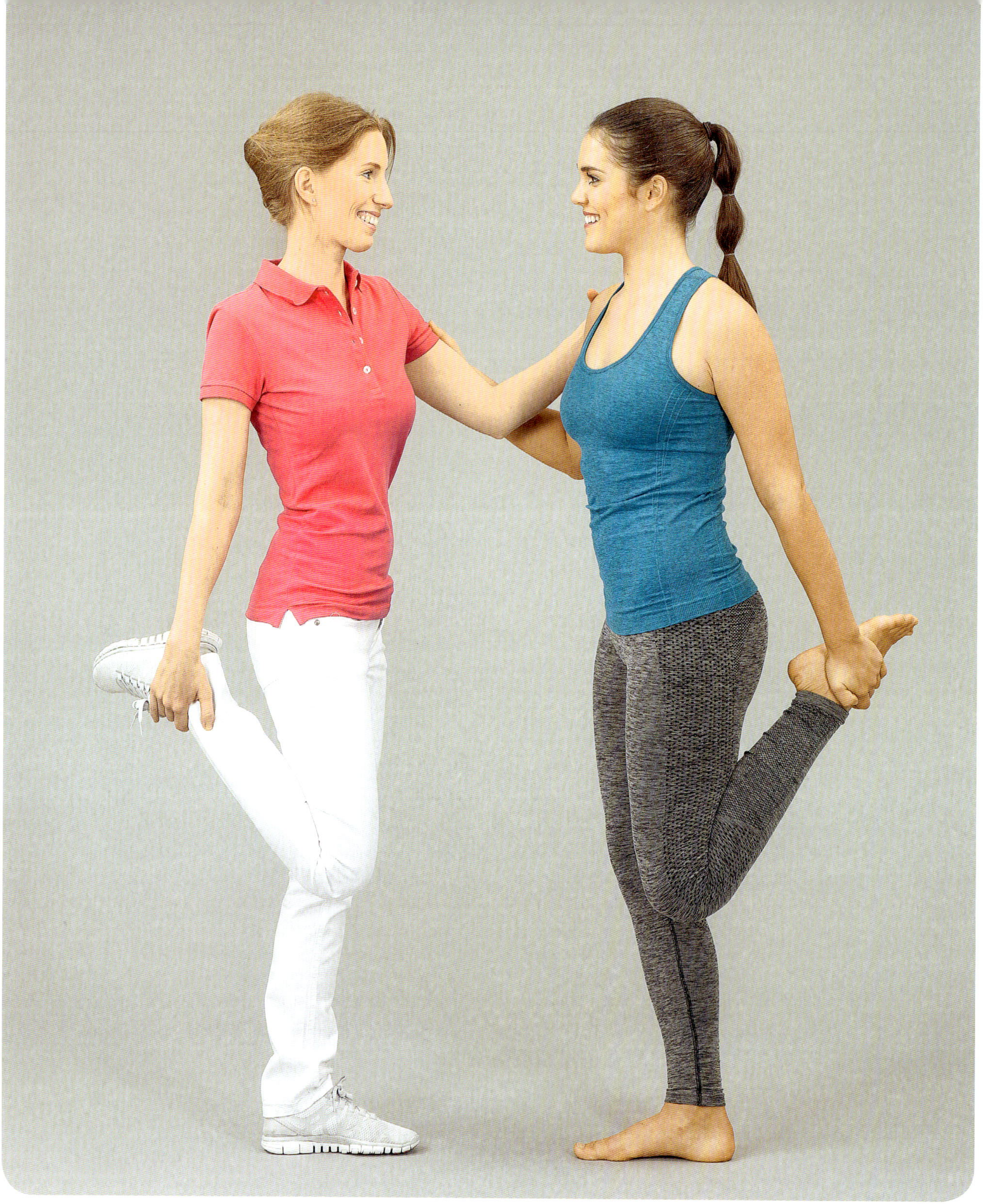

Ein guter Standpunkt – die Beine

Wann haben Sie Ihren Füßen und Beinen das letzte Mal Ihre Aufmerksamkeit geschenkt? Vielleicht erst, als sie schmerzten oder nicht mehr so liefen, wie Sie es wollten? Unsere Basis, auf der wir uns täglich bewegen, bedarf besonderer Pflege.

10 gute Gründe für die Behandlung der Beine

1– Sie werden durch das richtige Training Ihre Beinachsen positiv beeinflussen. Das schont nicht nur Ihre Knie und Hüften, sondern verleiht Ihnen ein elegantes Gangbild.

2– Ihre elastischen Fußgewölbe können Kräfte wieder besser aufnehmen und abgeben, dadurch sollten Achillessehnenbeschwerden und müde Füße bald der Vergangenheit angehören.

3– Sie können nach alten Verletzungen (z. B. nach Bänderrissen oder Umknicktraumen) die myofaszialen Spannungen oder Blockierungen der Fußwurzelknochen lösen und ihnen vorbeugen.

4– Ihr Gewebe wird elastischer, die Zehen beweglicher und ein verbessertes Abrollen des Fußes wirkt sich nicht nur positiv auf Ihr Gangbild, sondern auf die ganze Körperstatik aus und schont Ihre Gelenke.

5– Sobald Ihre Gelenke beweglicher sind und Sie über eine gute myofasziale Spannkraft verfügen werden kleine Gangunsicherheiten kein Thema mehr sein.

6– Es wird Ihnen leichterfallen, die Treppe wieder hinauf- oder hinunterzugehen. Sie können den Fahrstuhl schonen und Ihrem Körper etwas Extrabewegung gönnen.

7– Ihre Kniescheiben werden durch gesunde Muskeln und Faszien in optimaler Position gehalten.

8– Kennen Sie Anlaufschmerzen oder geschwollene Knie nach längerem Sitzen? Eine optimale Durchblutung fördern Sie, indem Sie alle myofaszialen Strukturen rund um Ihr Knie geschmeidig halten.

9– Haben Sie Hobbys, bei denen Ihre Füße oder Beine schmerzen? Spontane Richtungswechsel beim Gehen, Laufen oder Tanzen sollten Ihnen bald wieder besser gelingen.

10– Laufen Sie unbeschwert ... durch die richtigen Maßnahmen in ihrem Alltag!

Die Beine spielen eine tragende Rolle

Wussten Sie, dass die Fehlstellung der Großzehe (Hallux valgus) oder Hammerzehen fast immer mit einem abgeflachten Fußgewölbe einhergehen? In diesem abgeflachten Gewölbe werden die Faszien steif und unelastisch und können nicht mehr ideal den Katapulteffekt erzeugen, den Sie brauchen, um federnd einen Schritt vor den anderen zu setzen.

Unsere Beine spielen nicht nur im wahrsten Sinne des Wortes eine tragende Rolle. Sie müssen auch vielen Richtungswechseln standhalten und uns als sicheres Fundament bei vielen Herausforderungen des Alltags dienen, indem sie den Gleichgewichtssinn unterstützen und Informationen über Bodenbeschaffenheiten liefern. Bei vielen Sportarten drohen leichte bis schwere Verletzungen im Bereich der Beine. Ein gesunder, unbeschwerter Mensch zeigt normalerweise einen schwungvollen, eleganten Gang. Die myofaszialen Ketten Ihres Körpers laufen in unterschiedlicher Weise über die Beine bis zu den Zehen hinab und unterstützen die komplexen Bewegungen der Beine. Störungen zeigen sich häufig in Form von Fehlstellungen (gestörten Beinachsen) und werden als X- oder O-Beine wahrgenommen. Im Bereich der Füße finden sich Veränderungen wie Platt-, Senk- oder Spreizfüße und der Hallux valgus.

Störungen im Bereich Beine und Füße

Leiden Sie unter nächtlichen Wadenkrämpfen? Das muss nicht immer Folge eines Magnesiummangels sein. Durch ein gut funktionierendes Zusammenspiel von Fuß- und Beinfaszien gleiten diese besser, optimieren den Austausch von Flüssigkeiten und transportieren Stoffwechselabbauprodukte besser ab. Dies kommt nicht nur Ihren Waden zugute, sondern entlastet auch all Ihre Gelenke und lindert bisher bekannte Sehnenbeschwerden.

Weitere Beschwerden in dieser Region sind:

- Knieschmerzen nach längerem Sitzen
- ein gestautes Gefäßsystem mit Tendenz zu Krampfadern durch unelastische myofasziale Strukturen
- Schmerzen beim Treppensteigen
- Achillessehnenbeschwerden
- Fersensporn durch überlastete Sehnenansätze
- schmerzende Füße nach langem Gehen oder Stehen oder morgendlicher Anlaufschmerz
- schmerzhafte Fußballen oder kribbelnde/taube Zehen

Anatomie der Faszien

Die Schenkelfaszie (Faszia lata) bedeckt die Muskeln des Oberschenkels und ist seitlich besonders kräftig ausgeprägt. Durch ihre Verbindungen zur Kniescheibe beeinflusst sie deren Position. Wiederkehrende Belastungsschmerzen um die Kniescheibe, z. B. während Sie laufen, Rad fahren oder Treppensteigen, könnten auf Spannungen in der Fascia lata oder in den Muskeln des vorderen Oberschenkels hindeuten. Die Faszien der großen Schenkelmuskeln sollten gegeneinander beweglich sein. Diese Funktion ist besonders in Spielsportarten mit schnellen Richtungswechseln (Tennis, Fußball, Volleyball) wichtig. Im Bereich der Kniekehle liegen die Ansätze der hinteren Schenkelmuskeln und die Ursprünge des zweiköpfigen Wadenmuskels direkt nebeneinander. Ihre Faszien sollten in diesem Bereich gleiten können. Ist dieser Effekt gestört, könnte es sein, dass Sie Ihr Knie schlechter strecken können oder es im Gang nicht frei nach vorne schwingt.

Neben den deutlich sichtbaren Wadenmuskeln befindet sich an Ihren Unterschenkeln eine große Zahl von Muskeln mit wichtigsten Funktionen für Ihre Füße. Sie beugen und strecken Sprunggelenk und Zehen, sie erhalten die natürliche Form des Fußes und übernehmen die Feinab-

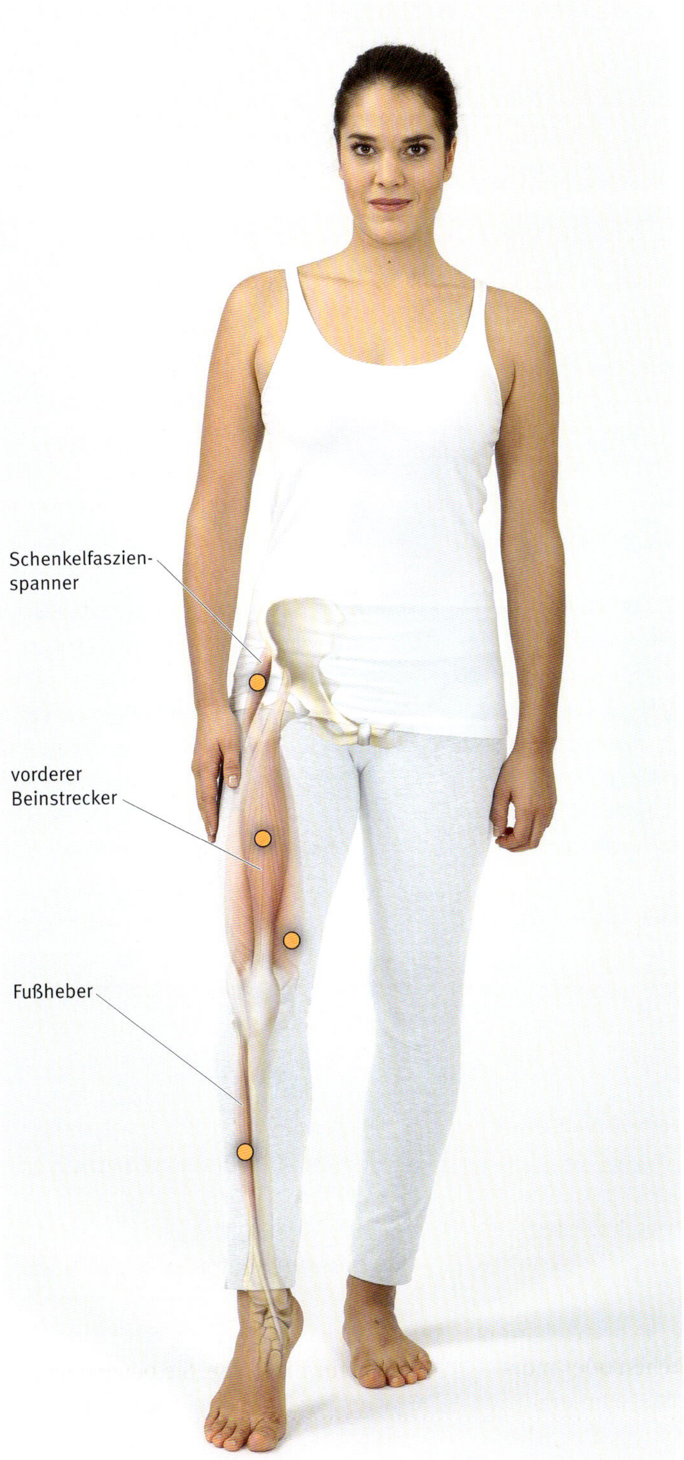
Schenkelfaszien-
spanner
vorderer
Beinstrecker
Fußheber
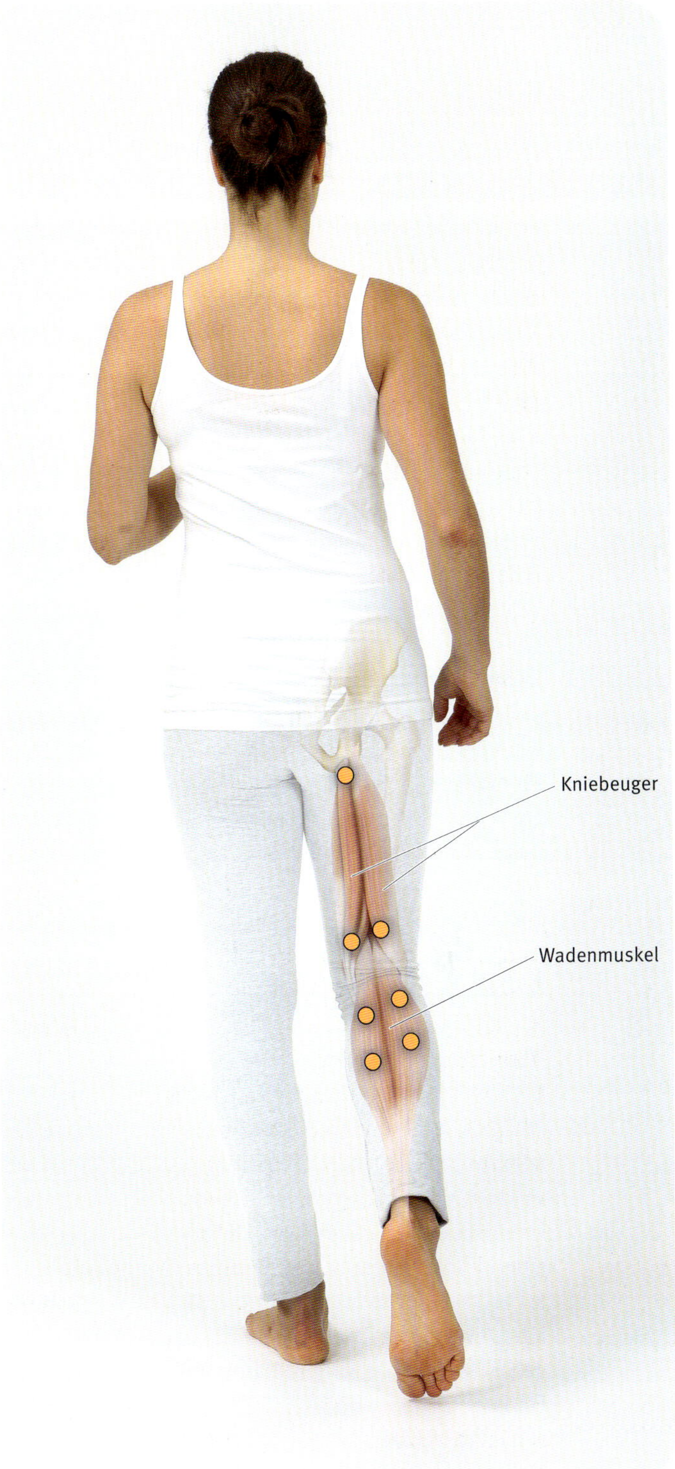
Kniebeuger
Wadenmuskel

stimmung, wenn Sie über unebenen Grund gehen. In den Sehnen und Faszien der langen Fußmuskeln besitzen Sie eine Fülle von Sensoren, die es Ihnen ermöglicht, das Gleichgewicht während des Gehens zu halten. Erschlafft dieses System aus Muskeln und Faszien, kommt es zum Plattfuß und anderen schmerzhaften Fehlstellungen. Eine abknickende Großzehe (Hallux valgus) lässt sich in der Frühphase noch durch ein gezieltes Training vermeiden. Auch Krampfadern können Sie durch Muskelaktivität und straffe Faszien vorbeugen.

Brennpunkt Fußgewölbe

Die faszinierende Gewölbeform des Fußes, die ihn überhaupt so phänomenal belastbar macht, wird durch Muskeln und Faszien aufrechterhalten. Eine besonders erwähnenswerte Faszie dieser Region ist die Fußsohle, die Plantaraponeurose. Sie ist eine der dicksten Faszien Ihres Körpers und muss schon im normalen Alltag großen Belastungen standhalten. Schlechtes Schuhwerk oder zu intensives Training können die Faszie überlasten, steif und unbeweglich werden lassen. Dann kommt es zu sehr unangenehmen Schmerzen bis hin zu Entzündungen oder einem Fersensporn. Bei Diabetikern kann es zu einer krankhaften Verdickung der Plantarfaszie kommen.

Triggerpunkte der Beine

Die ausstrahlenden Schmerzen von Triggerpunkten in den Oberschenkelmuskeln breiten sich meist um den Punkt herum aus und verlaufen häufig über den betroffenen Muskelbauch nach unten. Sollten Sie als Läufer unter einem sogenannten »Patellaspitzensyndrom« leiden, das durch lokale Therapie nicht besser wird, lohnt es sich, nach Triggerpunkten in der vorderen Oberschenkelmuskulatur zu suchen. Mit der Übung »Freies Knie« (Seite 164) können Sie diese Punkte ganz einfach beseitigen.

Spannungen der Kniebeuger (ischiocrurale Gruppe) lösen Schmerzen in den betroffen Muskeln auf der Rückseite des Beines aus und können dazu führen, dass Blockierungen im Kniegelenk entstehen.

Störungen der kräftigen, seitlichen Schenkelfaszie (Tractus iliotibialis) führen mitunter zum »Läuferknie«, einer schmerzhaften Reizung an der Knieaußenseite. Sollten Sie unter solchen Beschwerden leiden, können wir Ihnen die Übung »Geschmeidige Beinfaszien« (Seite 162) empfehlen.

Auch die meisten Triggerpunkte des hinteren Unterschenkels erzeugen lokale Schmerzen, die sich im betroffenen Muskel abwärts ausdehnen. Manche strahlen dabei bis in den Fuß und können das Großzehengrundgelenk betreffen.

Ein tückisches Phänomen kann durch Triggerpunkte des tiefliegenden Wadenmuskels beobachtet werden. In einigen Fällen strahlen seine Triggerpunkte nicht nach unten aus, sondern erzeugen einen Schmerz über der Iliosakralfuge am Becken. Sollten Sie schon des Öfteren ohne Erfolg in diesem Bereich eingerenkt worden sein, suchen Sie bitte nach Triggerpunkten im tief liegenden Wadenmuskel (Musculus soleus) und beheben Sie diese mit dem »Ausrollen von Wade und Bein« (Seite 170).

Wenn Sie schon einmal umgeknickt sind oder sogar einen Außenbandriss am Sprunggelenk hatten, kennen Sie das folgende Phänomen: Noch lange nachdem der Bandapparat wieder intakt ist, treten an der verletzten Stelle Schmerzen auf. Wenn diese durch Balancetraining im Stand und Behandlungen der vernarbten Bänder nicht deutlich gelindert werden, könnte beim Umknicken ein Triggerpunkt im vorderen Schienbeinmuskel entstanden sein. Beseitigen Sie diesen Punkt mit einer Rollkur für das Schienbein (Seite 168). Triggerpunkte unter dem Fuß beseitigen sie am besten mit einer kleinen Rolle oder einem Tennisball.

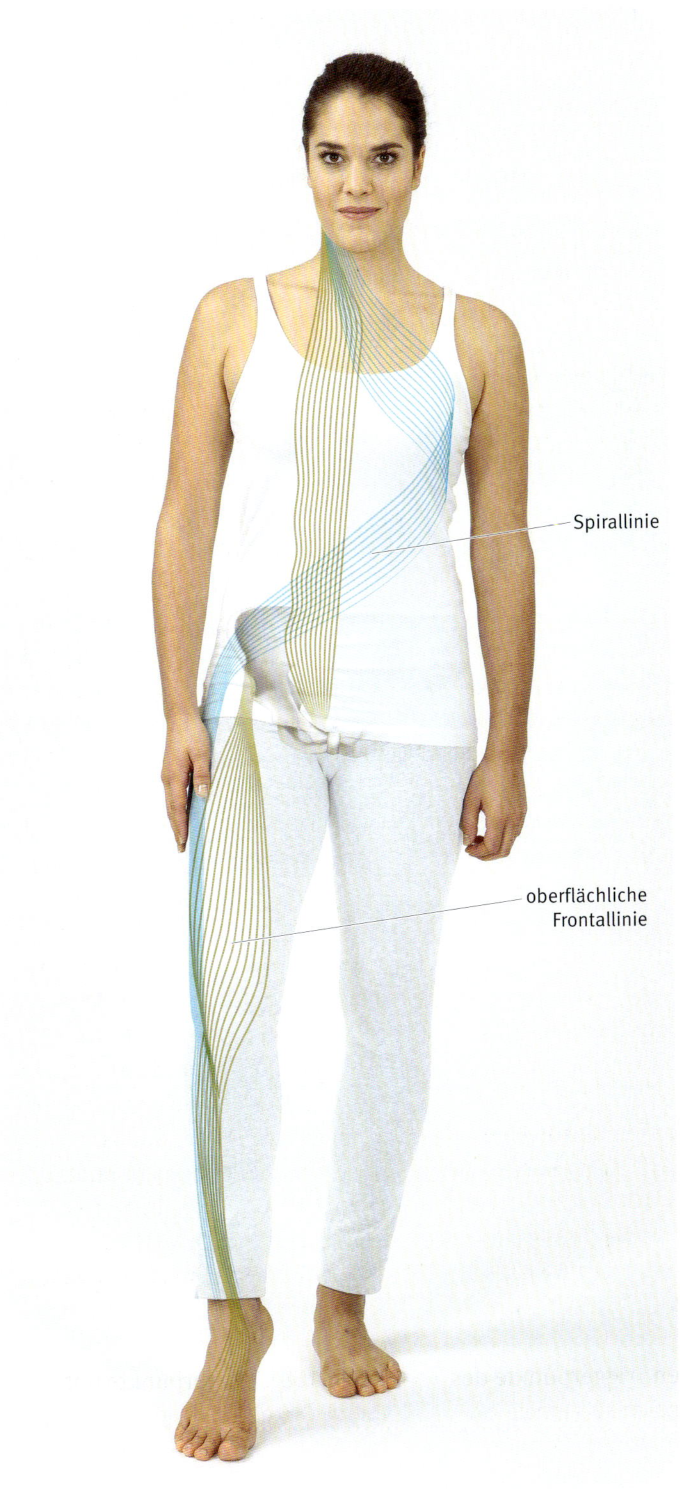
Spirallinie
oberflächliche
Frontallinie

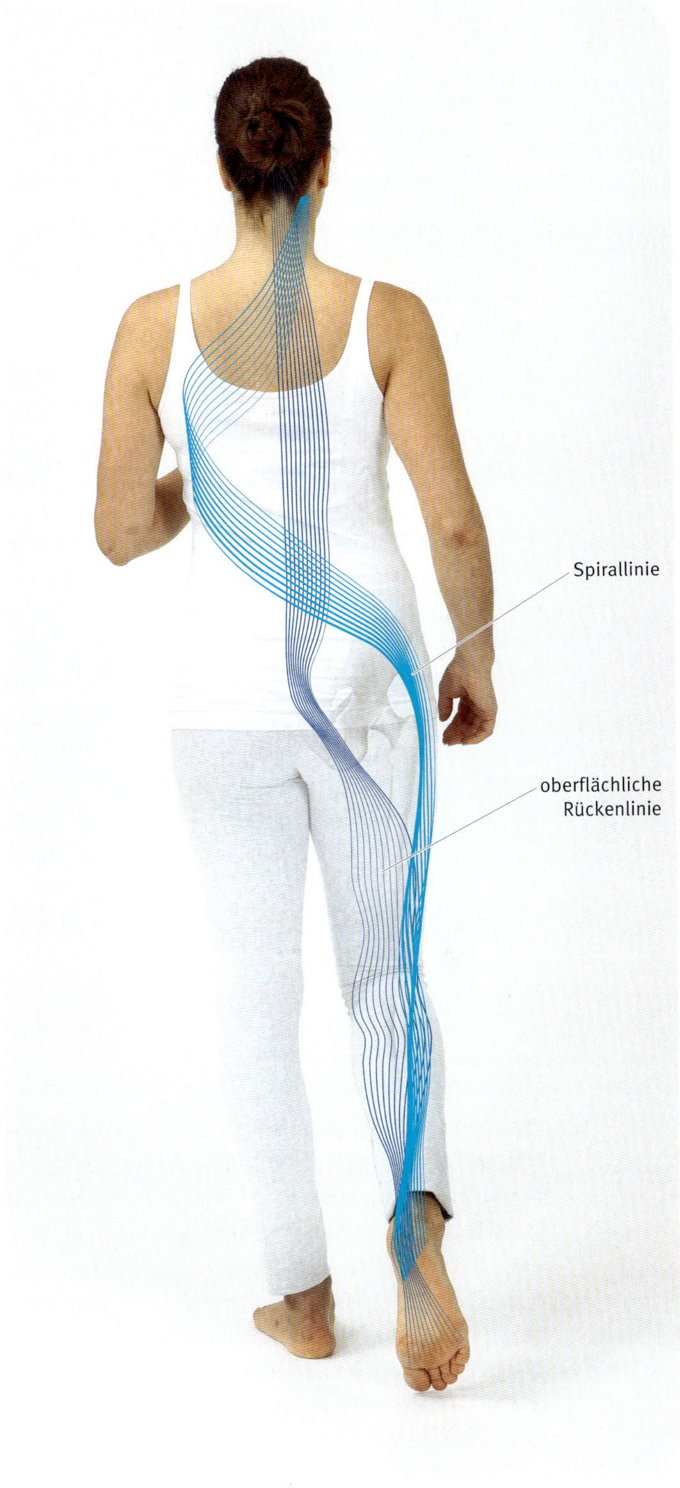
Spirallinie
oberflächliche
Rückenlinie

Ein wenig Aufmerksamkeit für die Unterschenkel

Wie viele Schritte wir auf unseren Beinen und Füßen im Laufe unseres Lebens zurücklegen, hängt sehr von unserem individuellen Lebensstil ab. Damit der schmerzfreie Gang die schönste Art der Fortbewegung bleibt, empfehlen wir Ihnen eine regelmäßige Faszienpflege.

Dass Laufen bzw. Gehen sehr gesund ist, wurde durch Forschung ausreichend belegt. Es trainiert unser Herz, reguliert das Gewicht und hilft gegen Depressionen und Schlafstörungen. Umso schlimmer ist es, wenn die Beine uns nicht mehr richtig tragen können!

Muskelkater

Wenn Sie schon einmal, völlig untrainiert, eine viel zu lange Bergwanderung unternommen haben, wissen Sie, was es bedeutet, wenn Muskeln ihren Dienst verweigern. In den folgenden Tagen wird die kleinste Stufe zum unüberwindbaren Hindernis und es grenzt an ein Wunder, wenn man es vor lauter Muskelkater noch schafft, Strümpfe und Schuhe anzuziehen. Zum Glück vergehen solche Beschwerden wieder und Sie können ihnen durch regelmäßiges Training vorbeugen. Die großartige Leistungsfähigkeit unserer Beine und Füße kann lange erhalten bleiben, wenn wir ihnen die nötige Aufmerksamkeit und Pflege zuteil werden lassen.

Fersensporn

Insbesondere die Form der Füße wird zu einem guten Teil durch den Muskel- und Bandapparat erhalten. Versagt dieser, weil er regelmäßig überfordert wird oder durch zu wenige Belastungsreize verkümmert, treten Fehlstellungen auf. Die wunderbare Gewölbekonstruktion des gesunden Fußes geht verloren. Es kommt zu Platt-, Senk- oder Spreizfüßen, oft begleitet von einer Überlastung der Plantarfaszie (Fußsohle) mit entzündlichen Reaktionen. Die Fachleute sprechen dann von der Plantarfaszitis, die häufig mit der Ausbildung eines Fersenspornes einhergeht. Unabhängig davon, ob dieses knöcherne Phänomen vorliegt, können Sie wieder gänzlich beschwerdefrei werden. Hier kann die Übung »Schöne Füße« (Seite 172) hilfreiche Entspannung liefern.

Hallux valgus

Ein Abknicken der Großzehe zur Seite (der Hallux valgus) tritt auch häufig auf, wenn die Füße schlappmachen, die myofaszialen Ketten der Beine nicht mehr im Gleichgewicht sind oder zu enges, hochhackiges Schuhwerk getragen wird. In der Frühphase lässt sich die Stellung der Zehe noch durch Training und Gewichtsreduktion beeinflussen. Haben knöcherne Umbauprozesse das Gelenk aufgetrieben und die

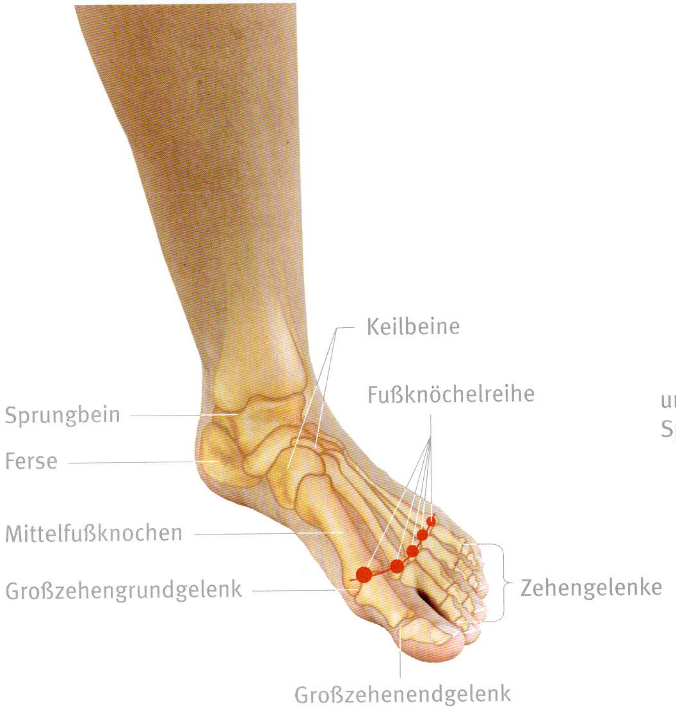

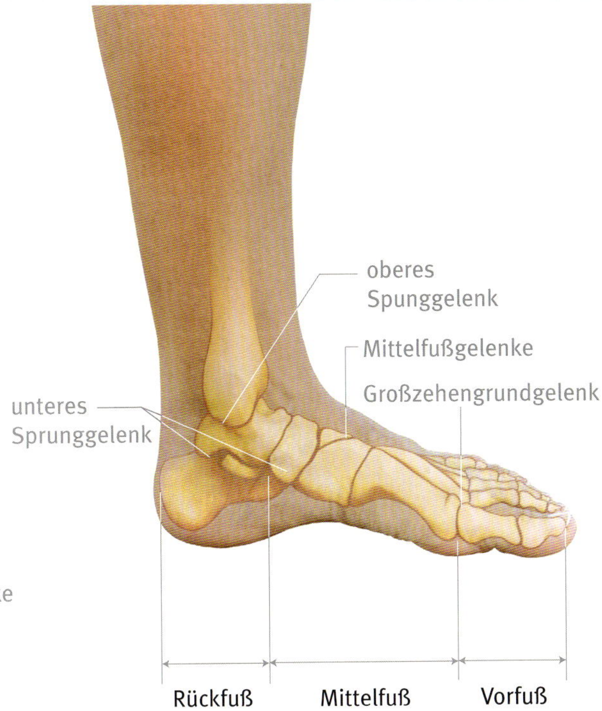

Fehlstellung fixiert, bleiben nur noch spezielle Schuhe oder schlimmstenfalls ein chirurgischer Eingriff.

Wadenkrämpfe

Häufige Wadenkrämpfe können ein Hinweis auf Triggerpunkte oder ein Frühsymptom entstehender Krampfadern sein. Venen transportieren sauerstoffarmes Blut zur Aufbereitung in Richtung Herz und Lunge. Für den Transport benötigen sie ein Klappensystem, das den Rückstrom in die falsche Richtung verhindert, und die Unterstützung von Skelettmuskeln. Venen liegen so zwischen den Muskeln angeordnet, dass sie von deren An- und Entspannung profitieren. Vielleicht konnten Sie schon einmal bei einer Busfahrt oder einem Langstreckenflug jemanden beobachten, der gezielt die Füße bewegte oder mehrfach zwischen den Sitzreihen in den Zehenstand ging. Solche Übungen werden auch als Muskelpumpe bezeichnet und sollen einer gefährlichen Thrombose (Venenverschluss) vorbeugen. Zusätzlicher Druck von außen kann den Venenstrom noch stärker fördern, deshalb tragen viele Menschen während solcher Reisen Stützstrümpfe. Auch im Laufsport können Sie seit einiger Zeit beobachten, dass die Athletinnen und Athleten spezielle Stützstrümpfe tragen, um ihre Leistungsfähigkeit zu unterstützen. Im Alltag können gut trainierte, straffe Faszien die gleiche Aufgabe erfüllen.

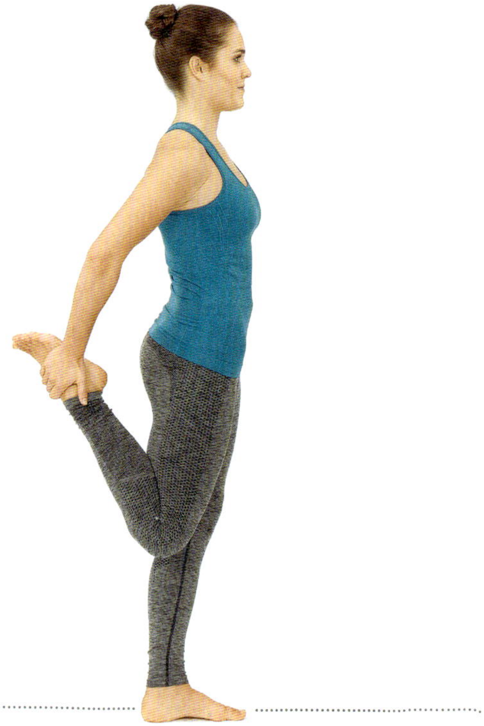

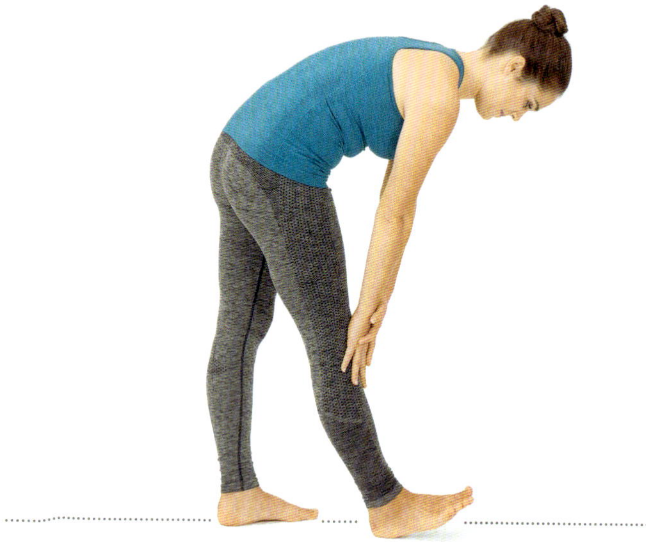

Wahrnehmen

Anfersen

Um gut lokalisieren zu können, ob Sie über elastische Faszien und eine gute Knie- und Fußbeweglichkeit verfügen, haben wir Ihnen einige Übungen zur Überprüfung zusammengestellt.

Ausführung

1. Für den ersten Test würde ich Ihnen empfehlen, sich mit einer Hand festzuhalten. Stellen Sie sich auf das linke Bein und ziehen Sie mit Ihrer rechten Hand Ihre rechte Ferse zum Gesäß. Achten Sie bitte darauf, wann es im Knie oder Oberschenkel spannt und wie weit dabei Ihre Ferse vom Gesäß entfernt ist. Vermeiden Sie bei diesem Test ein Hohlkreuz, indem Sie den Bauchnabel einziehen und das Becken aufrichten.

2. Prüfen Sie dies bitte im Seitenvergleich.

Wahrnehmen

Gestrecktes Bein

Ausführung

1. Sie stellen das zu testende rechte Bein eine gute Schrittlänge nach vorne. Falls Sie etwas unsicher stehen, halten Sie sich bitte fest. Das rechte Bein sollte bestmöglich gestreckt sein, die Fußspitze angezogen werden, sodass nur noch die Ferse Bodenkontakt hat.

2. Spüren Sie bitte einmal nach, ob und wo genau Sie eine Dehnung oder Spannung spüren. Vielleicht in der Kniekehle oder eher in der Wade? Ist Ihr Kniegelenk ganz gestreckt? Wie fühlt sich dazu im Vergleich ihre linke Seite an? Achten Sie bitte darauf, in welche Richtung Ihr Fuß bei diesem Test zeigt, und stellen Sie ihn in den folgenden Überprüfungen wieder in der gleichen Position ein.

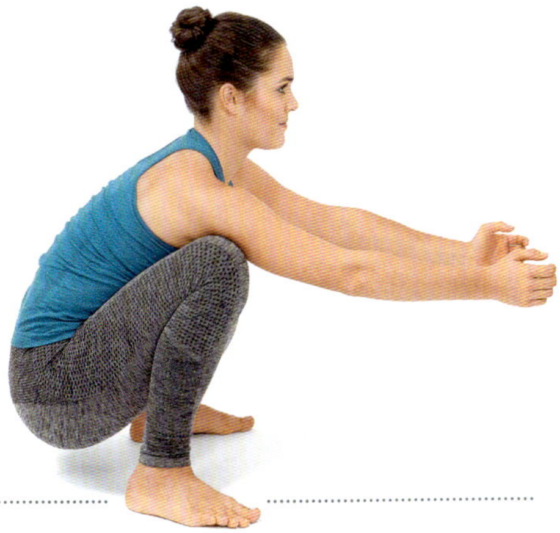

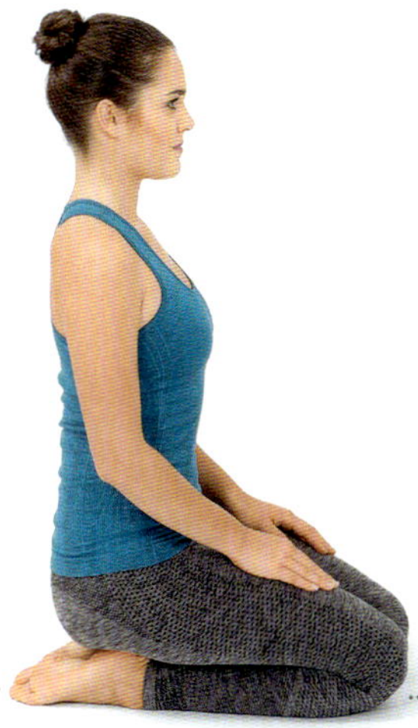

Wahrnehmen
Tiefe Hocke

Ausführung

1. Setzen Sie sich für diesen Test in die tiefe Hocke. Um diesen Test langsam und mit voller Wahrnehmung durchzuführen, empfehlen wir das Festhalten an einem Treppengeländer oder Ähnlichem.

2. Versuchen Sie, die asiatische Hocke durchzuführen, dabei lassen Sie das Gesäß weit hinten. So belasten Sie Ihre Menisken nicht so stark. Achten Sie auf Spannungen oder Bewegungseinschränkungen. Idealerweise sollte es Ihnen gelingen, Ihre Fersen während des gesamten Tests am Boden zu lassen.

Falls Sie in den Kniegelenken bereits stark vorbelastet oder operiert sind, nehmen Sie bitte Abstand von den tiefen Hockbewegungen oder dem Fersensitz.

Wahrnehmen
Fersensitz

Ausführung

1. Eine gute Alternative zu der tiefen Hocke ist der Fersensitz. Wenn Sie sich ohne Beschwerden auf die Fersen setzen können, weisen Ihre Kniegelenke keine Einschränkungen auf. Spüren Sie dennoch Spannungen im Oberschenkel? Falls nicht, können Sie Ihre Füße auf Flexibilität überprüfen, indem Sie in dieser Position auf die Zehenspitzen gehen. Vielleicht liegt genau da Ihr persönlicher Behandlungsbedarf.

2. Dieser Test lässt sich auch in einer sehr vorsichtigen Variante durchführen. Wenn Sie sich unsicher fühlen, starten Sie einfach im Vierfüßlerstand und senken Ihr Gesäß langsam und aufmerksam zu den Fersen hinab. Ihre Hände können jetzt einen Großteil des Körpergewichtes tragen und Sie können sich in Ruhe auf Ihre Wahrnehmung konzentrieren.

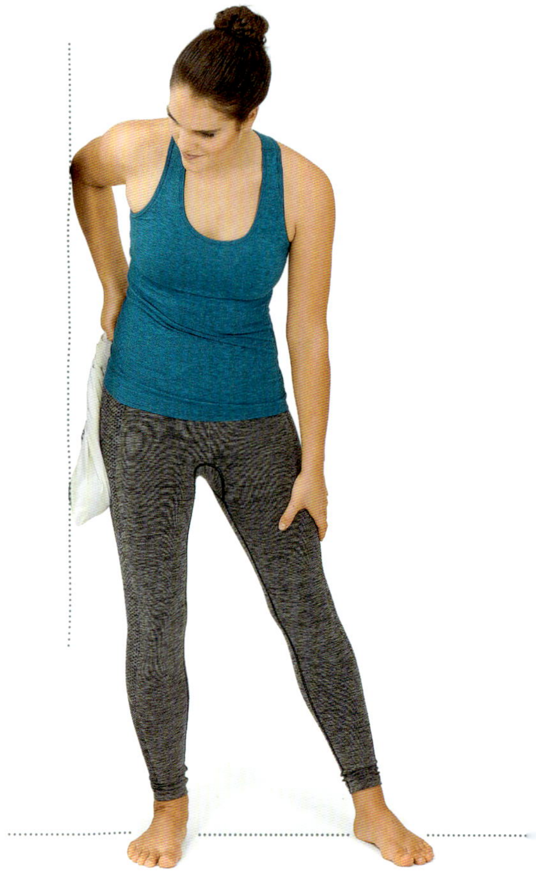

Verändern
Geschmeidige Beinfaszien

ZIEL Diese Übung wird Ihnen bekannt vorkommen, falls Sie diese bereits in der Beckenregion gemacht haben. Nun geht es aber primär um den mittleren und unteren Teil Ihres Beines. Mit diesen Übungen entspannen Sie die seitlichen Beinstrukturen, die wichtig für ein gutes Gangbild und einen sicheren Halt sind. Sie stellen die direkte Verbindung zwischen dem Becken und dem Bein dar und nehmen Einfluss auf Ihre Knieachsen und die Stellung der Kniescheibe.

HILFSMITTEL Sie benötigen ein Händehandtuch, einen harten Ball und einen Einkaufsbeutel. Das Handtuch wird zunächst der Länge nach doppelt gelegt und dann zu einer straffen Rolle aufgerollt. Je fester und dicker Sie es rollen, desto stärker ist der Reiz, den Sie setzen. Fangen Sie lieber etwas sanfter an und steigern Sie erst dann die Intensität, wenn sich der Druckschmerz auf den Muskeln reduziert hat. Diese Region ist häufig sehr schmerzhaft verspannt!

VORBEREITUNG Diese Übungen führen Sie im Liegen aus.

Ausführung
Schwerpunkt Triggerpunkte

Um gezielt einzelne Triggerpunkte zu bearbeiten, können Sie diese gut im Stehen mit einem Tennisball bearbeiten. Damit er Ihnen nicht versehentlich wegrollt, verpacken Sie ihn in einen Einkaufsbeutel und können ihn so jederzeit in optimale Position bringen und halten.

1. Stellen Sie sich seitlich in Schrittstellung an die Wand. Zwischen Ihrem Oberschenkel und der Wand liegt der Ball.

2. Suchen Sie schmerzhafte Triggerpunkte und bearbeiten diese sanft, aber ausgiebig, bis Sie ein schmelzendes Gefühl im Gewebe verspüren.

Richtig üben

Es ist empfehlenswert, bei lang anhaltenden stehenden oder sitzenden Tätigkeiten, diese Dehnung 1- bis 2-mal pro Woche durchzuführen. Auch Sportler, besonders Läufer, profitieren davon und können so Verletzungen vorbeugen.

Es ist wichtig, zwischendurch immer mal die Triggerpunkte aufzusuchen und zu behandeln, damit sie in ihren Muskelketten nicht als ständiger Störfaktor wirken können.

Ausführung
Schwerpunkt Faszien

1. Legen Sie sich seitlich auf die Handtuchrolle. Die Rolle sollte etwa auf Höhe Ihrer unteren Hosentaschennaht liegen. Bitte stützen Sie sich seitlich mit den Armen und dem oberen Bein ab und lassen Sie

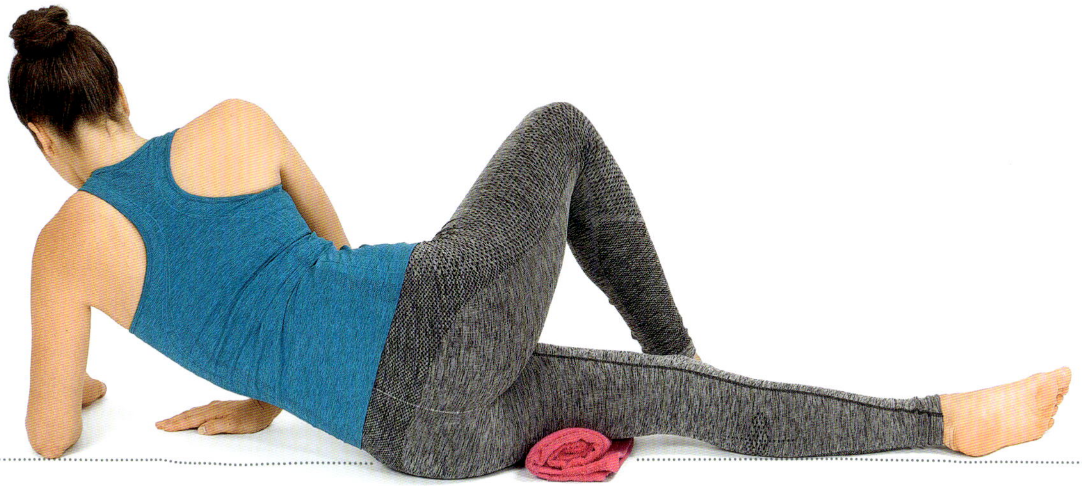

das untere Bein locker angewinkelt liegen. Der Reiz sollte so dosiert sein, dass Sie sich entspannt daranlegen können. Falls es zu sehr schmerzt, bitten wir Sie, die Rolle abzuwickeln und dadurch etwas zu verkleinern.

2. Wenn Sie sich gut entspannt darauflegen können und nur einen leichten Dehnungsschmerz spüren, haben Sie die richtige Intensität für sich gefunden. Nach etwa 8–10 langsamen Atemzügen sollte auch diese Spannung nachgeben. Wenn sie fast nicht mehr spürbar ist, können Sie das Körpergewicht sanft vor- und zurückrollen und somit die Übergange einzelner Faszienzüge behandeln. Falls Sie eine besonders empfindliche Zone gefunden haben, bleiben Sie dort und halten kurz inne, bis der Schmerz verblasst.

3. Nun können Sie beginnen, Ihre anderen Netzwerkparter einzubeziehen. Wie verhält sich der Druckschmerz, wenn Sie das Bein langsam ausstrecken? Können Sie dadurch die Intensität steigern? Oder erst wenn Sie die Fußspitzen zur Nase ziehen? Bleiben Sie kreativ und trauen Sie sich auszuprobieren!

4. Besonders empfindlich kann es noch einmal in der Knieregion werden. Beziehen Sie auch das seitliche Knie mit ein. Durch die vielen Faszien und Sehnen, die das Knie umgeben, sind diese Strukturen etwas fester und unnachgiebiger und dadurch auch schmerzhafter.

5. Hat die Intensität nachgelassen, können Sie das obere Bein als Extra-Gewicht auf das untere ablegen.

Verändern
Freies Knie

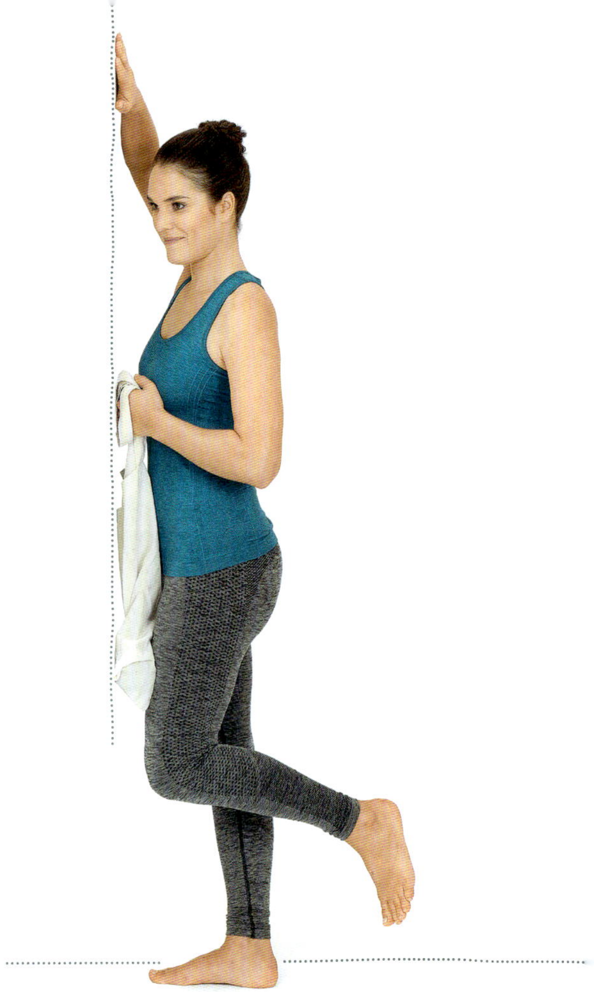

ZIEL Um Ihr Kniegelenk schmerzfrei und beweglich zu halten, müssen die umgebenen Strukturen, insbesondere der vordere Oberschenkel, nachgeben können. Ein zusätzlicher positiver Nebeneffekt: Sie werden die Oberschenkelfaszie wieder besser aktivieren können und somit sicher gehen und Treppensteigen können.

HILFSMITTEL Sie benötigen ein Händehandtuch oder eine kleine Faszienrolle und für die Behandlung der Triggerpunkte einen Ball und einen Einkaufsbeutel. Das Handtuch wird zunächst der Länge nach doppelt gelegt und dann zu einer straffen Rolle aufgerollt. Je fester und dicker Sie es rollen, desto stärker ist der Reiz, den Sie setzen. Fangen Sie lieber etwas sanfter an und steigern Sie erst dann die Intensität, wenn sich der Druckschmerz auf den Muskeln reduziert hat.

VORBEREITUNG Für dieses Training nehmen Sie bitte die Bauchlage ein.

Ausführung
Schwerpunkt Triggerpunkte

Da die Triggerpunkte die Muskelketten in ihrer Aktivität stören, ist es wichtig, diese mitzubehandeln.

1. Stellen Sie sich in einen Türrahmen. Der Ball liegt in dem Einkaufsbeutel zwischen Ihrem Bein und dem Rahmen.

2. Über die Henkel des Einkaufsbeutels können Sie bequem die Höhe des Balls auswählen, ohne dass er Ihnen weggrollen kann. Sie suchen gezielt die Triggerpunkte auf, behandeln diese, bis Sie das Gefühl haben, das Gewebe werde weicher und unempfindlicher.

Richtig üben

Diese Übung ist vor allem bei schmerzenden oder stark beanspruchten Kniegelenken 2-mal pro Woche empfehlenswert. Die Zone etwa eine Handbreit oberhalb des Kniegelenkes ist häufig besonders empfindlich. Lassen Sie sich an dieser Stelle besonders viel Zeit.

Auch in der alternativen Position können Sie mit den kleinen Schunkelbewegungen nach rechts und links arbeiten, um einen stärkeren Behandlungseffekt zu erzielen.

Ausführung
Schwerpunkt Faszien

1. Sie stützen sich auf den Unterarmen ab und legen sich mit dem rechten Oberschenkel etwa eine Handbreit oberhalb des Knies auf die Rolle. Ideal wäre es, wenn Sie in kurzer Hose übten, um das Gewebe

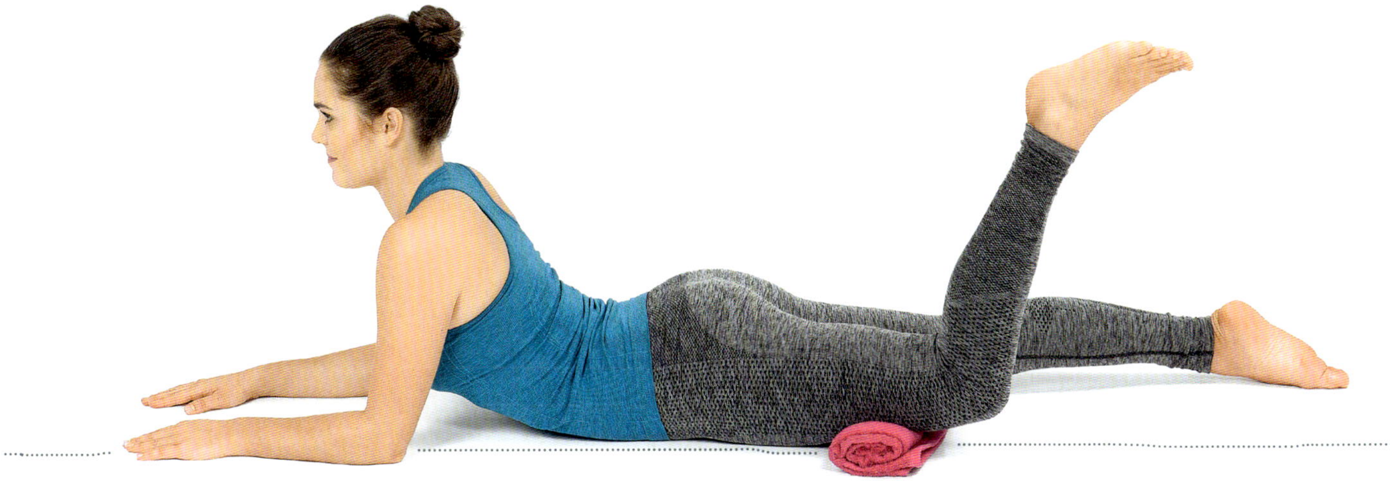

besser spüren zu können. Sind die vorderen Strukturen am Bein sehr verspannt, reicht es anfangs aus, das gestreckte Bein auf die Rolle zu legen. Durch Beugebewegungen im Knie werden die schmerzhaften Bereiche zusätzlich gedehnt.

2. An dieser Stelle überprüfen Sie bitte, ob Ihr Netzwerkpartner Fuß einen Einfluss nimmt. Sie ziehen ganz sanft die Fußspitze heran.

3. Können Sie durch diese Maßnahme den Dehnungsschmerz im Oberschenkel verstärken? Dann bleiben Sie dabei und wiederholen Sie etwa 6–8 Mikrobewegungen, bis sich das Gewebe löst.

4. Wenn die Spannung nachgelassen hat, können Sie die Dehnung erneut verstärken, indem Sie das Knie weiter anwinkeln und mit kleinen Kniebeugen arbeiten oder erneut die Fußbewegungen einsetzen.

5. Für den Fall, dass Sie bisher keinerlei Spannungsschmerz verspüren, drehen Sie in der Hüfte sanft das Bein nach innen und außen, um die seitlich angrenzenden Strukturen zu erreichen. Wenn Sie fündig geworden sind, bleiben Sie an dieser Stelle und arbeiten sanft mit kleinen Schunkelbewegungen Ihres Fußes zur Seite diese Zone durch.

6. Ist diese Zone ausbehandelt und nicht mehr druckschmerzhaft, legen Sie die Handtuchrolle etwas weiter in Richtung Knie und gehen Sie wie oben beschrieben vor.

Verändern
Rückwärtiges Beinstretching

ZIEL Mit dieser Übung können Sie alle rückwärtigen und seitlichen Strukturen Ihres Beines stretchen und mobilisieren, um die Spannung nach langen Arbeitstagen zu reduzieren. Zusätzlich entspannen Sie die Strukturen, die auf Ihre empfindlichen Nerven drücken.

HILFSMITTEL Sie benötigen ein Strap-Stretch oder z. B. den Gürtel Ihres Bademantels.

VORBEREITUNG Legen Sie sich bitte in Rückenlage auf den Boden. Falls Ihnen der Boden zu hart erscheint, können Sie sich auch alternativ auf den Teppichboden legen.

Ausführung

1. Wenn Sie Ihr rechtes Bein behandeln möchten, bleibt ihr linkes ausgestreckt liegen. Wenn Sie über ein Stretch-Strap verfügen, wählen Sie die letzte Schlaufe für Ihren Fuß. Falls Sie mit einem Tau oder Bademantelgürtel arbeiten, müssen Sie sich eine Schlaufe binden.

2. Nun ziehen Sie mit dem Stretch-Strap das gestreckte Bein langsam in die Dehnung. Das Fußgelenk bleibt vorerst locker gehalten. Wenn es auf der Rückseite anfängt zu spannen, bleiben Sie in dieser Position. Nun können Sie beginnen, an der Grenze zur leichten Dehnung das Bein ganz leicht vor und zurück zu bewegen. Nach 6–8 Bewegungen sollte sich die Dehnung etwas lösen.

3. Sie können die Dehnung auch sehr gut mit Ihrem Atemrhythmus verbinden: Mit der Einatmung das Bein etwas heranziehen und mit der Ausatmung etwas nachgeben. Sie werden feststellen, dass Sie nach und nach etwas weiter kommen.

4. Testen Sie nun bitte Ihre Netzwerkpartner durch, ob sie Einfluss auf Ihr Bein haben. Wie ist es mit Ihrem Hüftgelenk? Spüren Sie unterschiedliche Spannungen beim Ein- oder Ausdrehen der Hüfte? Oder verändert das Zehenanziehen die Dehnung? Versuchen Sie, diese Spannungszustände mit feinen, sanften Bewegungen herauszuarbeiten.

Richtig üben

Achten Sie bitte während der gesamten Übung darauf, dass Ihr Oberkörper und die Schultern ganz entspannt sind.

Diese Übung würden wir Ihnen gerne 1- bis 2-mal pro Woche empfehlen, damit Sie beweglich bleiben. Wenn Sie sich bereits Probleme mit den Knien, Füßen oder der Beckenregion haben, gerne auch täglich.

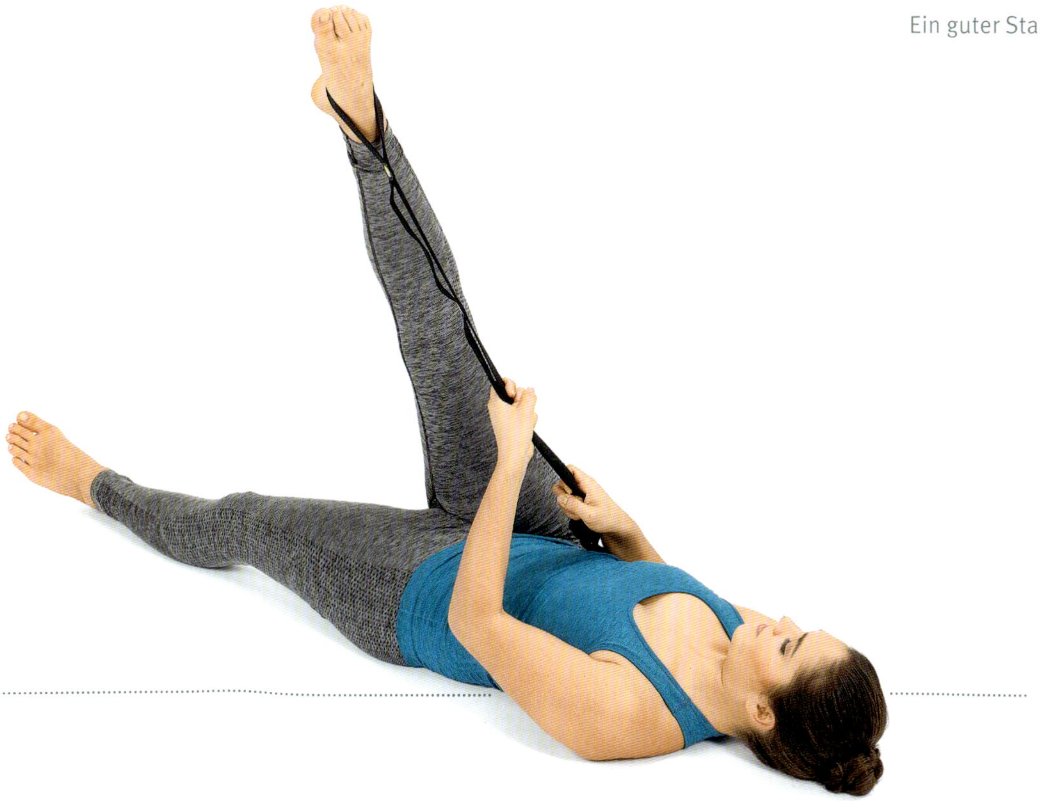

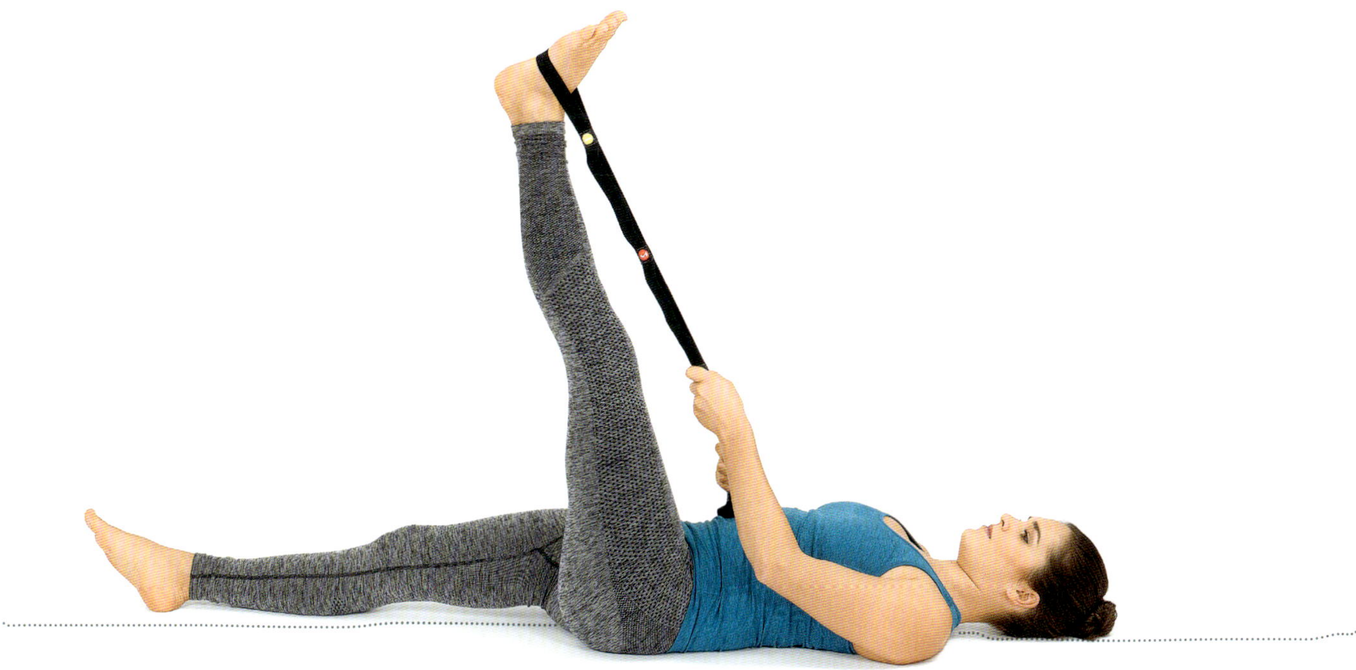

Verändern

Rollkur für das Schienbein

ZIEL Das Lösen der Schienbeinmuskulatur ist besonders wichtig, da sie an allen Bewegungen des Fußes beteiligt ist. Sie werden überrascht sein, wie schmerzhaft verspannt sie sein kann.

HILFSMITTEL Sie benötigen für diese Übung eine Faszienrolle.

VORBEREITUNG Für diese Übung begeben Sie sich auf den Boden.

Ausführung

1. Sie begeben sich in den Vierfüßlerstand, wobei Ihre Schienbeine auf der Rolle liegen. Achten Sie bitte darauf, dass die Ellenbogen nicht ganz durchgestreckt sind. Durch die Gewichtsverlagerung können Sie die Intensität bestimmen. Bewegt sich die Rolle nach hinten, ist der Druck moderater. Die Intensität steigt, wenn Sie die Knie bis unter den Bauch ziehen.

2. Falls die Unterschenkel sehr sensibel reagieren, können Sie die Übung entschärfen, indem Sie ein Bein seitlich neben der Rolle abstellen. Nun können Sie sich ganz entspannt auf ein Bein konzentrieren.

3. Rollen Sie bitte sehr langsam und begeben Sie sich auf die Suche nach unangenehmen Zonen. Wenn Sie eine empfindliche Stelle gefunden haben, rollen Sie bitte mit 5–8 Wiederholungen etwa 1 cm pro Atemzug. Versuchen Sie anschließend, Ihr Körpergewicht nach rechts oder links zu verlagern und andere Reize zu setzen.

4. Bleiben Sie bitte auf einer druckschmerzhaften Stelle und beziehen Sie Ihre Netzwerkpartner Füße mit ein, indem Sie sie auf und ab bewegen und langsam kreisen. Wie fühlt es sich für Sie an? Denken Sie bitte daran, die Intensität immer wieder durch Ihre Gewichtsverlagerung anzupassen. Sie sollten sich jederzeit in einem Wohlfühlschmerzbereich bewegen.

Richtig üben

Diese Region hat einen sehr wichtigen Einfluss auf die Körperstatik und ist häufig bei Fußfehlstellungen oder belasteten Füßen schmerzhaft verspannt. Daher ist es empfehlenswert, sie 1- bis 2-mal pro Woche in das Training miteinzubeziehen. Nach ausgiebigen Bergwanderungen und intensiven Lauftrainings kommt es mitunter zu Schmerzen in dieser Region. In diesem Fall wird vom »vorderen Schienbeinkantensyndrom« gesprochen.

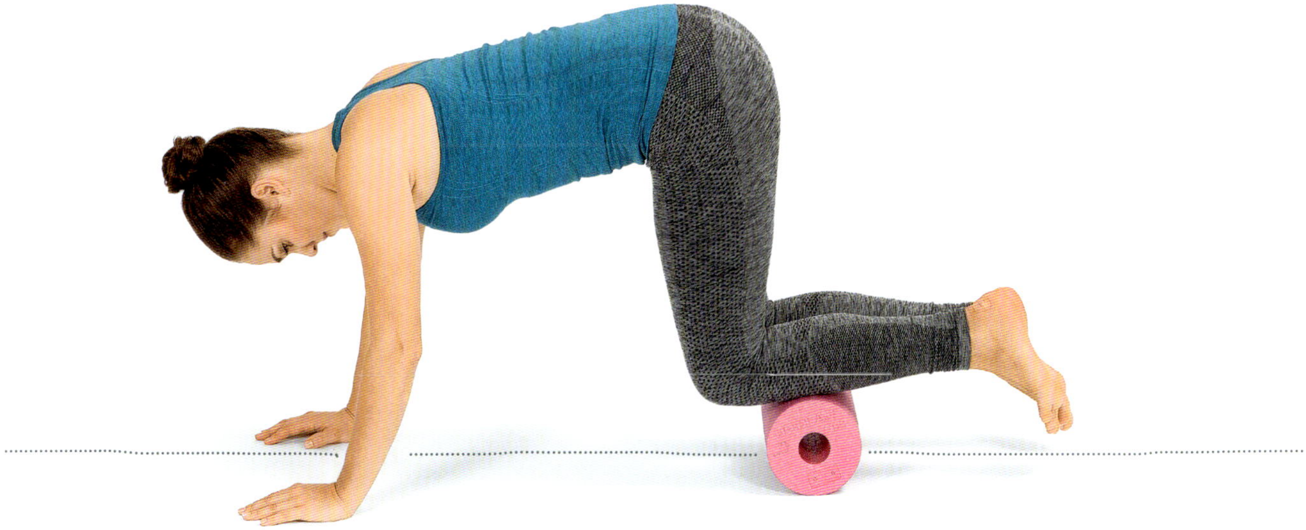

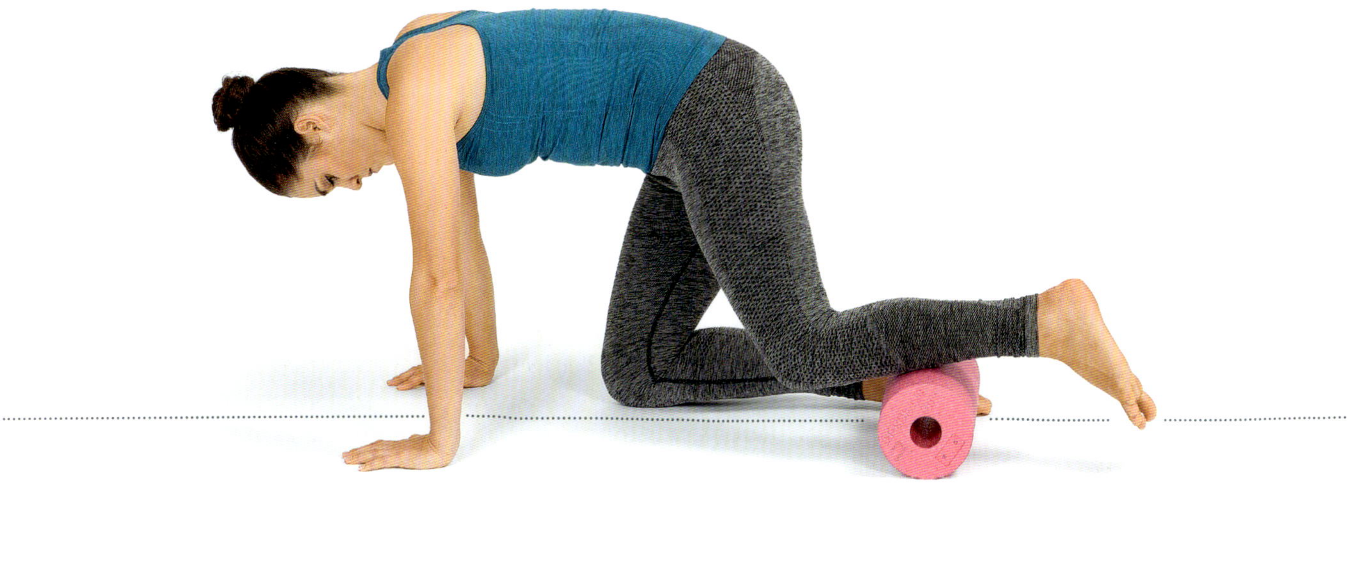

Verändern

Ausrollen von Wade und Bein

ZIEL Entspannen Sie Ihre Waden und beugen Sie Wadenkrämpfen und Achillessehnenbeschwerden vor. Machen Sie Ihre gesamte rückwärtige Beinfaszie geschmeidig, um Ihr Kniegelenk gut beweglich zu halten.

HILFSMITTEL Sie benötigen für diese Übung eine Faszienrolle oder einen Ball.

VORBEREITUNG Für diese Übung begeben Sie sich auf den Boden.

Ausführung

1. Sie begeben sich sitzend auf den Boden und stützen sich mit den Händen ab. Ihr rechtes Bein liegt auf der Rolle, während das linke locker seitlich abgestellt wird. Sie beginnen an der Ferse und rollen in kleinen Abschnitten den seitlichen Teil der Achillessehne durch. Finden Sie hier oder im Muskel-Sehnen-Übergang bereits empfindliche Zonen? Prima, dann bleiben Sie für 5–8 Rollbewegungen direkt hier.

2. Gibt das Gewebe nach, reduziert sich Ihr Schmerz. Dann können Sie beginnen, das Bein leicht nach innen und außen zu drehen, um neue Zonen aufzusuchen. Häufig ist das Gleiten einzelner Muskeln zueinander gestört und diese Bewegungen sind daher besonders schmerzhaft. Gut erreichen können Sie diese Zonen, indem Sie Ihren Netzwerkpartner Fuß mit einbeziehen und langsam auf und ab bewegen oder kreisen.

3. Arbeiten Sie sich bitte den ganzen Unterschenkel durch bis zur Kniekehle. Dieser Bereich ist besonders wichtig. Der Musculus popliteus verläuft hier quer und bildet einen Engpass für eine wichtige Gefäß- und Nervenstraße. Wird diese durch myofasziale Spannungen gestört, kann dies im Unterschenkel zu Stauungen im Gewebe und belasteten Venen führen. Zudem können Sie Ihre Kniestreckung optimieren, wenn diese bisher in der Beweglichkeit durch Weichteile gehemmt ist.

4. Auch Ihrer Knieinnenseite sollten Sie besondere Aufmerksamkeit schenken. Das lymphatische Netz bündelt sich hier in dem sogenannten Flaschenhals und verläuft weiter in Richtung Oberschenkel und Leiste. Zudem nehmen Sie direkten Einfluss auf Ihr Kniegelenk, da die innen liegenden myofaszialen

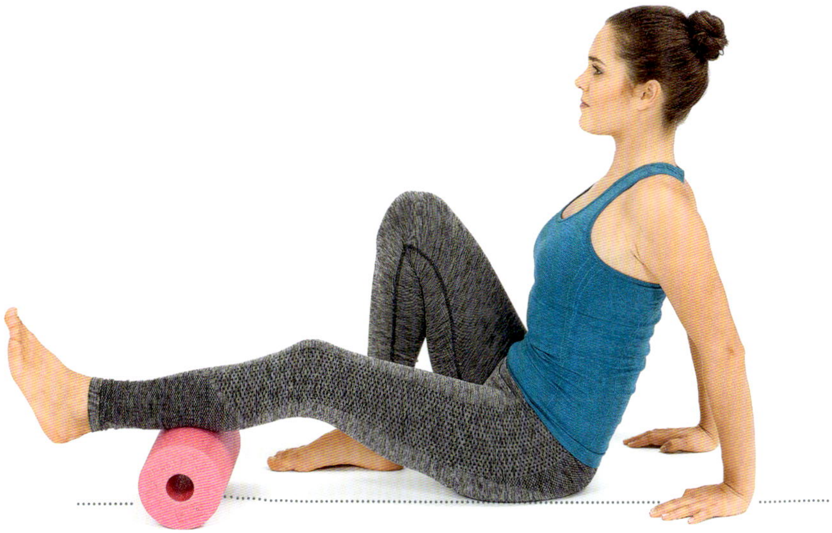

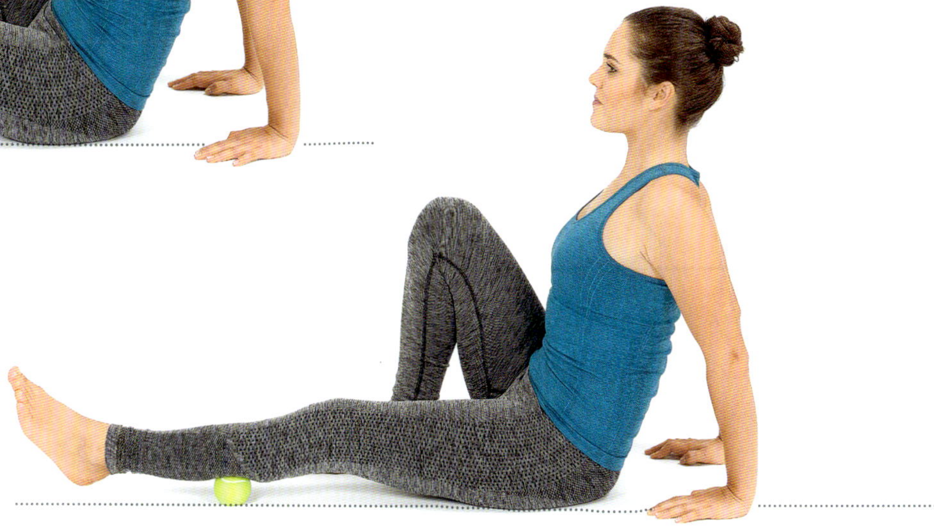

Strukturen mit dem Innenmeniskus verwachsen sind und eine Spannungsregulation sehr wichtig ist.

Alternative

Fokussiert mit dem Ball

Wenn Sie Ihren Unterschenkel durchgearbeitet haben, können Sie sich dem oberen Beinabschnitt zuwenden. Hier werden Sie mit der Rolle eher weniger schmerzhafte Stellen finden, daher ist es empfehlenswert, auf den Ball zu wechseln. Dieser passt besser zwischen die langen Muskeln der Oberschenkelrückseite. Die muskelumhüllenden Faszien liegen nicht nur oberflächlich, sondern tauchen auch in das tief liegende System ab. Sind die Möglichkeiten des Gleitens eingeschränkt, so werden Sie dies schmerzhaft spüren. Genauso suchen Sie nach weiteren Triggerpunkten. Wenn Sie empfindliche oder schmerzhafte Stellen gefunden haben, können Sie das Gewebe ganz sanft abrollen oder die Einflussnahme Ihres Fußes oder Ihrer Hüfte überprüfen. Das Gleiche gilt für Ihren Unterschenkel. Häufig liegen auf der Wadeninnenseite Triggerpunkte, die auf jeden Fall bearbeitet werden sollten.

Richtig üben

Eine gut elastische Wadenmuskulatur und straffe Faszien unterstützen als Muskelpumpe die Venen im Unterschenkel und beugen so der Entstehung von Krampfadern vor. Besonders bei langer sitzender oder stehender Tätigkeit verfilzen und versteifen unsere myofaszialen Strukturen und benötigen besondere Pflege. Daher würden wir Ihnen ein regelmäßiges Training alle 2–3 Tage empfehlen.

Verändern
Schöne Füße

ZIEL Behandeln Sie Ihre Füße gut! Morgens schmerzfrei aus dem Bett zu steigen, Fersensporne dauerhaft in den Griff zu bekommen und Achillessehnenreizungen vorzubeugen sollte durch eine gezielte Fußbehandlung bald kein Problem mehr sein.

HILFSMITTEL Sie benötigen für diese Übung eine kleine Faszienrolle oder einen kleinen Ball.

VORBEREITUNG Um Ihre Füße gut behandeln zu können, ist es empfehlenswert, die Schuhe und Socken auszuziehen. Bevor Sie beginnen, stellen Sie einmal beide Füße nebeneinander und spüren Sie nach, wie sich Ihre Füße anfühlen und mit welchen Teilen diese Bodenkontakt haben.

Ausführung

1. Für die Dehnung Ihrer Plantarfaszie stellen Sie sich in leichter Schrittstellung hin. Falls Sie Schwierigkeiten mit dem Gleichgewicht haben, halten Sie sich bitte an einem stabilen Gegenstand fest. Nun legen Sie die kleine Faszienrolle unter Ihren rechten Fußballen, direkt hinter die Zehen. Je mehr Gewicht Sie mit dem rechten Bein übernehmen, desto intensiver wird der Dehnungsreiz. Versuchen sie nun sehr langsam, 1 Millimeter pro Atemzug die Fußsohle bis zur Ferse abzurollen.

2. Vielleicht werden Sie im mittleren Fußteil spüren, dass dieser besonders empfindlich reagiert. Wenn Ihr Längsgewölbe abgeflacht, steif und verspannt ist, werden Sie hier möglicherweise einen starken Druckschmerz empfinden. Dann reduzieren Sie bitte die Intensität und passen Sie sich der Spannung an. Halten Sie kurz inne und lassen Sie das Gewebe schmelzen.

3. Wenn es etwas nachgegeben hat, können Sie mal das Knie leicht nach innen und außen kippen oder die Zehen beugen und strecken. So erreichen Sie eine gute Verschieblichkeit und optimieren das Gleitverhalten Ihrer myofaszialen Strukturen.

4. Lassen Sie sich viel Zeit! Die Fußsohle wird in der Regel viel zu schnell abgerollt. Wir würden Ihnen zu Anfang empfehlen, nur einmal vom Fußballen zur Ferse und wieder zurück zu rollen. Wenn Sie den rechten Fuß behandelt haben, spüren Sie doch bitte einmal im Seitenvergleich beide Füße im Stand und Gang nach. Fühlen Sie einen Unterschied? Wenn sich der rechte Fuß nun besser und leichter

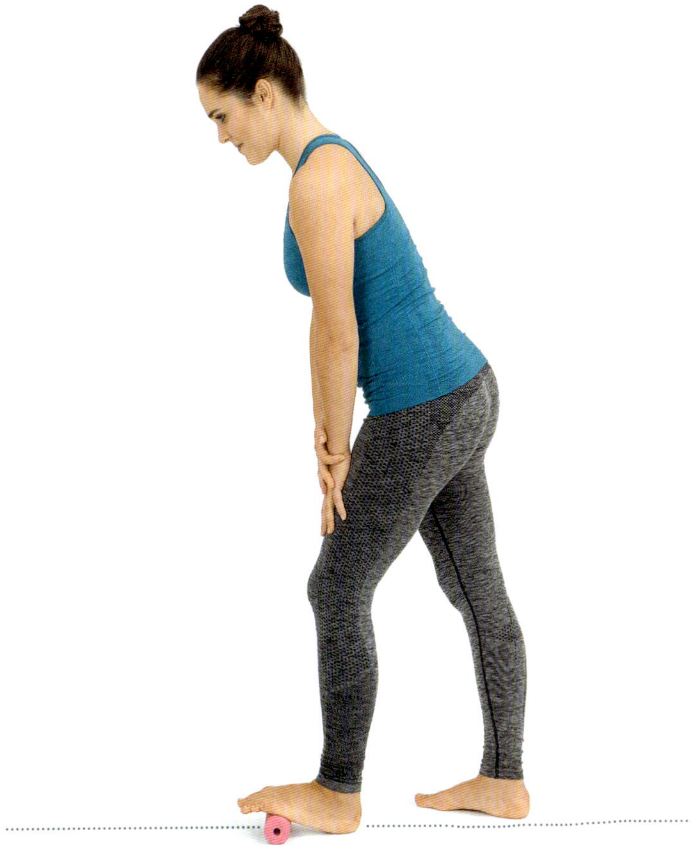

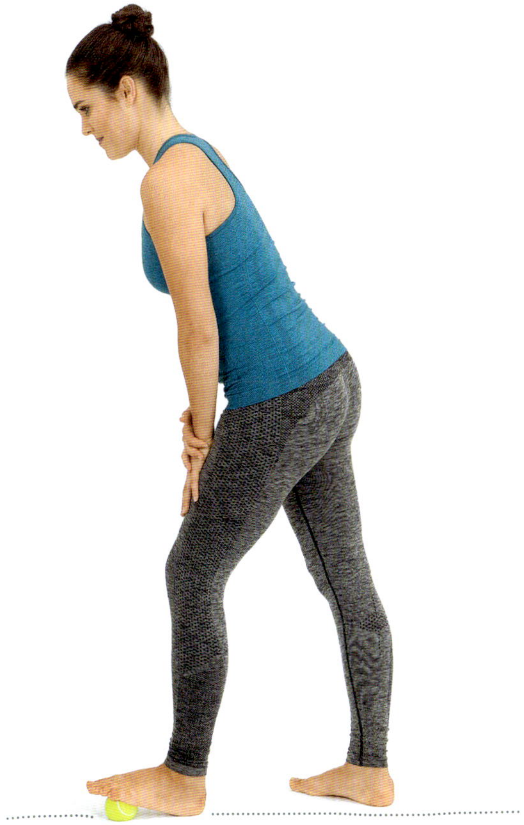

anfühlt, wird es Zeit, den linken zu behandeln.

Alternative
Fußsohle punktuell

Die Behandlung mit dem Ball ist anfangs etwas intensiver, da die Auflagefläche deutlich kleiner und punktueller ist. Dennoch eignet er sich hervorragend als Alternative zur kleinen Faszienrolle oder um spezielle Triggerpunkte herauszuarbeiten. Auch hier rollen Sie langsam vom Fußballen bis zur Ferse und begeben sich auf die Suche nach schmerzhaften Punkten. Lassen Sie dem Gewebe immer wieder ausreichend Zeit zum Nachgeben und Schmelzen. Erwarten Sie bitte nicht in der ersten Eigenbehandlung, dass die Schmerzen vollständig nachlassen. Eine deutliche Verbesserung der Druckempfindlichkeit zeichnet sich oft erst nach 4–6 gezielten Anwendungen ab.

Richtig üben

Über die Gewichtsverlagerung auf die Rolle bestimmen Sie selbst die Intensität. Ein zu intensives oder zu langes Arbeiten an Ihrer Fußfaszie kann zu Muskelkater führen. Bedenken Sie bitte, dass Stoffwechselerkrankungen wie Diabetes mellitus oder Bandscheibenvorfälle Ihre Sensibilität herabsetzen können. Damit sich Ihr Gewebe daran gewöhnen kann, würde ich diese Behandlung anfangs alle 2–3 Tage empfehlen; sobald die Fußsohle an Druckschmerz abgenommen hat, kann ein tägliches Training durchgeführt werden.

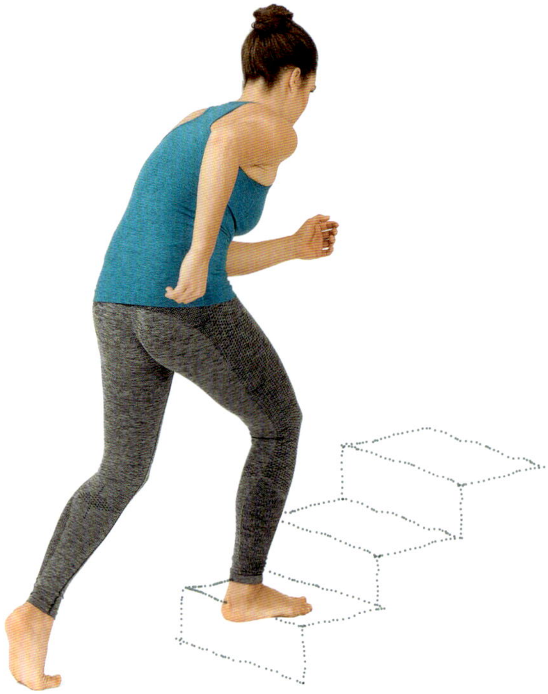

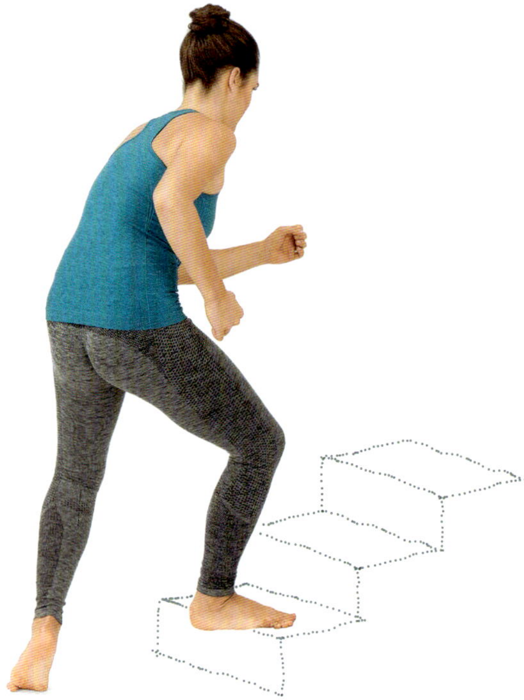

Integrieren

Ninjawalk auf der Treppe

ZIEL Mit dieser Übung können Sie Ihre Faszien mühelos auf der Treppe trainieren und nutzen die Kraftübertragung auf Ihre Muskeln. Das verleiht Ihren Beinen Trittsicherheit und Kraft. Sie werden feststellen, dass das Treppensteigen dadurch viel weniger anstrengend und deutlich gelenkschonender ist.

HILFSMITTEL Sie benötigen für diese Übung eine Treppe.

Ausführung

Nutzen Sie die nächstgelegene Treppe zum Üben. Nun versuchen Sie, die Treppe möglichst lautlos hoch- und runterzuschleichen. Durch das leise Aufsetzen der Füße entwickeln Sie eine ganz besondere Körperspannung, Sie aktivieren Ihre Faszien! Etwa ein Drittel Ihrer Muskelkraft wird nun aus den Faszien gewonnen. Anfangs werden Sie vielleicht etwas hölzern wirken, aber schon nach wenigen Versuchen werden die Bewegungsabläufe runder und geschmeidiger. Lassen Sie Ihren Oberkörper und Ihre Arme entspannt und konzentrieren sich auf Ihre leisen Schritte. Wenn Sie nicht mehr zu hören sind, haben Sie die optimale Faszienspannung.

Richtig üben

Der Treppenlauf im Ninjastyle ist einfach. Versuchen Sie, es an jeder Treppe, die sich Ihnen bietet, umzusetzen. Sie werden sehr sensibel für Geräusche während des Treppengehens und zukünftig feststellen, wie Ihre Mitbürger sie hinauftrampeln!

Beachten Sie bitte auch das Beinachsentraining »Stabil im Bad« (Seite 147) aus dem Beckenkapitel, um Ihre Beine zu stabilisieren.

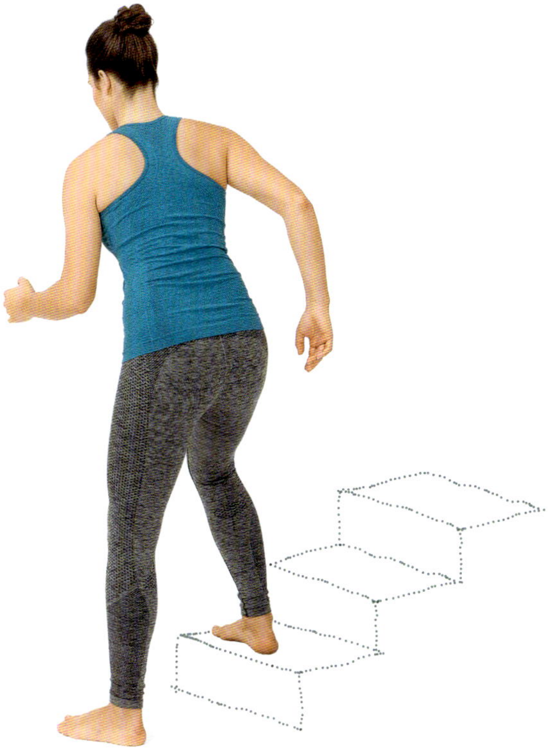

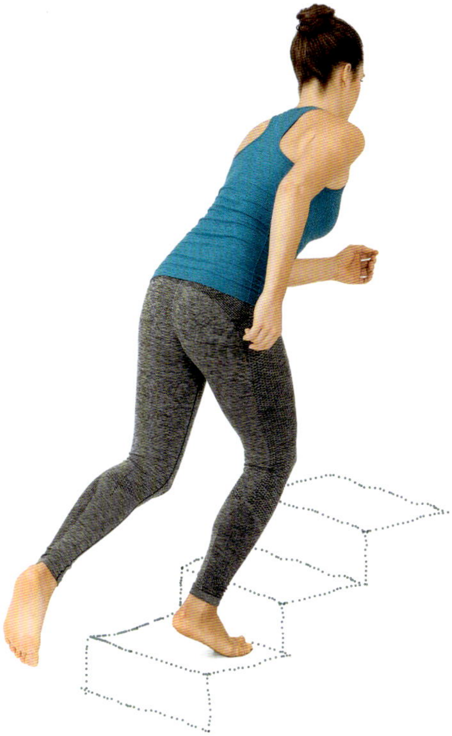

Alternative

Ninja mit verdrehten Hüften:

Diese Übungsvariation ist sehr sinnvoll, dennoch werden Sie heimlich hoffen, dabei nicht gesehen zu werden. Während Sie als Ninja die Treppe hochschleichen, drehen Sie Ihre Hüften und Füße abwechselnd nach innen und außen. Bleiben Sie dabei schön flexibel in den Knien und federn Sie gut die Spannung ab. Hierbei nutzen Sie unbewusst alle komplexen Faszienverläufe Ihrer Fuß-, Bein- und Beckenregion und wechseln zwischen Aktivierung und Dehnung.

Alternative

Ninjastyle seitwärts:

Wenn Sie seitlich die Treppe gehen, werden wichtige myofasziale Strukturen aktiviert, die im Alltag leider viel zu wenig beachtet und gepflegt werden. Am äußeren Unter- und Oberschenkel verlaufen Muskel- und Faszienketten, die dem Bein Halt und Stabilität geben. Auch hier ist es wichtig, möglichst geräuschlos zu gehen. Fangen Sie erst einmal im Nachstellschritt an und gewöhnen Sie sich an das neue Gangbild auch beim Treppabgehen. Probieren Sie sich aus und denken Sie daran, regelmäßig die Seite zu wechseln.Wenn Sie sicherer werden, ist es eine besondere Herausforderung, wenn Sie nicht im Nachstellschritt gehen, sondern die Füße überkreuz setzen.

Alternative

Ninjajumper:

Der Ninjajumper ist die schnelle Variation des Ninjawalks, den Sie hierfür perfekt beherrschen müssen. Dabei gehen Sie mit mehr Schwung über die Treppe, bis hin zu kleinen Sprüngen auf die nächsten Treppenstufen. Immer unter der Voraussetzung, lautlos zu bleiben und die Faszienspannung aufrechtzuerhalten. Das Ganze natürlich auch treppabwärts.

Fangen Sie mit kleinen Sprüngen an und steigern Sie sich erst, wenn Sie ein wenig sicherer geworden sind. Dann können Sie auch gerne einmal versuchen, zwei Stufen auf einmal zu nehmen.

7-Minuten-Faszientraining

Diese kleine Trainingsabfolge erfolgt von Kopf bis Fuß und ermöglich Ihnen in 7 Minuten ein abwechslungsreiches Faszientraining. Wie das Zähneputzen kann die Faszienpflege Teil Ihres Alltags werden.

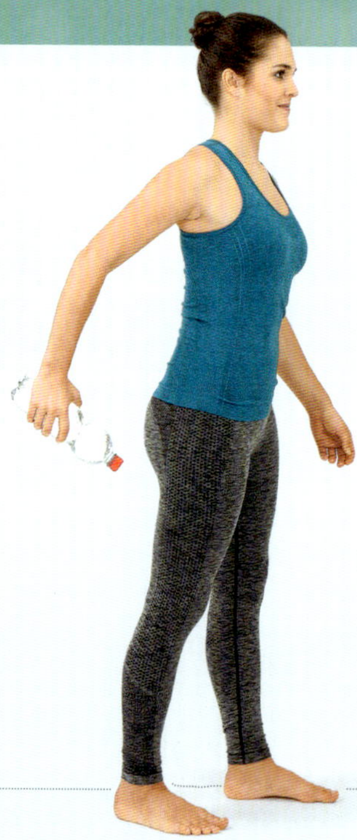

Beschwingte Schulter (Seite 100)

Nutzen Sie eine volle Wasserflasche, falls Sie eine dahaben, oder nehmen Sie nur Ihre Arme als Gewicht, um diese schwungvoll pendeln zu lassen. Steigern Sie die anfänglichen kleinen Bewegungen und denken Sie daran, den Daumen mal nach innen und mal nach außen zu drehen, um unterschiedliche Faszienzüge zu erreichen.

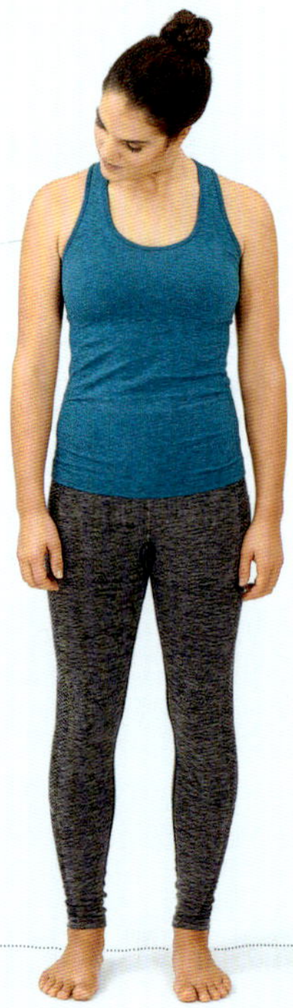

Nackendehnung (Seite 77)

Beugen Sie Ihren Hals so weit ein, dass Sie eine leichte Dehnung spüren. Nun beginnen Sie aus dieser Position, Ihren Kopf langsam und sanft nach rechts und links zu drehen, bis die Gewebespannung nachlässt.

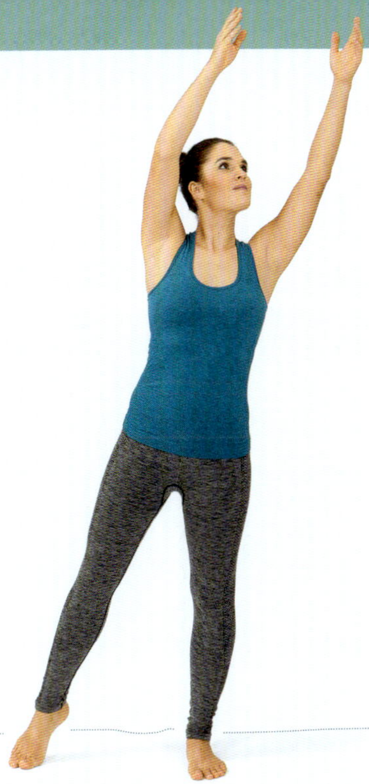

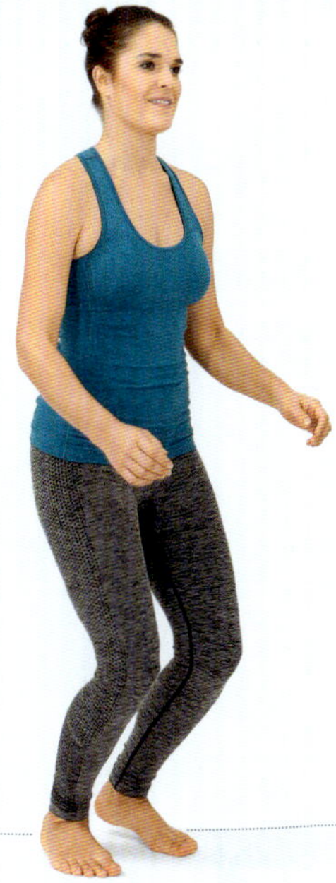

Minihüpfer (Seite 19)

Lautlose Minihüpfer auf der Stelle aktivieren Ihr gesamtes Fasziennetzwerk! Hüpfen Sie nur minimal und möglichst geräuschlos. Für eine faszinierende Variation können nach innen und außen gedrehte Füße sorgen.

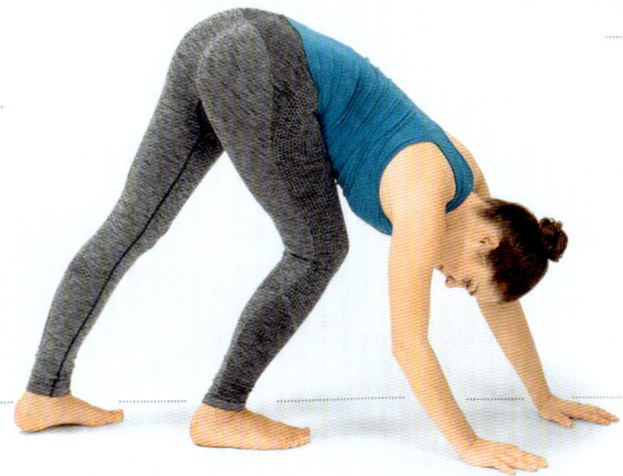

Spannkraft nutzen (Seite 114)

Trainieren Sie Ihre Rückenfaszie und aktivieren Sie Ihre myofasziale Spannkraft. Durch sanftes Reinfedern am Bewegungsende nutzen Sie die Rückstellkraft, um aus der Beugung in die Streckung zu gelangen.

Bärenstand (Seite 140)

Mit dem Bärenstand erreichen Sie alle rückwärtigen myofaszialen Strukturen mit wenig Zeitaufwand. Unterschiedliche Fußstellungen bringen nicht nur Bewegung in die Übung, sondern sind auch für Ihre Faszien sehr abwechslungsreich!

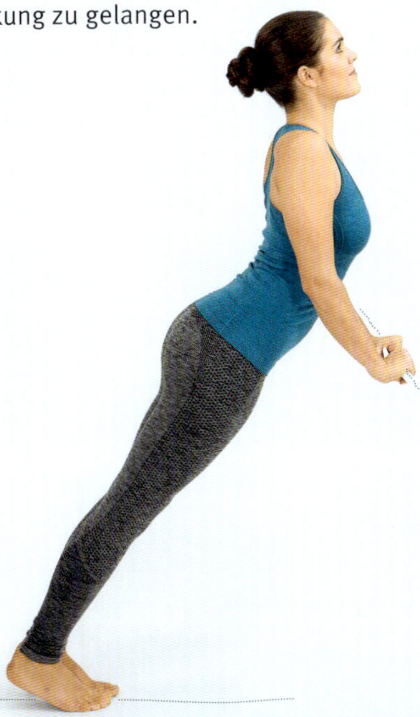

Küchenkobra/ Küchenkätzchen (Seite 54, 55)

Bringen Sie sich für die Kobra und das Kätzchen in den Stütz an eine Arbeitsplatte. Zuerst strecken Sie die Brustwirbelsäule mit der Vorstellung, ein Hohlkreuz durchzuführen, und halten dieses für einen kurzen Moment. Anschließend schieben Sie sich wieder in die Beugung hinein und dehnen Ihre Schulterblätter auseinander.

Faszientraining durch den Tag

Sie haben keine Zeit für Faszientraining? Dafür gibt es eine Lösung! Viele dieser Übungen können Sie in Ihren Arbeitsalltag integrieren. Wenn Sie es zu einem festen Ritual werden lassen, können Sie täglich Ihre Faszien trainieren und sich so rundum entspannt und geschmeidig halten.

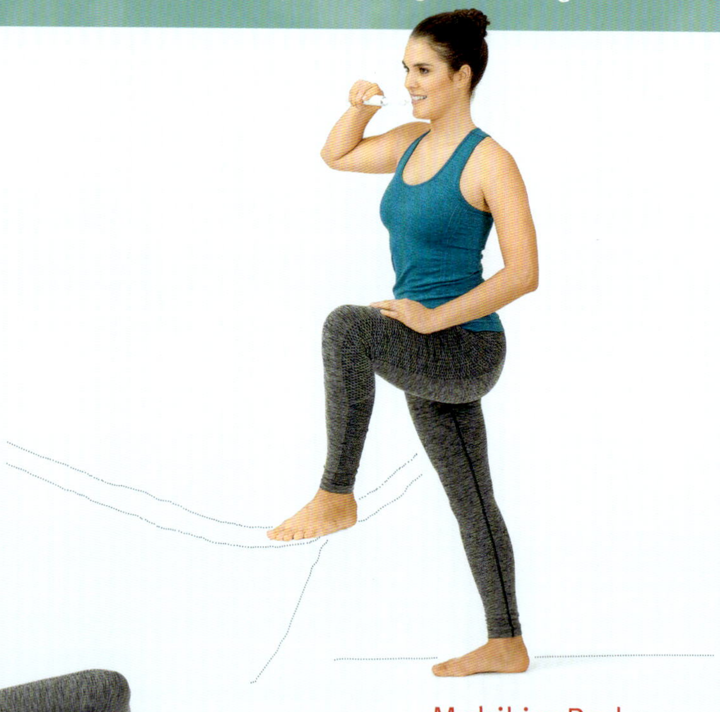

Räkeln (Seite 21)

Starten Sie gut in den Tag! Räkeln und strecken Sie sich 1–2 Minuten in alle Richtungen, um Ihre Faszien auf Betriebstemperatur zu bringen und somit auf Ihre ersten Bewegungen vorzubereiten. Räkeln ist zu jeder Tageszeit erlaubt.

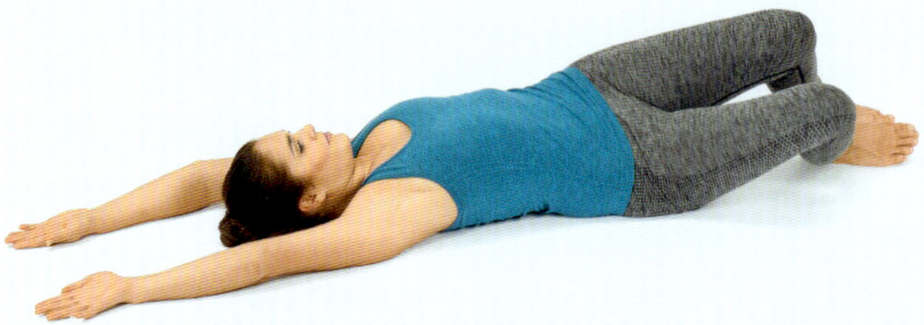

Mobil im Bad (Seite 146)

Nutzen Sie die morgendliche Pflege im Bad zu einem kurzen Stretching. Nach der Dusche können Sie das Eincremen ausweiten oder während des Zähneputzens ein Bein auf den Badewannenrand stellen und dehnen.

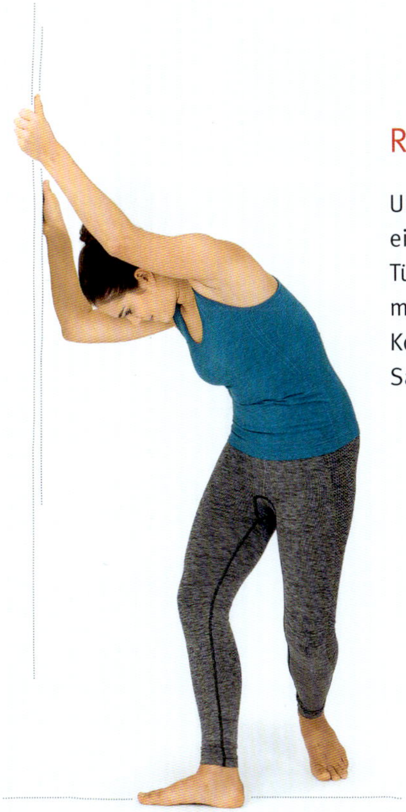

Rückenstretching (Seite 118)

Umgehen Sie das Mittagstief. Mit einem saften Rückenstretching am Türrahmen werden Sie nicht nur mobil, sondern steigern erneut Ihre Konzentration durch eine bessere Sauerstoffversorgung des Gewebes.

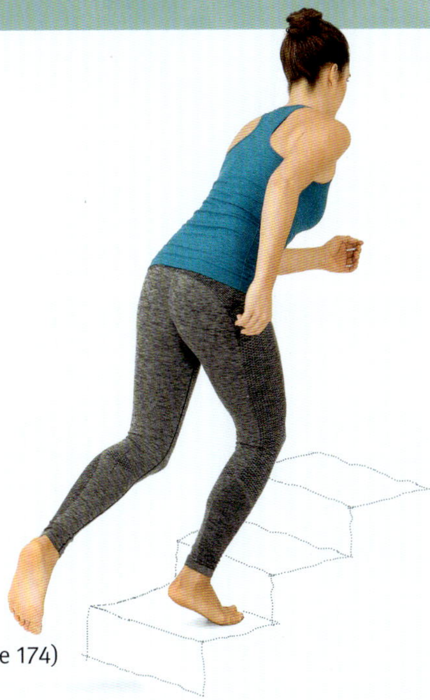

Ninjawalk (Seite 174)

Treppen werden für Sie zu einem neuen Trainingsgerät. Schleichen Sie sich im Ninjastyle die Treppen hoch. Wenn Sie von Ihren Kollegen und Nachbarn nicht mehr gehört werden, machen Sie alles richtig!

Anker lichten (Seite 116)

Vormittags den Anker einholen! Mobilisieren Sie in nur 2 Minuten Ihre Schultern und Ihre Rückenfaszie. Nach den ersten 2–3 Stunden am Arbeitsplatz eine Wohltat.

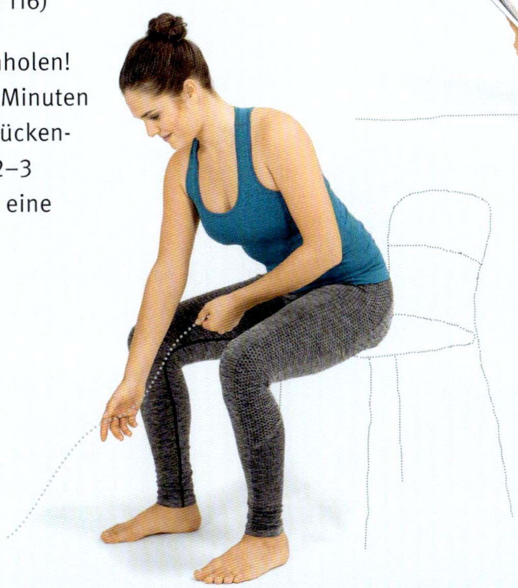

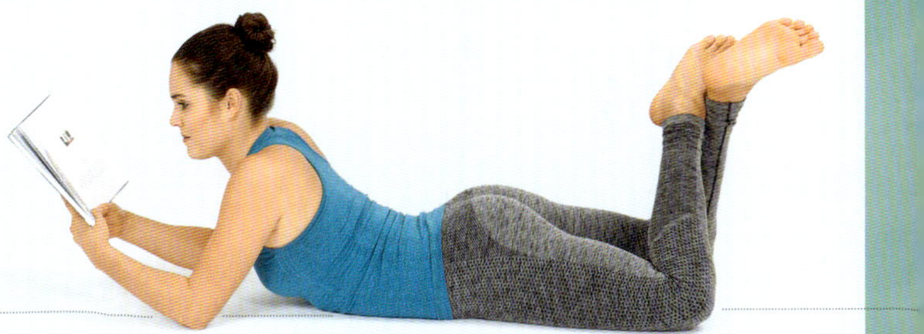

Natürliche Haltungen (Seite 124)

Einen Abend gemütlich ausklingen lassen und nebenbei Ihren Faszien etwas Gutes tun. Versuchen Sie, sich einmal am Tag in unterschiedlichen Haltungen frei auf den Boden zu setzen.

Service

Weitere Bücher und Informationen:

Bartrow, Kay. **Blackroll:** Faszientraining für ein rundum gutes Körpergefühl. TRIAS, 2014

Beach, Phillip. **Muscles and Meridians:** The manipulation of shape. Churchill Livingstone, 2010

Hanna, Thomas. **Beweglich sein ein Leben lang:** Die heilsame Wirkung körperlicher Bewusstheit. Kösel-Verlag, 2016

Larsen, Christian; Wolff, Christiane; Hager-Forstenlechner, Eva. **Medical Yoga:** Anatomisch richtig üben. TRIAS, 2012

Petzold, Theodor Dierk. **Gesundheit ist ansteckend:** Praxisbuch Salutogenese. Irisiana, 2014

Schleip, Robert et al. **Lehrbuch Faszien:** Grundlagen, Forschung, Behandlung. Urban & Fischer Verlag, 2014

Schwind, Peter. **Faszien Gewebe des Lebens:** Das geheimnisvolle Netzwerk des Körpers und seine Bedeutung für unsere Gesundheit. Irisiana, 2014

Serviceadressen:

VOD e.V. Bundesvertretung der Osteopathen in Deutschland: **www.osteopathie.de**

SaluTHERA – Informationen zu Kursen der Autoren: **www.saluthera.de**

Kurse in der Schweiz (Ansprechpartner: Stefan Mogel): **www.kinesioschweiz.ch**

Funktionelle Trainingsgeräte: **www.physiotherapeut.de**

Internetauftritt Kristin Adler: **www.kristinadler-hp.com**

Internetauftritt Arndt Fengler: **www.arndtfengler.com**

Liebe Leserin, lieber Leser,

hat Ihnen dieses Buch weitergeholfen? Für Anregungen, Kritik, aber auch für Lob sind wir offen. So können wir in Zukunft noch besser auf Ihre Wünsche eingehen. Schreiben Sie uns, denn Ihre Meinung zählt!

Ihr TRIAS Verlag

E-Mail Leserservice
kundenservice@trias-verlag.de

Lektorat TRIAS Verlag
Postfach 30 05 04
70445 Stuttgart
Fax: 0711 8931-748

Stichwortverzeichnis

Bibliografische Information der Deutschen Nationalbibliothek
Die Deutsche Nationalbibliothek verzeichnet diese Publikation in der Deutschen Nationalbibliografie; detaillierte bibliografische Daten sind im Internet über http://dnb.d-nb.de abrufbar.

Programmplanung: Sibylle Duelli
Redaktion: Sabine Klonk, Stuttgart
Bildredaktion: Christoph Frick

Umschlaggestaltung und Innen-Layout:
Cyclus · Visuelle Kommunikation, Stuttgart

Bildnachweis
Umschlagfoto und Fotos im Innenteil:
Holger Münch, Stuttgart

Zeichnungen: Martin Hoffmann, Neu-Ulm

1. Auflage

Printed in Germany

Satz und Repro:
Cyclus · Media Produktion, Stuttgart
gesetzt in Adobe Indesign CS6

Druck: AZ Druck und Datentechnik GmbH, Kempten

Gedruckt auf chlorfrei gebleichtem Papier

ISBN 978-3-432-10074-6
Auch erhältlich als E-Book:
eISBN (ePub) 978-3-432-10072-2

1 2 3 4 5 6

DVD-Inhalt

Gesamtlaufzeit: 63:26

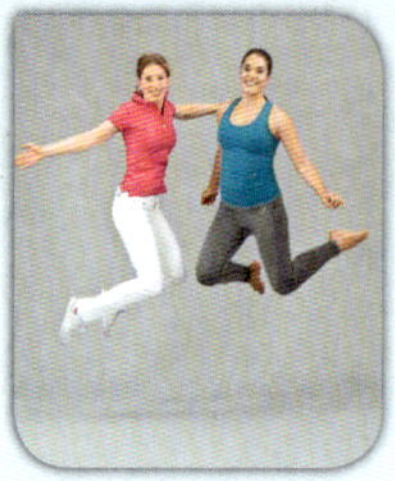

03:30
Willkommen

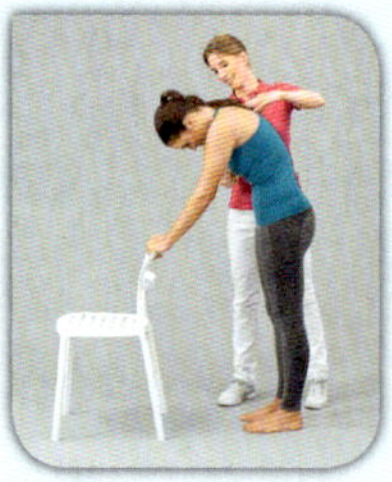

07:17
Oberkörper

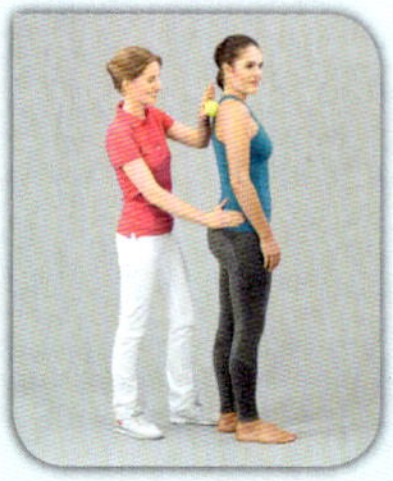

07:56
Halswirbelsäule

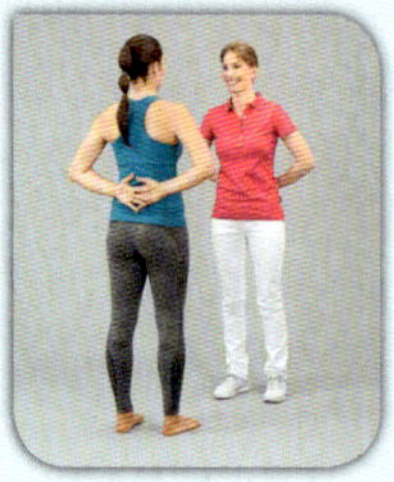

08:25
Schultern, Arme, Hände

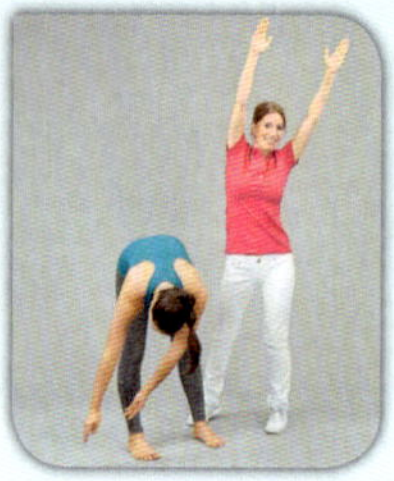

09:44
Lendenwirbelsäule

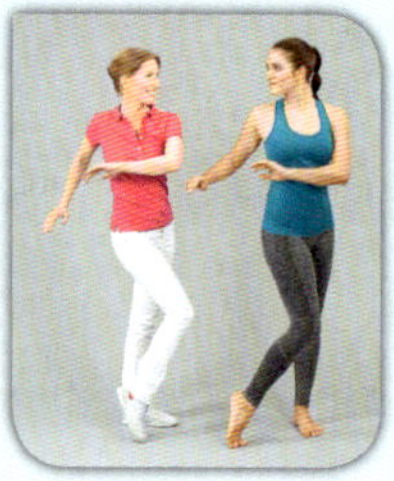

09:14
Becken

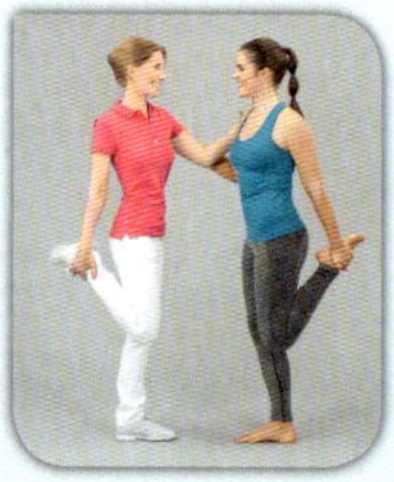

10:22
Beine, Füße

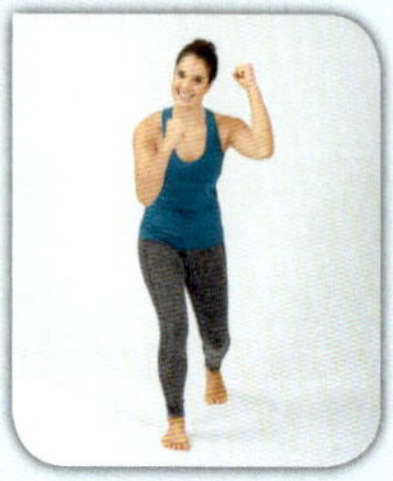

06:58
7-Minuten-Faszientraining